Testimonials

« J'ai consulté le Dr (MTC) D'Alberto immédiatement après ma troisième fausse couche, je me sentais très déprimée et j'étais prête à tout essayer. Après avoir traversé beaucoup d'épreuves en peu de temps, mon corps était complètement détruit. J'ai demandé au Dr (MTC) D'Alberto combien de temps il fallait généralement pour que le corps des femmes soit prêt pour envisager une FIV. Il m'a informé qu'il fallait en moyenne six mois, mais que cela serait probablement plus long pour moi car mon corps avait beaucoup souffert. Six mois après ma première consultation, j'ai découvert que j'étais tombée enceinte de manière naturelle, et que j'attendais donc notre bébé tant espéré. Notre histoire ne nous avait pas laissé espérer pouvoir concevoir naturellement, et encore moins en si peu de temps ! À cause de mes précédentes fausses couches, j'ai continué de voir le Dr (MTC) D'Alberto tout au long de ma grossesse. Et je suis maintenant une maman très heureuse d'un bébé de quatre mois ! »

Madame K

« Pendant mon parcours, je suis tombée sur le site internet du Dr (MTC) D'Alberto et je l'ai tout de suite contacté. J'ai été très impressionnée par mon premier rendez-vous avec Attilio, il m'a posé des questions et a pris des notes pour comprendre quel pouvait être le problème afin qu'il puisse décider de la conduite à adopter. Après cette séance j'étais pleine d'espoir et j'avais quelques

raisons qui expliquaient pourquoi j'avais du mal à tomber enceinte. Je suis sortie de la clinique avec un régime alimentaire à suivre et je suis donc partie manger tous les aliments suggérés et suivre mon cycle. Après avoir mangé ces aliments et pris les traitements d'acupuncture, je me suis sentie différente au 13e jour : je me sentais fatiguée et d'autres petits signes me faisaient penser que je pouvais être enceinte. Le 18e jour j'ai pu faire le test et j'étais enceinte ! Mon mari et moi étions très heureux. Je crois sincèrement que je suis tombée enceinte rapidement et facilement après avoir commencé le traitement avec Attilio, grâce au traitement d'acupuncture et aux conseils diététiques spécifiquement recommandés selon mes besoins. J'ai eu une grossesse en très bonne santé et je suis restée très active. J'ai eu un accouchement naturel sans complications. Mon bébé a maintenant quatre mois. Je ne remercierai jamais assez Attilio pour l'aide qu'il m'a apportée pour réaliser mon rêve d'être mère. »

Madame C

« J'ai commencé à voir Attilio pour un traitement après avoir vécu une fausse couche et découvert que j'avais un ovaire polykystique. J'ai essayé de concevoir pendant plusieurs mois après la fausse couche, et je commençais à être très stressée et dépassée par la situation. Après ma première consultation avec Attilio, je me suis immédiatement sentie plus calme et j'avais l'impression de mieux contrôler ma fertilité. J'ai commencé un traitement hebdomadaire et après seulement quatre séances (un cycle entier) j'étais stupéfaite de découvrir que j'étais enceinte ! J'ai suivi le traitement jusqu'à 20 semaines, puis de nouveau à partir de la 35e semaine pour me préparer à l'accouchement. Après une grossesse parfaite, je suis maintenant fière d'être maman d'une magnifique petite fille ! Sans l'aide d'Attilio, je n'aurais pas été bénie avec ma fille. »

Madame B

« J'essayais de concevoir depuis deux ans lorsque j'ai contacté Attilio. Une clinique de fertilité m'avait annoncé que mes taux d'hormones étaient trop élevés et que j'approchais d'une ménopause précoce. J'avais 41 ans. J'avais eu recours à l'acupuncture dans le passé et je savais que cela pouvait être efficace, mais je n'avais jamais essayé les herbes médicinales chinoises et on m'avait dit qu'elles pouvaient réduire les taux d'hormones. Attilio m'a diagnostiqué une insuffisance de sang et de yin, ce qui expliquait ma mauvaise circulation sanguine, ma langue fissurée et mon état général. Après six mois de traitement d'herbes médicinales et d'acupuncture, accompagné d'un régime alimentaire adapté à mon état, je suis heureuse de dire que mon taux d'hormones est revenu à la normale et que j'ai pu concevoir naturellement. »

Madame J

« Après avoir essayé d'avoir un enfant pendant quatre ans et avoir entendu que notre seul espoir était la FIV, j'ai écouté des amis qui m'ont conseillé d'essayer l'acupuncture et la médecine chinoise. C'était un très bon conseil ! Malgré toutes les opérations que les médecins avaient réalisées, ils nous disaient seulement qu'il s'agissait d'une infertilité inexpliquée, et pourtant, Attilio a diagnostiqué notre problème dès que nous avons passé sa porte ! Au total nous avons eu six semaines de traitement avec Attilio avant que je tombe enceinte, et nous avons continué le traitement pour garantir une grossesse en bonne santé. Avoir des problèmes de fertilité est une sacrée expérience, émotionnelle et personnelle. Pourtant, depuis que nous avons vu Attilio, nous en parlons partout autour de nous et nous recommandons à tout le monde d'essayer au moins une séance, c'est tout ce qu'il faut pour commencer à voir les bénéfices ! »

Monsieur et Madame T

« *Quand on m'a dit que mon mari et moi avions des problèmes de fertilité, j'ai cherché plusieurs possibilités pour y faire face moi-même sans sauter directement sur un parcours de FIV. Je me suis renseignée sur les Herbes médicinales chinoises et j'ai parlé avec plusieurs praticiens, puis j'ai décidé de prendre un premier rendez-vous avec Attilio. Dès le début, Attilio a pu lire en moi comme dans un livre ouvert, il pouvait dire comment ce que je ressentais par rapport à mon teint et la couleur de ma langue, et toutes les semaines il changeait mon mélange d'herbes médicinales selon si j'étais fatiguée ou occupée. Cinq semaines après, non seulement j'étais enceinte, mais j'étais également débarrassée d'un problème digestif persistant.* »

Madame L

« *Cela fait six ans que mon mari et moi essayons d'avoir un bébé. Après plusieurs tests, plusieurs procédures et une fausse couche, les médecins nous ont dit que nous avions une « infertilité inexpliquée » et que notre seule option serait la FIV. Nous avons décidé de suivre leur conseil, et nous avons commencé les montagnes russes de la FIV. Malheureusement, le premier cycle n'a pas fonctionné et nous nous préparions pour un deuxième cycle lorsque j'ai rencontré le Dr (MTC) D'Alberto. Nous l'avons rencontré et à notre premier rendez-vous il m'a dit que j'avais une insuffisance de yin et de sang, ce qui, lorsque nous en avons parlé, expliquait beaucoup de choses : mauvaise circulation sanguine, fatigue, pour ne citer que quelques exemples. Nous avons commencé des séances d'acupuncture ainsi qu'un nouveau régime alimentaire, et après quelques semaines je voyais déjà une différence. Puis, à ma grande surprise, six semaines après j'ai appris que j'étais enceinte ! Je ne peux même pas expliquer à quel point j'étais contente et combien nous sommes reconnaissants du Dr (MTC) D'Alberto. Il m'a également aidé pendant les 12 premières semaines de grossesse lorsque j'étais malade, jour et nuit, et que je me sentais mal. Je ne sais vraiment pas ce que j'aurais fait sans lui.* »

Madame M

Mon Guide de Fertilité

Comment tomber enceinte naturellement

Dr (MTC) Attilio D'Alberto

www.attiliodalberto.com

ISBN : 978-1-9160138-4-1

Bien que la majorité des informations contenues dans ce livre soit issue de centaines d'articles de recherche, elles ne remplacent pas l'avis de votre médecin. Consultez votre médecin traitant avant de changer un médicament ou un dosage. L'auteur décline toute responsabilité juridique en cas de lésions physiques ou toute autre lésion ou perte résultant de l'utilisation des informations contenues dans ce livre.

À ma partenaire, Jamila, et à notre petit miracle, Elisa.

Table des matières

Introduction		**12**
Première partie	**Compréhension des principes fondamentaux de la fertilité**	**18**
Chapitre un	Vos hormones	20
Chapitre deux	Les composants de la fertilité	36
Chapitre trois	Faire un test de fertilité	50
Chapitre quatre	Les causes de l'infertilité	63
Deuxième partie	**Médecine chinoise et fertilité**	**88**
Chapitre cinq	Les principes fondamentaux de la médecine chinoise	90
Chapitre six	Trouver votre diagnostic en médecine chinoise	100
Troisième partie	**Comment améliorer votre fertilité**	**132**
Chapitre sept	Préparation de votre corps	134
Chapitre huit	Préparation de votre esprit et de vos émotions	152
Chapitre neuf	Optimisation de votre environnement	160
Quatrième partie	**Optimisation de votre régime alimentaire**	**174**
Chapitre dix	Thérapie alimentaire chinoise	176
Chapitre onze	Régimes alimentaires pour femmes et hommes	198
Chapitre douze	Compléments	210
Cinquième partie	**Aide à la conception naturelle**	**228**
Chapitre treize	Acupuncture Jusqu'au bout !	230
Chapitre quatorze	Herbes médicinales chinoises	237
Chapitre quinze	Conception naturelle assistée	243
Conclusion		**247**
Dictionnaire de la fertilité		**250**
Références		**259**
Index		**290**

Introduction

Avoir du mal à avoir un bébé est un véritable problème personnel et émotionnel, et c'est quelque chose qui est rarement partagé avec ses amis ni même avec ses proches. C'est pourquoi on peut le ressentir comme un parcours solitaire. Si vous vous retrouvez dans cette description, alors je vous assure que vous n'êtes pas seule. Selon les estimations, 1 couple sur 6 rencontre des difficultés de fertilité dans les pays occidentaux, et ce chiffre ne fait qu'augmenter [1]. De plus en plus de couples éprouvent des difficultés pour avoir un bébé, et la moitié des femmes qui rencontrent des problèmes de fertilité disent qu'il s'agit de l'expérience la plus stressante de leur vie [2].

Beaucoup de femmes cherchent désormais à fonder une famille plus tard dans leur vie. Généralement après avoir construit leur carrière, épargné pour un achat immobilier et avoir enfin trouvé un partenaire. À ce moment-là, mentalement et émotionnellement, beaucoup de femmes sont en meilleure position pour se poser et avoir un enfant. Cela peut faire l'effet d'un véritable choc lorsqu'elles se rendent compte que leur corps est peut-être plus faible et qu'il a du mal à concevoir et à mener une grossesse à terme.

Si vous lisez ce livre, c'est sûrement que vous avez probablement essayé la voie naturelle mais que vous n'avez toujours pas eu de bébé.

Nous souhaitons tous que la voie naturelle fonctionne et il est difficile de l'accepter lorsque ça ne marche pas. On peut avoir l'impression que notre corps nous a abandonnées au moment où nous sommes émotionnellement prêtes à avoir un enfant. C'est à ce moment que les couples, et plus souvent les femmes, commencent à gérer leur fertilité et décident de l'étape suivante.

Les recommandations de ce livre peuvent fortement augmenter vos chances d'avoir un enfant de manière naturelle. Cela sera suffisant pour certains couples. D'autres pourraient avoir besoin d'un coup de main avec l'acupuncture et les herbes médicinales chinoises, et d'autres pourraient avoir besoin d'une aide supplémentaire aide avec les technologies d'assistance à la procréation, telles que la fécondation in vitro (FIV).

La durée pendant laquelle les couples essayent de concevoir naturellement varie. Pour certains, il peut s'agir de quelques mois et, pour d'autres, de quelques années. C'est un choix personnel. Jusqu'à ce que vous soyez enceinte, vous pouvez souvent penser que le reste de votre vie est en suspens, en retardant des évènements comme des vacances ou des mariages jusqu'à ce que la grossesse soit obtenue. Cette fixation et cette pression peuvent négativement affecter votre fertilité en causant de la frustration et du stress, ce qui peut nuire à l'équilibre normal des hormones dans l'organisme.

Après avoir essayé de manière naturelle pendant une certaine période, les couples décident souvent de passer à la FIV afin de concevoir et de retrouver leur vie. La FIV propose une « procédure », un début et une fin avec un taux de réussite prévisible. C'est ce qui attire de nombreux couples vers la FIV, car essayer d'avoir un bébé naturellement peut sembler sans terme fixe. Cependant, à cause des effets secondaires de la VIF [3], elle ne devrait être utilisée qu'en dernier recours.

Comment ce livre peut-il vous aider

L'une des premières raisons pour lesquelles j'ai écrit ce livre est le manque d'informations complètes disponibles en un seul endroit, ce qui signifie que les personnes doivent parcourir internet et les forums, rassembler des morceaux d'informations, parfois contradictoires, pour comprendre entièrement la conception. Cependant, cela peut amener les couples à prendre de mauvaises décisions, ce qui leur fait perdre du temps et de l'argent, tout en provoquant du stress, sans parler du fait qu'ils restent toujours sans enfant.

Selon mon expérience avec les patients, j'ai découvert que les femmes ont des connaissances sur leur fertilité et qu'elles ont besoin de plus d'informations, plus approfondies que celles fournies sur les sites internet ou dans les autres livres sur la fertilité. C'est pourquoi j'ai fait de mon mieux pour intégrer le plus possible d'informations dans ce livre, mais de manière concise et facile à comprendre.

Il y a environ 30 % de chances de tomber enceinte naturellement tous les mois [4]. Il y a trois principaux problèmes que la plupart des couples rencontrent lorsqu'ils essayent d'avoir un bébé, c'est-à-dire :

1. comment fonctionne leur corps
2. comment améliorer leurs habitudes de vie
3. comment optimiser leur régime alimentaire

Dans ce livre, je vais vous apprendre comment augmenter vos chances d'avoir un bébé. Je vais vous montrer comment mieux avoir conscience de votre corps, comment améliorer vos habitudes de vie et je vais vous expliquer les régimes alimentaires à suivre pour vous et votre partenaire, avec des compléments alimentaires à prendre. Je vais expliquer comment fonctionne le cycle menstruel et quel est le meilleur moment pour concevoir. Je vais également vous dire quels sont les facteurs qui peuvent affecter la fertilité féminine et masculine, et comment les éviter, comment améliorer la qualité de l'ovule et des spermatozoïdes, et aider l'implantation de l'embryon dans la paroi utérine. Je vous donnerai également des conseils sur comment soutenir davantage votre parcours de fertilité naturelle.

Chaque couple se trouve sur des chemins différents de leur parcours de fertilité, il y a ceux qui viennent juste de démarrer et ceux qui ont du mal à concevoir, et ceux qui ont essayé pendant plusieurs années. Ce livre répond aux besoins de tous les couples qui essayent d'avoir un enfant de manière naturelle et qui ont besoin d'un peu d'aide. En préparant votre corps avant la conception, vous n'améliorez pas seulement votre santé et votre fertilité, mais vous aiderez également votre futur enfant à être en meilleure santé possible pendant sa croissance et son développement.

À propos de l'auteur

Je pratique depuis 2004, en utilisant l'acupuncture et les herbes médicinales chinoises pour traiter l'infertilité. Pendant cette période, j'ai traité tout type de problèmes d'infertilité, par exemple l'infertilité inexpliquée, l'endométriose, l'insuffisance ovarienne, faible motilité des spermatozoïdes et fausses couches à répétition, pour les couples, du début de la vingtaine jusqu'à la fin de la quarantaine.

Mes études en acupuncture et en médecine chinoise par les herbes ont débuté il y a longtemps, avec un programme d'études à temps plein en médecine traditionnelle chinoise à l'Université de Pékin, en Chine. Après mon diplôme, j'ai publié de nombreux articles en des revues médicales et des magazines de la santé, en plusieurs langues. J'ai appris avec certains des meilleurs acupuncteurs au monde et désormais je guide et conseille d'autres praticiens en médecine chinoise.

Je suis passionné par l'acupuncture et la médecine chinoise, par la conscience que cela m'offre et la manière dont je peux l'utiliser pour montrer aux gens comment améliorer leur santé et avoir un bébé. J'associe les anciennes théories de la médecine chinoise avec la recherche scientifique moderne pour obtenir une analyse plus approfondie de la maladie et de la dysharmonie, et j'emploie ensuite plusieurs stratégies de traitement pour lutter contre le problème en obtenant un taux de réussite supérieur.

Je pense qu'il est important d'expliquer aux gens ce qu'il se passe pour eux ainsi que la dysharmonie qu'ils ont, car cela leur donne plus de force. Cela nous permet de travailler ensemble de manière consciente pour améliorer leurs chances d'avoir un bébé.

Ce livre contient de nombreuses informations approfondies qui augmenteront fortement vos chances de concevoir de manière naturelle. En suivant mes conseils simples, vous pouvez vous aussi tomber enceinte naturellement comme le millier de personnes que j'ai traitées.

Première partie

Compréhension des principes fondamentaux de la fertilité

Avant de rentrer dans le vif du sujet de savoir quand vous devez avoir des relations sexuelles pour concevoir un bébé, cela vous aidera de comprendre en premier lieu comment fonctionnent vos hormones. Pour les comprendre, vous pouvez remarquer de quelle manière des changements positifs en matière de mode de vie et d'alimentation peuvent fortement impacter vos hormones et votre fertilité.

Chapitre un

Vos hormones

Les hormones sont vitales pour la santé et la fertilité. Elles fonctionnent ensemble comme un orchestre, elles réalisent ensemble une symphonie des fonctions corporelles. Le corps est incroyablement interconnecté avec de nombreux processus qui agissent comme une réaction en chaîne. Lorsqu'elles fonctionnent en harmonie, la fertilité est équilibrée et harmonisée. Cependant, lorsqu'elles sont mal accordées, cela crée un déséquilibre et de l'infertilité. L'acupuncture agit comme un conducteur, en aidant à réguler et à équilibrer les hormones pour qu'elles fonctionnent en harmonie.

Il est très utile de faire une analyse de vos hormones lorsque vous essayez de concevoir, car cela vous offre des informations précieuses sur ce qui se passe dans votre corps. Les analyses hormonales sont valables pendant environ trois à quatre mois. Après ce délai, il faudrait réaliser de nouvelles analyses, car le corps est en changement constant et vos taux d'hormones pourraient également avoir changé. Les valeurs normales des taux d'hormones changent constamment et peuvent être différentes d'une clinique à l'autre. C'est pourquoi les plages de valeurs indiquées dans ce livre peuvent être légèrement différentes des vôtres.

Faire face à l'infertilité peut être stressant, éprouvant et épuisant.

Le stress et d'autres facteurs créent des déséquilibres hormonaux qui peuvent influencer négativement la fertilité. Du point de vue de la médecine occidentale, le stress peut provoquer une sécrétion excessive de cortisol, l'hormone du stress. Cela amène le corps à épuiser d'importantes ressources et peut affecter l'implantation d'un embryon dans la paroi utérine. Les recherches ont démontré que les femmes qui débutent un traitement de fertilité avec un taux de cortisol trop élevé dans leur corps ont un taux de réussite plus faible [5]. Cela s'applique aussi pour ceux qui essayent de concevoir naturellement. Il est donc important, lors que l'on essaie d'avoir un bébé de manière naturelle, de réduire les taux de cortisol. Les recherches ont démontré que l'acupuncture réduit le stress en régulant les taux d'hormone [6]. L'exercice peut également aider à réduire les taux de cortisol dans le corps.

Intéressons-nous maintenant à la panoplie d'hormones qui composent l'orchestre d'harmonie dans nos corps.

Hormones de l'hypothalamus

L'hypothalamus est un protagoniste fondamental de l'orchestre du corps et prépare le terrain pour d'autres organes auxquels il est lié, comme l'hypophyse. L'hypothalamus est responsable de deux aspects fondamentaux de la survie : la régulation de l'énergie et la reproduction. Lorsque la régulation de l'énergie est améliorée, la reproduction est alors mieux régulée. L'hypothalamus sécrète l'hormone de libération des gonadotrophines hypophysaires (GnRH) et l'hormone de libération de la thyréostimuline (TRH), qui contrôle l'hypophyse.

Hormone de libération des gonadotrophines hypophysaires (GnRH)

La GnRH est sécrétée par l'hypothalamus et entraîne la production de l'hormone folliculostimulante (FSH) et de l'hormone lutéotrope (LH). Les variations des taux de GnRH sont contrôlées par la quantité d'œstrogènes (œstradiol), de leptine et de progestatines (progestérone) dans le sang. Les œstrogènes et la leptine augmentent les taux de GnRH tandis que la progestérone les réduit. Les recherches ont démontré que l'acupuncture est capable de contrôler la GnRH et donc de réguler l'hypophyse et sa sécrétion de ces hormones de fertilité [7] [8], ce qui améliore donc la fertilité chez la femme.

Hormone de libération de la thyréostimuline (TRH)

La TRH est sécrétée par l'hypothalamus et entraîne la production de la thyréostimuline (TSH).

Hormones hypophysaires

Intéressons-nous maintenant au prochain important organe impliqué dans la fertilité : l'hypophyse. L'hypophyse sécrète plusieurs hormones. Les plus importantes pour la fertilité sont la FSH, la LH, l'ocytocine, la prolactine et la TSH.

Hormone folliculostimulante (FSH)

La FSH est sécrétée par l'hypophyse après réception de la commande par l'hypothalamus. La FSH est un important indicateur de fertilité. La FSH stimule la croissance de multiples follicules dans les ovaires, entre 10 et 20 tous les mois, qui contiennent tous des ovules potentiels. Lorsqu'un follicule devient plus grand et plus mûr, il libère de l'œstradiol tandis que les autres follicules meurent. Le taux normal de FSH est de 3,5 à 12,5 IU/ml au 2e ou 3e jour de votre cycle menstruel. Le taux de FSH augmente avec l'âge (voir le tableau 1 ci-dessous).

Âge	Taux de FSH (IU/ml)
25–29	5–6
30–35	7–8
36–40	9–12
41–43	12–15

Tableau 1. Taux de FSH en fonction de l'âge [9] [10]

La FSH nourrit et favorise la croissance de l'ovule. Toute carence physique, telle qu'un manque d'énergie, de sang, de lipides, de protéines et de glucides complexes, présente chez la femme au cours des 85 jours nécessaires au développement de l'ovule peut affecter sa croissance et sa maturation.

Les recherches ont démontré qu'une exposition à un environnement froid peut retarder la croissance du follicule et causer une faible réponse des ovaires à la FSH [11]. La FSH est secrétée par l'hypophyse et transportée aux ovaires par le sang. Pour faire une comparaison, lorsqu'il fait froid dehors et que les routes sont gelées, le transport des marchandises des usines aux magasins est ralenti. Il en va de même pour le transport de votre FSH de l'hypophyse aux ovaires. Le sang est un liquide et est affecté par le froid. Il ralentit lorsqu'il fait froid, ce qui signifie qu'une quantité inférieure de FSH atteint les ovaires pour stimuler la croissance de l'ovule. Il est donc important de maintenir votre corps au chaud et de le protéger du froid pour que les aspects logistiques de votre corps continuent de fonctionner correctement.

Hormone lutéotrope (LH)

La LH est sécrétée en journée par l'hypophyse sous la direction de l'hypothalamus et du follicule [12]. Pendant sa croissance, le follicule libère des œstrogènes, qui envoient un signal pour produire de la LH afin de le faire mûrir et arriver à maturité.

Le pic de LH provoque la maturation finale du follicule qui contient l'ovule, la rupture de la paroi folliculaire et la libération successive de l'ovule dans la trompe de Fallope. Les taux de LH augmentent jusqu'à environ 21,9 à 56,6 IU/mL.

L'hypophyse sécrète la LG de manière pulsatile. Cette sécrétion pulsatile n'a pas toujours lieu, elle intervient parfois par intervalles. Les tests d'ovulation utilisent ce pic de LH pour déterminer l'ovulation. Cependant, puisque la LH est libérée par intervalles, le pic de LH pourrait potentiellement être absent au moment de l'utilisation du test d'ovulation, et ainsi donner un faux résultat négatif [13].

Lorsqu'une femme jeûne, les taux de LH chutent, ce qui peut affecter l'ovulation [14]. Cela peut être un problème pour les femmes qui jeûnent pour perdre du poids ou pour des raisons religieuses. Le taux normal de LH est de 2,1 à 12,6 IU/ml au 2e ou 3e jour de votre cycle menstruel. Après l'ovulation, la LH permet de conserver le corps jaune du follicule (corpus luteum), qui est vide mais sécrète à son tour de la progestérone pour maintenir la muqueuse de l'utérus.

Ocytocine

L'ocytocine est souvent connue comme « l'hormone des câlins », car son taux augmente avec les contacts physiques. Elle est sécrétée par l'hypophyse et est importante pour les comportements sociaux, les relations, l'appétit, la régulation de l'anxiété, l'accouchement, la lactation et pour l'autisme (les personnes qui présentent un spectre autistique ont moins d'ocytocine).

Chez les hommes, l'ocytocine permet de faciliter le fonctionnement de l'érection. Son taux augmente pendant un rapport sexuel et atteint son pic au moment de l'orgasme, aidant ainsi le transport du sperme chez la femme. Chez les femmes, l'ocytocine agit sur l'utérus pendant l'accouchement en renforçant les contractions des muscles de la paroi utérine, qui poussent le bébé vers la sortie. Après l'accouchement, l'ocytocine aide à stimuler la sécrétion de lait (et non pas sa production) dans les seins de la mère.

Une alimentation riche en matières grasses est associée à de faibles taux d'ocytocine [15]. De faibles taux d'ocytocine nous rendent plus fatigués sur le plan émotionnel et nous avons tendance à nous réconforter en mangeant, tandis que des taux élevés d'ocytocine diminuent notre faim [16] [17]. Les aliments qui sont riches en graisses et en sucre nous donnent un sentiment de bien-être (dopamine), mais peuvent faire prendre du poids. La prise de poids peut affecter les taux d'insuline et provoquer une augmentation des taux de testostérone. Des taux élevés de testostérone réduisent généralement les taux d'ocytocine, ce qui crée un cercle vicieux.

Il est important de maintenir de bons taux d'ocytocine, pas seulement pour être en bonne santé, mais également pour une bonne fertilité masculine et féminine. Les taux d'ocytocine augmentent en cas de contact physique, c'est-à-dire un câlin ou un massage de son partenaire, pendant un rapport sexuel ou avec l'acupuncture [18].

Prolactine

La prolactine est produite par l'hypophyse. Elle stimule le développement et le maintien de la sécrétion de lait dans les seins de la femme, la « lactine » concerne donc la lactation. Elle suspend également le cycle menstruel, empêchant ainsi une nouvelle grossesse. Une jeune maman est occupée à prendre de soin de son nouveau-né et à l'allaiter, et n'a pas suffisamment d'énergie et de sang pour générer un cycle menstruel ou porter un nouveau bébé et placenta.

La prolactine est souvent mesurée lors d'une analyse initiale des hormones avec les œstrogènes, la FSH et la TSH. Le taux normal de prolactine est de 2 à 29 ng/ml au 3e jour du cycle menstruel. Les taux de prolactine augmentent considérablement pendant la grossesse. Des taux élevés de prolactine sont autrement parfois observés chez les femmes qui présentent un syndrome des ovaires polykystiques (SOPK), un hypothyroïdisme (thyroïde hypoactive) ainsi que chez les personnes stressées. Le stress stimule l'hypophyse et provoque l'augmentation de la sécrétion de prolactine [19], ce qui peut entraîner un cycle menstruel irrégulier et une infertilité.

Thyréostimuline (TSH)

La TSH entraîne la sécrétion des hormones thyroïdiennes par la glande thyroïde. Les hormones thyroïdiennes sécrétées sont la thyroxine (T_4), la triiodothyronine (T_3) et la calcitonine (CT). Le taux normal de la TSH est compris entre 0,2 et 4,0 mU/L. Cependant, pour une fertilité optimale, le taux de TSH doit être inférieur à 2,5 mU/L. Pour certaines femmes, il peut être nécessaire de prendre des médicaments, tels que la lévothyroxine (thyroxine) pour atteindre des taux de TSH inférieurs à 2,5 mU/L, même si ce taux est toujours compris dans la « plage normale ». Des compléments, comme ceux en fer ou en calcium, peuvent affecter l'absorption de lévothyroxime, et maintenir les taux de TSH élevés. Je recommande donc de ne pas prendre ces compléments en même temps que la lévothyroxine. Il vaut mieux les prendre à distance dans la journée, c'est-à-dire de prendre l'un le matin et l'autre le soir [20] [21].

Des taux irréguliers de ces hormones peuvent affecter directement la fertilité en augmentant la production de prolactine et en réduction la production de FSH et de LH par l'hypophyse, ce qui cause une infertilité.

Pendant le cycle menstruel, les taux des hormones thyroïdiennes varient en fonction des taux circulants d'œstrogènes. La T_3 entraîne une conversion plus importante de la prégnénolone en progestérone. Chez les femmes ayant une thyroïde hypoactive, les taux de T_3 ont tendance à être inférieurs, ce qui entraîne de faibles taux de progestérone dans la deuxième moitié de leur cycle menstruel. Cela peut causer des problèmes pour la muqueuse de l'utérus et l'implantation.

Hormones ovariennes

Les ovaires produisent des follicules, qui sécrètent des œstrogènes et l'hormone anti-Müllérienne (AMH). Lorsque l'ovulation a eu lieu, le follicule vide qui accueillait l'ovule commence à sécréter de la progestérone. Lorsque vous être enceinte, l'embryon fécondé sécrète l'hormone gonadotrophine chorionique (hCG), que les tests de grossesse recherchent pour vous indiquer si vous êtes enceinte.

Œstrogènes

Les œstrogènes sont fondamentaux pour un certain nombre de

fonctions biologiques. Dans le cadre de la fertilité, leurs fonctions principales sont de conserver la libido ainsi que les glandes et les organes de la reproduction féminine, par exemple la glaire cervicale, et de réparer et régénérer la muqueuse de l'utérus (endomètre utérin). Les œstrogènes se composent de trois hormones : l'œstradiol, l'œstrone et l'œstriol. La plus abondante, et donc la plus importante pour la fertilité, est l'œstradiol (également appelée 17β-estradiol ou E2).

Le taux normal d'œstradiol est de 45 à 850 pmol/L (12 à 230 pg/mL) pendant la première partie de votre cycle menstruel (phase folliculaire). Des taux d'œstradiol supérieurs à la normale, c'est-à-dire supérieurs à 290 pmol/L (80 pg/mL), peuvent affecter l'implantation d'un embryon fécondé dans la paroi de l'utérus et masquer un taux élevé de FSH [22]. Malheureusement, dans la société moderne actuelle, nous présentons tous une surdose d'œstrogènes de synthèse (consulter la page 67 pour plus d'informations). On estime que la réduction dramatique de la fertilité masculine et féminine est due à des quantités excessives d'œstrogènes de synthèse dans l'environnement.

Hormone anti-Müllérienne (AMH)

L'AMH est devenu un indicateur plus précis de la fertilité et a récemment remplacé la FSH. Il s'agit d'une mesure du potentiel ovarien : combien de follicules sont encore présents dans le corps d'une femme. Il ne s'agit cependant pas d'une mesure de la qualité des follicules. En mesurant les taux d'AMH, cela permet d'avoir une idée de la fertilité de la femme : c'est un peu comme regarder à l'intérieur de la femme pour regarder l'heure de son horloge biologique. Cela peut aider à prendre de meilleures décisions concernant les changements qui peuvent être nécessaires pour avoir un bébé et des options disponibles pour les traitements. L'AMH peut être mesurée à n'importe quel moment du système menstruel par une analyse sanguine, mais de récentes recherches ont démontré que les taux d'AMH sont légèrement supérieurs pendant la première partie du cycle avant l'ovulation [23].

L'AMH est mesurée en ng (nanogramme) ou pmol (picomole). Les deux mesures sont indiquées dans le tableau 2 ci-dessous. Ces niveaux sont en constante évolution et peuvent donc varier selon votre pays et votre laboratoire.

Taux	ng/mL	pmol/L
Fertilité optimale	12,7–21,6	28,6–48,5
Fertilité satisfaisante	7–12,7	15,7–28,5
Fertilité faible	1–6,9	2,2–15,6
Fertilité très faible	<1	<2,2

Tableau 2. Taux d'AMH et potentiel ovarien

Malheureusement, l'AMH diminue avec l'âge. Une étude a mesuré les taux d'AMH de 17 120 femmes aux États-Unis [24]. Les résultats sont indiqués dans le tableau 3. Les résultats sont indiqués dans le tableau ci-dessous. Cela peut vous servir de guide pour savoir quel devrait être le taux d'AMH à votre âge, bien qu'il soit important de préciser que ce n'est pas définitif. Comme vous pouvez le voir, les taux d'AMH commencent à chuter considérablement à partir de 35 ans, puis de nouveau à 41 ans. Ne vous inquiétez pas de la baisse des taux d'AMH à votre âge. Il suffit d'un seul follicule de bonne qualité pour avoir un bébé et j'ai aidé des femmes avec une AMH à 1 pmol/L à tomber enceintes.

Âge	ng/mL	pmol/L
26	4,2	30
27	3,7	26,4
28	3,8	27,1
29	3,5	25
30	3,2	22,8
31	3,1	22,1
32	2,5	17,9
33	2,6	18,6

34	2,3	16,4
35	2,1	15
36	1,8	12,9
37	1,6	11,4
38	1,4	10
39	1,3	9,3
40	1,1	7,9
41	1	7,1
42	0,9	6,4
43	0,7	5
44	0,6	4,3
45	0,5	3,6
46	0,4	2,9
47	0,4	2,9
48	0,2	1,4
49	0,1	0,7

Tableau 3. Taux d'AMH en fonction de l'âge [24]

De faibles taux d'AMH peuvent affecter la fertilité. L'AMH peut être vue comme une mesure permettant de mettre en évidence la fertilité, c'est-à-dire ce qu'il reste après des années de vie. Cependant, en suivant les conseils et le guide de ce livre pendant les 85 jours nécessaires au développement d'un follicule, il est possible d'améliorer suffisamment la qualité de votre follicule pour obtenir une conception naturelle et faire naître un bébé en bonne santé.

Une étude récente a démontré que les femmes exposées à la fumée de cigarette et à la combustion de combustibles, comme le bois, peuvent avoir de faibles taux d'AMH [25]. Des taux élevés d'AMH peuvent parfois être observés chez les femmes présentant un SOPK. L'augmentation du nombre de follicules dans les ovaires entraîne une augmentation des taux d'AMH, car chaque follicule sécrète de l'AMH et des œstrogènes. Une récente étude a démontré que l'acupuncture pouvait réduire et normaliser des taux élevés d'AMH chez les femmes présentant un SOPK [26] [27].

Progestines

Les progestines, appelées progestérones, sont un groupe d'hormones stéroïdiennes sécrétées par le corpus luteum (le sac qui maintenait précédemment l'ovule) après l'ovulation. La progestine la plus importante est la progestérone, également appelée P4. La progestérone a plusieurs fonctions, notamment :

- Épaissir la muqueuse de l'utérus.
- Propulser l'ovule dans la trompe de Fallope.
- Aider l'implantation.
- Augmenter la taille de la poitrine.
- Maintenir la grossesse.

Une nouvelle étude a démontré que la progestérone favorise la production de cellules TH2 (qui font partie du système immunitaire), ce qui protège l'implantation de l'embryon [28]. Elle provoque également, au niveau des lymphocytes (voir page 58), la sécrétion d'une protéine immunomodulatrice qui stimule la production de TH2, nécessaires pour une implantation réussie [29].

Le taux normal de progestérone au 3e jour du cycle menstruel est inférieur à 1 nmol/L (0,31 ng/mL). La sécrétion de progestérone débute environ 24 heures après l'ovulation, autour du 15e ou 16e jour d'un cycle normal de 28 à 29,5 jours, et augmente rapidement jusqu'à son taux maximal 3 à 4 jours après l'ovulation. Le taux de progestérone doit alors être supérieur à 30 nmol/L (9.43 ng/mL), ce qui indique que l'ovulation a eu lieu. Lorsque la conception n'a pas lieu, le corpus luteum se désintègre et les taux de progestérone chutent, ce qui provoque le début des saignements menstruels. Lorsque la conception a lieu, le corpus luteum continue de produire de la progestérone jusqu'à ce que le placenta prenne le relais, autour des semaines 8 à 12.

Hormone gonadotrophine chorionique (hCG)

L'embryon fécondé sécrète l'hCG immédiatement après son implantation dans la paroi utérine [30]. L'hCG maintient le corpus luteum (le sac qui contenait l'ovule) pendant 3 à 4 mois supplémentaires, ce qui maintient ainsi la sécrétion de progestérone. La mesure du taux d'hCG dans l'urine d'une femme correspond au fonctionnement d'un test de grossesse réalisé à la maison et permet d'indiquer que vous êtes enceinte.

Hormones surrénaliennes

Les glandes surrénales sont situées sur la partie supérieure des reins. Les surrénales sécrètent différentes hormones. Les plus importantes pour la fertilité sont les glucocorticoïdes et la déhydroépiandrostérone (DHEA).

Glucocorticoïdes

Les glucocorticoïdes sont constitués d'un groupe d'hormones : le cortisol (le plus abondant des trois), la corticostérone et la cortisone. L'hypothalamus envoie la corticolibérine (CRH) à l'hypophyse, ce qui entraîne la libération de l'hormone adrénocorticotrope (ACTH), qui stimule la production de cortisol, de corticostérone et de cortisone par les surrénales.

Ce groupe d'hormones affecte la glycémie, notamment dans le foie. Ces hormones sont plus présentes en période de stress et leurs effets sont plus importants sur le foie. On retrouve cela en médecine chinoise, lorsque la frustration (stress) affecte le foie.

Le corps a trois niveaux de réponse au stress :
1. La phase d'alarme (niveau 1).
1. La phase de résistance (niveau 2).
1. La phase d'épuisement (niveau 3) [30].

Un stress prolongé (pendant plus de quelques heures), qui comprend un jeûne (régime) et de l'anxiété, provoque l'entrée du corps en phase de résistance (niveau 2). Beaucoup de personnes vivent en phase de résistance, provoquant ainsi la sécrétion d'ACTH et la libération de glucocorticoïdes, ce qui consomme de l'énergie, des lipides et des protéines, et peut entraîner un stress hépatique, qui provoque une augmentation des taux de cortisone, des taux irréguliers des hormones de fertilité et une infertilité.

Déhydroépiandrostérone (DHEA)

La DHEA est appelée l'hormone « parent » car elle produit d'autres hormones. Elle est principalement sécrétée par les glandes surrénales. Chez les hommes, la DHEA est également sécrétée par les testicules. Elle est transformée par l'organisme en une hormone appelée androstènedione. L'androstènedione est ensuite transformée en deux des principales hormones masculines et féminines : la testostérone et les œstrogènes.

Chez les femmes ayant un faible taux d'AMH et des ovules de mauvaise qualité, la DHEA peut être utile. Dans une étude, l'administration de DHEA (75 mg) six semaines avant de débuter un cycle de FIV a permis d'augmenter la quantité d'ovules prélevés, d'améliorer la qualité de l'ovule et d'améliorer le taux de naissance [31]. D'autres études ont démontré que l'administration de DHEA (25 mg) avec la coenzyme q10 (600 mg) entraîne une amélioration de la qualité de l'ovule [32]. D'autres études ayant mesuré la DHEA à différents dosages ont indiqué qu'elle était efficace pour la fertilité [33] [34], (voir page 215 pour avoir plus d'informations sur la DHEA).

Le foie

Le foie produit la globuline liant les hormones sexuelles (SHBG) qui régule les taux de testostérone dans l'organisme.

Globuline liant les hormones sexuelles (SHBG)

La globuline liant les hormones sexuelles (SHBG) est une protéine porteuse qui se lie à la testostérone. Le taux normal de SHBG est compris entre 18 et 114 nmol/L au 3e jour du cycle menstruel. La testostérone qui est liée à la SHBG est incapable de se lier aux récepteurs de la testostérone et est inactive. Ainsi, plus l'hormone SHBG est présente dans l'organisme, moins la testostérone libre est disponible, ce qui peut affecter la croissance du follicule. Seule une fraction réduite (1 à 3 %) de testostérone est non liée et libre. C'est ce faible pourcentage de testostérone libre qui exerce son action sur l'organisme et la fertilité.

Le foie produit la SHBG après avoir reçu le signal des œstrogènes. Des taux élevés d'œstrogènes entraînent une augmentation de la SHBG par le foie, ce qui diminue la testostérone libre. C'est un des moyens que l'organisme utilise pour équilibrer ses hormones. Le foie représente la pierre angulaire du traitement d'acupuncture pour l'infertilité féminine. En régulant le foie, l'organisme est capable de réguler les taux d'œstrogènes et de testostérone.

Les femmes ayant un trouble thyroïdien peuvent présenter un déséquilibre des taux de SHBG et donc des taux anormaux de testostérone. Des taux élevés de SHBG sont caractéristiques d'une hyperthyroïdie (thyroïde hyperactive), qui entraîne des taux faibles de testostérone libre, tandis que des taux faibles de SHBG sont caractéristiques d'une hypothyroïdie (thyroïde hypoactive), qui entraîne des taux élevés de testostérone.

Sites multiples pour les hormones

Les hormones sont produites dans différentes parties de notre corps, par exemple dans le système digestif ou dans les organes de reproduction.

Testostérone

La testostérone est le principal androgène responsable de la pousse des poils, de l'acné et de la virilisation (le développement des caractéristiques masculines). Elle est libérée par les glandes surrénales (25 %) et les ovaires (25 %) et est sécrétée par les tissus adipeux (gras) (50 %). Sa production est dépendante de la LH. Lorsque des femmes suivent un régime spécifique ou un jeûne, leur taux de LH sera réduit, ce qui entraîne une réduction des taux de testostérone.

Il existe deux types de testostérone : le premier est lié au SHBG et est donc inactif, tandis que l'autre n'est pas lié et est donc libre et actif. Le deuxième type est celui qui a un effet sur la fertilité. Le taux normal de testostérone active au 3e jour du cycle menstruel est compris entre 0,5 et 3,6 nmol/L (14 à 103 ng/dL). Chez les hommes, la testostérone favorise la production de sperme. Chez les femmes, elle favorise la croissance du follicule, mais une quantité trop élevée peut causer un SOPK.

Le pancréas

Le pancréas a des fonctions similaires à la rate en médecine chinoise. Il produit de l'insuline, qui régule le glucose dans l'organisme. En médecine chinoise, la saveur attribuée à la rate est le sucré. Un repas copieux affaiblit souvent la rate et le pancréas, c'est pourquoi les gens ont tendance à vouloir ensuite manger du sucré, pour aider le fonctionnement de la rate et du pancréas, en améliorant donc la digestion.

Insuline

L'insuline est une hormone sécrétée par le pancréas qui réduit la concentration de glucose dans le sang. Plus il y a de sucre dans l'organisme, plus le taux d'insuline est élevé, ce qui peut provoquer un diabète de type 2. Le glucose est un type de sucre. Le taux normal d'insuline doit être inférieur à 7,8 mmol/L (140 mg/dL). L'insuline stimule le stockage des graisses [35]. Les femmes qui sont en surpoids ont tendance à avoir des concentrations d'insuline plus élevées, provoquées par une alimentation trop riche en sucre ou en graisse, ainsi que de faibles concentrations d'ocytocine dans leur sang.

L'insuline réduit les concentrations de SHBG, ce qui entraîne une augmentation de la testostérone circulante et de LH dans l'organisme, provoquant ainsi une infertilité et un SOPK [35]. Les femmes qui sont trop maigres ont tendance à avoir de faibles concentrations d'insuline qui réduisent la stimulation de l'hypophyse et des ovaires, ce qui entraîne des cycles menstruels irréguliers et une infertilité [36].

En plus du sucre, l'insuline est également sensible au stress. Des recherches ont démontré l'efficacité de l'acupuncture pour réguler les concentrations d'insuline et réduire le stress [37]. On pense désormais que les édulcorants artificiels, qui sont utilisés pour remplacer le sucre, perturbent les concentrations d'insuline et peuvent entraîner une prise de poids [38].

Plus loin dans ce livre, je vous parlerai d'alimentation et de la manière de l'optimiser pour améliorer votre fertilité. Je vous donnerai également un régime alimentaire qui vous aidera à réduire les taux de sucre qui peuvent perturber l'implantation, et vous permettra d'optimiser vos hormones et de renforcer votre organisme.

Chapitre deux

Les composants de la fertilité

La compréhension des composants fondamentaux de la fertilité nous permet d'approfondir chaque aspect à optimiser pour une meilleure fertilité et une conception naturelle. Cela doit être réalisé conjointement à une vision plus large d'une bonne santé, comme expliqué plus loin. De manière générale, tomber enceinte peut être réparti en trois composants : la qualité de l'ovule et des spermatozoïdes, le parcours des spermatozoïdes jusqu'à l'ovule et la réceptivité de la muqueuse de l'utérus.

Follicules (ovules)

À la naissance, une femme aura entre 500 000 et 1 000 000 follicules (contenant chacun un ovule). Chose incroyable, alors qu'une femme ovule seulement une fois par mois de la puberté jusqu'à la ménopause, moins de 500 ovules, sur les 500 000 à 1 000 000 ovules, atteindront l'ovulation [4] [30] [39]. Pendant chaque cycle menstruel, environ 10 à 20 follicules sont stimulés en même temps et seulement un deviendra dominant et ovulera. Ce nombre diminue rapidement à 38 ans, avec environ 25 000 restants dans les ovaires, et diminue ensuite plus rapidement, jusqu'à environ 1 000 restants à l'âge de la ménopause, normalement vers 49 ans.

Les follicules dépendent de grandes quantités d'hormone anti-Müllérienne (AMH) et d'androgènes (testostérone, androstènedione et globuline liant les hormones sexuelles (SHBG)). Le follicule convertit les androgènes en œstrogènes, qui favorisent sa croissance. Les follicules ont également besoin de grandes quantités de protéines et de glucides complexes pour leur croissance. Il faut environ 85 jours de croissance pour l'ovule, du début à la fin [40].

Muqueuse de l'utérus (endomètre utérin)

La muqueuse de l'utérus d'une femme doit être suffisamment épaisse pour permettre l'implantation et la croissance d'un embryon, et ne doit pas être hostile à l'implantation. Au début du cycle menstruel, la muqueuse de l'utérus est fine, puisque la muqueuse a été éliminée en provoquant les saignements menstruels. La libération d'œstrogènes par la croissance des follicules entraîne l'épaississement de la muqueuse. L'épaississement atteint son maximum environ le 21e jour pour un cycle menstruel de 28 jours, lorsque l'implantation de l'embryon fécondé a lieu.

L'augmentation des œstrogènes permet de réparer et de régénérer la muqueuse de l'utérus. La muqueuse de l'utérus s'épaissira progressivement, et atteindra son épaisseur maximale vers le 21e jour lorsque l'implantation doit avoir lieu. L'épaisseur optimale est de 7–8 mm avec une triple épaisseur (triple couche). Cette triple épaisseur correspond à la triple couche qui compose la paroi de l'utérus (endomètre, myomètre et périmètre).

De plus en plus de femmes apprennent que leur infertilité est causée par une hyperactivité de leur système immunitaire dans l'utérus, où le système immunitaire empêche l'implantation de l'embryon dans la paroi utérine. Les raisons à cela sont complexes, mais cela peut s'expliquer par du stress, un mode de vie irrégulier, une mauvaise alimentation, une consommation élevée de sucres raffinés , et une exposition à de multiples substances chimiques, ce que j'expliquerai dans le chapitre quatre.

Sperme

Le volume de sperme pour une éjaculation normale est de 2,5 à 5 ml, avec 50 à 150 millions de spermatozoïdes par ml, ce qui donne un nombre normal de spermatozoïdes de 125 à 750 millions [39]. Lorsque vous essayez d'avoir un bébé, avoir des relations sexuelles pendant la période d'ovulation envoie des millions de spermatozoïdes à la chasse d'un seul ovule ! Cependant, seul 1 % des spermatozoïdes atteindra le col de l'utérus et seulement environ 0,1 % de chaque éjaculation atteindra l'ovaire [39].

Depuis 1938, la santé des spermatozoïdes est en chute libre [41]. Cela s'explique principalement par l'exposition à des substances chimiques, à un stress important et à un mauvais mode de vie et de mauvais choix alimentaires. Le simple fait de changement l'alimentation et le mode de vie d'un homme peut avoir un impact positif considérable sur la qualité de son sperme, ce que nous expliquerons dans les chapitres sept, huit, neuf et dix.

Puisque les spermatozoïdes doivent voyager sur de grandes distances, ils doivent être forts et mobiles. Ce parcours du vagin jusqu'à la trompe de Fallope où a lieu l'insémination aide éliminer les plus faibles et à garder les plus forts, et offre une probabilité plus élevée que les spermatozoïdes ayant de l'ADN intact dans leur tête soient capables d'atteindre l'œuf et de le pénétrer. Cependant, l'ADN présent dans la tête d'un spermatozoïde mature peut malgré tout présenter des anomalies chromosomiques. Il est donc important d'essayer d'améliorer le plus possible la qualité des spermatozoïdes.

Comprendre le cycle menstruel

Le mot « menstruel » vient du mot latin pour « mois » et le mot « mois » provient du latin pour « lune ». L'origine est la même en chinois, où le caractère Yuè 月 correspond au cycle menstruel, mois et lune [42]. Historiquement, les croyances disent que le cycle menstruel de la femme suit les cycles de la lune. Un cycle menstruel normal dure de 28 à 29,5 jours, ce qui correspond à la durée d'un cycle lunaire.

Le cycle menstruel est composé de deux sous-cycles : un pour les ovaires et un autre pour l'utérus. La régulation et la synchronisation de ces cycles sont la clé d'une bonne fertilité. L'hormone principale impliquée dans le cycle ovarien est l'hormone folliculostimulante (FSH) et l'hormone lutéotrope (LH), tandis que les principales hormones impliquées dans le cycle utérin sont les œstrogènes (principalement l'œstradiol) et les progestines (progestérone) – voir Image 3 (page 47).

Cycle ovarien

Le cycle ovarien est constitué de deux phases : la phase folliculaire et la phase lutéale (voir Image 3, page 47) La phase folliculaire débute avec les saignements menstruels et la maturation d'un follicule dominant qui contient l'ovule. La phase lutéale débute avec l'ovulation et correspond à la libération de l'ovule dans la trompe de Fallope, l'insémination de l'ovule par un spermatozoïde, le déplacement de l'ovule jusqu'à la trompe de Fallope et l'implantation de l'ovule fécondé dans la paroi utérine (endomètre utérin) – voir Image 1 (page 43).

Cycle utérin

Le cycle de l'utérus implique la rupture de la muqueuse utérine, lorsqu'une femme a ses saignements menstruels au début de la phase folliculaire, puis la formation de la muqueuse utérine à son pic au moment de la phase lutéale.

Les symptômes prémenstruels, généralement considérés comme normaux, sont en réalité des indicateurs de problèmes concernant le cycle menstruel et donc la fertilité [43]. L'acupuncture est un très bon moyen de traiter les symptômes prémenstruels, en régulant le cycle menstruel et les problèmes de saignements menstruels, ce qui permet ainsi d'améliorer la fertilité [8] [7] [44].

Au début du cycle menstruel d'une femme, la muqueuse de

l'utérus s'élimine à cause d'un manque d'œstrogènes et de progestine, qui sont nécessaires pour la conserver, et il ne reste donc que la couche inférieure. Des règles normales devraient durer entre cinq et sept jours et être abondantes pendant les trois à cinq premiers jours, puis diminuer, de moyennes à légères. En général, une femme perd de 50 à 90 ml de sang rouge sans caillots. Si le sang est noir et que les règles ne sont pas abondantes au 1er jour ou qu'il y a des caillots, cela indique la présence d'un problème de cycle menstruel et de fertilité.

Pendant les saignements menstruels, l'hypothalamus libère l'hormone de libération des gonadotrophines hypophysaires (GnRH), qui enclenche la production de FSH par l'hypophyse. Cela stimule ainsi la croissance des follicules au niveau des ovaires.

Les follicules entrent dans un processus appelé compte des follicules antraux (CFA). Plus la femme est en bonne santé, plus le nombre de follicules obtenus sera élevé et plus la qualité de l'ovule sera bonne. Vous pouvez améliorer la qualité de l'ovule en changeant votre mode et vie et votre régime alimentaire, comme indiqué dans les chapitres sept, huit, neuf et dix.

Lors de chaque cycle menstruel, 10 à 20 follicules sont stimulés. Au fur et à mesure de la maturation des follicules, l'un devient dominant et libère des œstrogènes, tandis que les autres meurent.

En augmentant fortement, les œstrogènes augmentent l'épaisseur de la muqueuse de l'utérus et commencent la production de LH. Cela permet à l'ovule de mûrir et de s'expulser du sac folliculaire.

Ovulation

Vers le 14e ou 15e jour, pour un cycle normal de 28 à 29,5 jours, il y a une libération massive de LH par l'hypophyse. La montée de LH commence 34 à 36 heures avant l'ovulation et atteint son maximum 10 à 12 heures avant la libération de l'ovule (voir Image 3, page 47) [13]. La montée de LH est utilisée par les kits d'ovulation pour que les couples puissent savoir s'il s'agit du bon moment pour avoir des rapports sexuels. La montée de LH a lieu par pulsation, elle n'est donc pas continue et les kits d'ovulation peuvent donc parfois ne pas détecter le pic de LH. Je vous recommande d'observer les signes d'ovulation de votre corps (voir ci-dessous) au lieu d'utiliser des kits d'ovulation qui sont souvent très chers, peu précis et qui peuvent provoquer du stress et des déceptions.

La montée de LH provoque la libération de l'ovule par l'ovaire. Le follicule a alors atteint une taille de 18 à 25 cm et est arrivé à maturité.

Les concentrations élevées de LH qui déclenchent l'ovulation permettent également de conserver le sac qui maintenait l'ovule, appelé corpus luteum, ainsi que sa production de progestérone, la progestine la plus importante, qui permet de maintenir la muqueuse de l'utérus.

La production de progestérone commence environ 24 heures avant l'ovulation [13]. La progestérone favorise la circulation de sang jusqu'à la muqueuse de l'utérus, ce qui permet de la maintenir. Elle augmente également la production de cellules immunitaires qui favorisent l'implantation. La concentration de progestérone reste élevée pendant environ une semaine, puis elle chute lorsque la grossesse n'est pas obtenue, ce qui cause la désintégration de la muqueuse de l'utérus et le début des saignements menstruels.

Fécondation et implantation

Lorsque l'insémination naturelle a eu lieu dans la trompe de Fallope, l'embryon commence à se diviser (segmentation). La première division a lieu 24 heures après la fécondation et se termine six heures après. Chaque division successive prendra un peu moins de temps. À la fin du deuxième jour, il y a quatre cellules. À la fin du troisième jour, il y a 16 cellules. À la fin du cinquième jour, il y a 32 cellules et l'embryon forme un blastocyste [39]. Cela se produit pendant que l'embryon fertilisé descend la trompe de Fallope et se dirige vers l'utérus (voir Image 1).

En cas de blocage sur la route, par exemple du tissu cicatriciel causé par une chirurgie ou une infection, l'œuf fécondé peut se coincer dans la muqueuse de la trompe de Fallope où il commencera à se développer, causant ainsi une grossesse extra-utérine. Cela peut mettre en danger la vie de la femme. Lorsque l'ovule fécondé (zygote) a atteint l'utérus, il s'implante dans la paroi de l'utérus environ six jours après l'ovulation. L'ovule y parvient en creusant un petit trou dans la paroi utérine (voir l'image à la page 43). Certaines femmes observeront de légers saignements ou des pertes rosées car l'embryon libère du sang en creusant dans la paroi utérine, même si cela est rare.

Symptômes d'une grossesse extra-utérine

- Douleur vive dans l'abdomen qui peut irradier dans l'épaule ou le cou.
- Douleur chronique présente sur un côté de l'abdomen.
- Légers saignements ou saignements vaginaux abondants ou légers.
- Vertiges ou évanouissements.
- Douleur à la défécation.

Lorsque l'implantation a eu lieu, le débit sanguin s'accélère autour du corps de la femme et de l'utérus. Les besoins en sang et en énergie vont fortement augmenter pour la mère. C'est pourquoi certaines femmes se sentent fatiguées lorsqu'elles tombent enceintes. L'embryon commence à libérer l'hormone gonadotrophine chorionique (hCG), qui est utilisée par les tests de grossesse pour déterminer si vous êtes enceinte. Si le résultat du test de grossesse est très léger, réalisez plutôt une analyse sanguine, qui peut relever de faibles niveaux d'hCG.

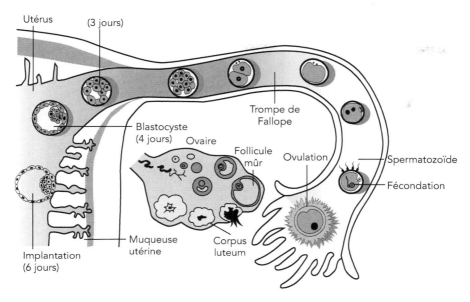

Image 1. Fécondation, voyage et implantation de l'embryon

Savoir quand il faut avoir des relations sexuelles

La plupart des femmes ovulent au milieu de leur cycle, vers le 14e ou 15e jour. Pour les couples qui essayent d'avoir un bébé naturellement, l'idéal est d'avoir des relations sexuelles 1 ou 2 jours avant le pic de LH car les spermatozoïdes sont capables d'attendre à proximité de l'ovaire pendant 48 heures jusqu'à l'ovulation. Cela signifie qu'il faut avoir des relations sexuelles le 12e ou 13e jour. Il faut environ deux heures et 30 minutes pour que le spermatozoïde parvienne au col de l'utérus et dans la trompe de Fallope où l'insémination a lieu.

Au milieu de votre cycle menstruel, juste avant et pendant l'ovulation, vous pouvez avoir des pertes filandreuses provenant de votre vagin. C'est ce qu'on appelle la glaire cervicale, car elle s'écoule du col de l'utérus. Le spermatozoïde monte jusqu'au col de l'utérus par les pertes glaireuses cervicales de la femme. Elles font penser à du blanc d'œuf et c'est pourquoi on s'y réfère souvent en évoquant cette texture. Vous pouvez vérifier si vous avez ces pertes d'aspect blanc d'œuf en essayant de les étirer entre vos doigts. Contrairement à vos pertes habituelles présentes à d'autres moments de votre cycle, ces pertes devraient s'étirer (voir Image 2 ci-dessous). C'est lorsque vous commencez à remarquer ces pertes d'aspect blanc d'œuf que vous devez commencer à avoir des relations sexuelles.

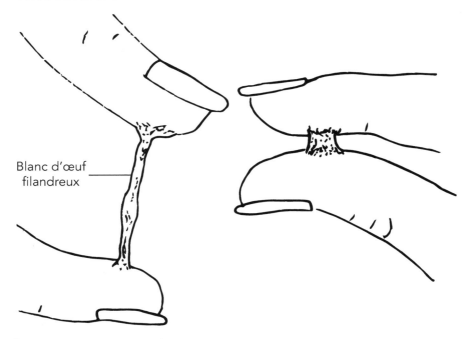

Image 2. La différence d'étirement entre la glaire cervicale (blanc d'œuf) et les pertes vaginales normales

Si vous n'avez pas de glaire cervicale, cela peut vouloir dire qu'elle est présente très haut dans le vagin, qu'il y en a peu ou pas du tout. Il est possible d'utiliser un substitut artificiel lubrifiant qui reproduit la glaire cervicale de la femme pour aider les spermatozoïdes à se déplacer dans le col de l'utérus. Il est appliqué dans le vagin de la femme avant la relation sexuelle et peut être acheté dans la plupart des pharmacies. Lorsque les spermatozoïdes atteignent l'ovule, ils peuvent attendre et se reposer pendant quelques jours jusqu'à la libération de l'ovule.

Les couples peuvent essayer à partir de deux jours avant l'ovulation, puis tous les jours jusqu'au lendemain de l'ovulation, pour être certains d'avoir toutes leurs chances [39]. Les hommes doivent éjaculer les « vieux » spermatozoïdes de leurs testicules trois jours avant le rapport sexuel pour s'assurer d'avoir des spermatozoïdes frais et sains pour la conception. La fécondation doit avoir lieu 12 à 24 heures après la libération de l'ovule par l'ovaire, il est donc préférable d'avoir des relations sexuelles avant l'ovulation plutôt qu'après. Il n'est pas conseillé d'essayer de manière excessive à d'autres moments du cycle, car cela peut conduire à des problèmes de fertilité masculine, par exemple une mauvaise qualité des spermatozoïdes causée par un épuisement des ressources de l'organisme.

Certaines femmes observent des pincements et des ballonnements quelques jours avant l'ovulation, car le follicule grossit à l'intérieur et exerce une pression sur les structures environnantes. C'est le bon moment pour essayer. Si les pincements sont douloureux, cela peut indiquer la présence de kystes ou de polypes sur les ovaires. Dans ce cas, il peut être utile de réaliser une échographie pour identifier d'éventuelles anomalies. Certaines femmes peuvent se sentir fatiguées et vouloir manger du sucre. Cela demande beaucoup d'énergie et de ressources de produire un ovule de qualité tous les mois. L'appétit de la femme peut augmenter après l'ovulation, conséquence probable de l'épuisement physique causé par l'ovulation [45]. Certaines femmes peuvent ressentir des douleurs lombaires, avoir des vertiges ou ne pas se sentir mentalement alertes comme en situation normale, ce qui souligne un problème de santé et de fertilité. Ces symptômes peuvent être facilement corrigés en changeant votre mode et vie et votre régime alimentaire, comme expliqué dans les chapitres sept, huit, neuf et dix.

Courbe de température

La température corporelle varie tout au long du cycle menstruel. La température corporelle basale augmente de 0,8 à 0,9 °C (33 °F) après l'ovulation. Cela est causé par la progestérone, qui affecte la thermo-régulation du cerveau [13]. Pendant l'ovulation, la température chute considérablement, puis augmente fortement, ce qui permet de savoir à quel moment l'ovulation a lieu si la température corporelle est suivie.

Également appelée la « courbe de température », certaines femmes de ma clinique utilisent cette méthode pour prédire la date de l'ovulation et à quel moment elles doivent avoir des relations sexuelles. Elle peut également être utilisée par des praticiens généralistes pour évaluer des problèmes relatifs aux taux d'hormones pendant le cycle menstruel. Cependant, selon moi, suivre la courbe de température peut provoquer du stress, car les températures doivent être prises tous les matins au même moment, ce qui ne laisse pas de répit et rappelle constamment au réveil que la fertilité est un problème.

Selon mon expérience, les inconvénients de la courbe, notamment le stress, dépassent les avantages. Le stress est un énorme problème pour la fertilité, car il peut rendre le cycle menstruel irrégulier et provoquer une hyperactivité du système immunitaire, ce qui affecte l'implantation. La recherche des signes et des symptômes de l'ovulation est moins stressante et est une méthode plus fiable pour déterminer l'ovulation. Ces signes et symptômes varient d'une femme à l'autre, mais comprennent généralement :

- ballonnements
- pertes qui deviennent épaisses et filandreuses (blanc d'œuf)
- augmentation de l'appétit
- augmentation de la libido
- pincements au niveau des ovaires

Applications pour le suivi de la fertilité

De nombreuses femmes utilisent maintenant des applications de suivi de la fertilité sur leurs smartphones afin de suivre leur cycle menstruel et de savoir quand elles vont ovuler et à quel moment elles doivent avoir des relations sexuelles. Ces applications peuvent être très utiles mais, malheureusement, tout comme la courbe de température, elles peuvent également augmenter le niveau de stress, ce qui peut agir contre la fertilité [46].

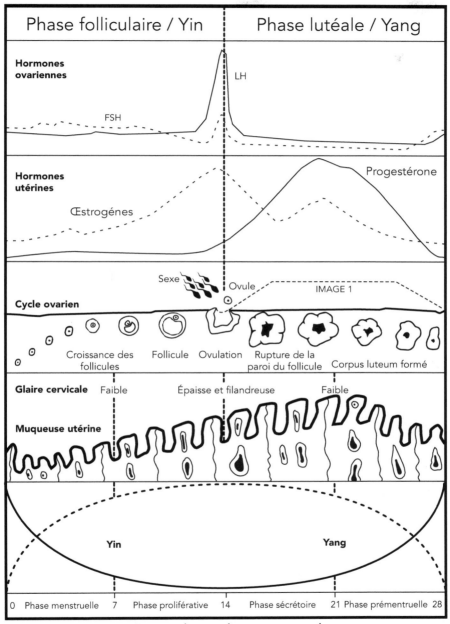

Image 3. Le cycle menstruel et ses hormones.

Étapes du cycle menstruel et de la conception

Jours 1–5

Les taux de progestérone sont à leur niveau le plus bas, ce qui entraîne :

- Les saignements de la muqueuse de l'utérus ne sont plus maintenus.
- L'hypothalamus envoie des messages (GnRH) à l'hypophyse pour commencer à sécréter de la FSH et stimuler la croissance de nouveaux follicules dans les ovaires.

Jours 6-7

- L'un des follicules devient dominant et commence à produire une grande quantité d'œstrogènes, principalement de l'œstradiol.

Jours 8-13

- Des taux élevés d'œstradiol stimulent :
  - l'épaississement de la muqueuse de l'utérus
  - la production de glaire par les glandes du col de l'utérus (blanc d'œuf)
- Le rapport sexuel, associé à l'énergie du père, introduit le sperme dans le vagin, où les spermatozoïdes remontent le col de l'utérus en utilisant la glaire cervicale comme une échelle.

Jours 14-15

- L'hypophyse commence à sécréter de la LH, ce qui provoque la maturation de l'ovule et sa rupture avec le follicule.
- Un spermatozoïde insémine l'ovule.

Jours 16-25

- Le sac vide du follicule est désormais appelé le corpus luteum et commence à produire de la progestérone, ce qui provoque l'épaississement et le maintien de la muqueuse de l'utérus.
- L'ovule descend la trompe de Fallope vers l'utérus.

Jours 25-28

- L'ovule (désormais appelée morula) arrive dans l'utérus quatre jours plus tard. Au cours des 2 ou 3 jours suivants, il formera un blastocyste et s'intègrera dans la paroi utérine.
- Si la fécondation n'a pas lieu, le corpus luteum se désintègre et les taux de progestérone chutent, ce qui provoque le début des saignements et le prochain cycle menstruel.

Semaines 5-8

- L'ovule fécondé (désormais appelé un zygote) commence à sécréter l'hormone hCG, qui maintient le corpus luteum et la production de progestérone jusqu'à ce que le placenta prenne le relais.
- Un test de grossesse analyse les concentrations en hCG et le test est positif.

Tableau 4. Résumé des étapes du cycle menstruel et de l'implantation

Chapitre trois

Faire un test de fertilité

Il existe plusieurs tests qui peuvent être réalisés (par votre médecin habituel) pour évaluer votre fertilité. Les tests permettent de voir s'il existe des blocages qui empêchent les spermatozoïdes d'arriver à l'ovule et si des déséquilibres hormonaux empêchent le bon fonctionnement des cycles ovariens et utérins.

Analyse de sperme

Le test de fertilité le plus simple et le moins douloureux est une analyse du sperme, qui peut être réalisée à tout moment par un homme. Il est recommandé que l'homme s'abstienne d'éjaculer trois à quatre jours avant de donner un échantillon. Après avoir donné l'échantillon, il doit être livré au laboratoire dans les 30 minutes [36].

Les paramètres utilisés pour un échantillon de sperme sont définis par l'Organisation mondiale de la santé (OMS) et sont constamment revus [47]. Certains pays utilisent les anciens paramètres tandis que d'autres utilisent les nouveaux. Selon le dernier rapport (cinquième version), un échantillon normal de sperme doit présenter les caractéristiques suivantes :

- Volume de sperme : supérieur à 1,5 ml.
- Numérotation des spermatozoïdes : supérieur à 39 millions au total.

- Concentration des spermatozoïdes : supérieur à 15 millions par ml.
- Mobilité des spermatozoïdes (mouvement) : plus de 32 % de mobilité.
- Morphologie des spermatozoïdes (forme) : plus de 4 % de forme normale.
- Vitalité (spermatozoïdes vivants) : supérieure à 58 %.
- Leucocytes : inférieurs à 1 million par ml.
- Anticorps anti-spermatozoïdes : doit être négatif.

Ces normes concernant le sperme sont constamment abaissées compte tenu de la détérioration de la fertilité masculine. Cette tendance à la baisse est observée depuis les années 30. Sur une période de 40 ans, le nombre de spermatozoïdes chez les hommes a diminué de 60 % [48]. Il est nécessaire d'avoir un nombre plus important de spermatozoïdes, pas seulement un, pour une fécondation réussie. De nombreux spermatozoïdes sont nécessaires pour attaquer et affaiblir la membrane extérieure de l'ovule (zone pellucide) et permettre à un spermatozoïde d'entrer. Ainsi, lorsqu'un homme a un nombre de spermatozoïdes inférieur à 20 millions, il est considéré comme infertile car le nombre de spermatozoïdes est insuffisant pour atteindre l'ovaire et réaliser la fécondation [30].

Les résultats de l'analyse du sperme peuvent être très différents, c'est pourquoi les résultats de chaque analyse ne doivent pas être interprétés littéralement et qu'un autre échantillon doit être analysé trois mois après. Il est fréquent d'observer une numérotation élevée pendant l'hiver [49]. Avant de prendre l'échantillon, il est nécessaire de nettoyer le pénis et les mains en s'assurant d'avoir rincé tout le savon. Aucun gel lubrifiant ne doit être utilisé car cela pourrait tuer les spermatozoïdes, de même que les résidus de savon.

Pour un homme, se masturber dans une pièce étrangère avec une personne, souvent une femme, qui attend à l'extérieur peut causer du stress et affecter le niveau de l'éjaculation et donc les résultats du sperme. Il ne s'agit pas vraiment d'une éjaculation sensuelle, émotionnelle ni amoureuse, mais il n'y a malheureusement pas d'autre alternative. Il existe des kits, mais ils ne permettent pas d'obtenir une analyse complète de la qualité du sperme.

Le développement des spermatozoïdes nécessite environ 10 à 12 semaines. Pendant cette période de développement de 10 à 12 semaines, la qualité des spermatozoïdes peut être améliorée en changement le mode de vie et l'alimentation de l'homme (voir les chapitres sept, huit, neuf et dix).

Analyse des hormones et test de la rubéole

Les analyses de fertilité réalisées pour les femmes comprennent généralement :

- Hormone anti-Müllérienne (AMH)
- test de coagulation
- hémogramme
- hormone folliculostimulante (FSH)
- hormone lutéotrope (LH)
- œstrogènes
- progestérone
- prolactine
- Rhésus négatif
- rubéole (qui peut provoquer une infertilité et des malformations congénitales)
- thyréostimuline (TSH)

Ces tests sont réalisés à partir d'une analyse sanguine au début du cycle menstruel et correspondent à l'ensemble des examens standards. Il est possible de réaliser des tests plus complexes, tels que les analyses du système immunitaire et une analyse chromosomique, lorsque les couples ont des difficultés à concevoir depuis longtemps (voir page 58).

Il est préférable de réaliser ces tests au 2ᵉ ou 3ᵉ jour de votre cycle, sauf pour la progestérone. Le test de progestérone est souvent réalisé au 21e jour, dans le cas d'un cycle menstruel normal de 28 jours. Cependant, il est plus précis de mesurer la progestérone sept jours avant les prochains saignements afin de déterminer si l'ovulation a eu lieu.

Pour certaines femmes, par exemple celles présentant un SOPK, il peut être nécessaire de mesurer les taux de testostérone. Il faut parfois également mesurer les taux de testostérone et de FSH chez certains hommes, en fonction de leur santé, de leur âge et des résultats de l'analyse de sperme.

Examens de l'utérus et des trompes de Fallope

Plusieurs examens peuvent être réalisés pour observer si l'utérus d'une femme est de taille normale et si les trompes de Fallope sont ouvertes ou obstruées.

La taille de l'utérus doit être de 6 à 10 cm. Lorsque l'utérus est plus petit (« hypoplasie de l'utérus »), cela peut provoquer une absence de cycle menstruel et une infertilité. Certains utérus peuvent être orientés différemment ou avoir des morphologies différentes, ce qui peut affecter la fertilité. Les trompes de Fallope relient les ovaires à l'utérus, comme un entonnoir, et sont le lieu de rencontre entre les spermatozoïdes et l'ovaire, ainsi que le lieu de conception. Il est très important d'avoir des trompes libres et ouvertes pour la fertilité. Lorsque les trompes de Fallope d'une femme sont obstruées (obstruction des trompes de Fallope) par des tissus ou d'autres masses, cela peut empêcher les spermatozoïdes d'arriver à l'ovule, et provoquer une infertilité. Il est cependant possible de réduire une obstruction chronique à l'aide de l'acupuncture et des herbes médicinales chinoises [50] ou pendant un examen interne tel que l'hystérosonosalpingographie de contraste – voir ci-dessous.

Les différents examens pouvant être réalisés pour vérifier si les trompes sont ouvertes sont indiqués ci-dessous. Dans la plupart des cas, il est préférable que quelqu'un vous raccompagne à votre domicile après la procédure, car vous pouvez être mal à l'aise ou somnolente à cause des sédatifs. Si vous avez des douleurs après la procédure, appliquez une bouteille d'eau chaude sur votre abdomen et recevez un traitement d'acupuncture.

Les chances de concevoir naturellement sont supérieures après la réalisation de l'examen vérifiant si vos trompes sont ouvertes (perméabilité des trompes). Cela s'explique par le fait que la solution injectée dans vos trompes de Fallope peut éliminer des obstructions, ce qui permettrait aux spermatozoïdes d'atteindre l'ovule.

Hystérosonosalpingographie de contraste

Un spéculum (un instrument utilisé pour ouvrir votre vagin) est inséré dans votre vagin, comme pour un frottis, et votre col de l'utérus (entrée de l'utérus) est nettoyé à l'aide d'une solution antiseptique. Un petit cathéter fin (tube) est inséré par le col de l'utérus pour entrer dans l'utérus, et un ballonnet est gonflé pour maintenir le cathéter en place. Une échographie est réalisée pour situer l'utérus et les ovaires. Un fluide de contraste échographique est inséré dans les trompes de Fallope par le cathéter, pour apparaître sur l'échographie avec de fines lignes, ce qui indique que vos trompes sont ouvertes.

Hystérosonosalpingographie par solution mousseuse

Un spéculum est inséré dans votre vagin, comme pour un frottis, et votre col de l'utérus est nettoyé à l'aide d'une solution antiseptique. Un fin cathéter est inséré par le col de l'utérus pour entrer dans l'utérus, préparé pour la solution de contraste composée d'eau stérile et de gel inerte, mélangés pour obtenir un liquide mousseux. La solution traverse le cathéter pendant qu'une échographie vaginale interne est réalisée. La solution mousseuse doit apparaître en blanc lumineux sur l'écran, en remplissant tout d'abord votre utérus, puis en apparaissant avec de fines lignes lorsqu'elle passe dans vos trompes, ce qui montre que vos trompes sont ouvertes.

Hystérosalpingographie (HSG)

Un fluide est inséré dans l'utérus et jusqu'aux trompes de Fallope, puis une radiographie est réalisée pour vérifier si le fluide circule dans les trompes de Fallope. Cet examen ne nécessite généralement pas d'anesthésie générale. L'HSG doit être réalisée 10 jours après le début du cycle menstruel. Une éventuelle grossesse doit être écartée avant de réaliser l'examen car la radiographie peut affecter le fœtus.

Hystéroscopie

Une hystéroscopie est une procédure durant laquelle un fin télescope spécifique, appelé hystéroscope, est introduit dans le vagin et le col de l'utérus, jusqu'à l'utérus. Aucune incision n'est réalisée. En cas d'anomalie observée, par exemple des fibromes, des polypes ou du tissu endométrial, une biopsie sera réalisée sur la muqueuse de l'utérus. Il est également possible de réaliser une biopsie lorsque la femme est éveillée, mais une anesthésie générale est généralement réalisée, en fonction de l'inconfort et de la douleur de la femme. Cette procédure est généralement réalisée en ambulatoire, même s'il existe un risque que la femme ait besoin de rester une nuit à l'hôpital, notamment si quelque chose est trouvé pendant l'examen et qu'un traitement a été réalisé en même temps, par exemple la résection de polypes.

Laparoscopie et dosage colorimétrique

Une laparoscopie implique une admission à l'hôpital et est réalisée sous anesthésie générale. Une petite incision est réalisée sur l'abdomen et une aiguille est insérée. Un télescope appelé laparoscope est inséré dans l'abdomen. L'utérus, les trompes et les ovaires sont alors examinés. Le colorant est introduit dans le col de l'utérus jusqu'à l'utérus et les trompes de Fallope pour voir s'il s'écoule librement jusqu'aux ovaires.

On retrouve d'autres examens de l'utérus :

- Échographie : utilisée pour évaluer la taille et la morphologie de l'utérus ainsi que son épaisseur.

- Échographie doppler : la combinaison d'une échographie avec un Doppler peut permettre d'observer utilement la croissance du follicule lors de la période d'ovulation, et il s'agit également d'une méthode non invasive d'évaluation du débit sanguin jusqu'à l'utérus.

- Morphologie : la morphologie de l'utérus peut affecter la fertilité. Par exemple, un utérus en forme de cœur (appeler utérus bicorne) implique un taux plus élevé de fausses couches et d'accouchement prématuré. On retrouve d'autres morphologies de l'utérus : « unicorne », « double » et « cloisonné » [4].

Environ 20 % des femmes ont un utérus penché vers l'arrière (appelé utérus en rétroflexion ou rétroversé), ce qui n'affecte en rien la possibilité de concevoir naturellement. Pendant le troisième trimestre de grossesse, un utérus rétroversé peut corriger spontanément sa position.

Compte des follicules antraux (CFA)

Un CFA est utilisé pour compter le nombre de follicules qui sont sur le point de se développer en ovules potentiels. Il est souvent utilisé comme mesure de la fertilité et de la réserve ovarienne en association avec le test AMH (voir page 27). Les follicules sont observés puis mesurés par échographie. Il peut y avoir différentes tailles de follicules, certains de 2 à 6 mm de diamètre et d'autres de 7 à 10 mm. Généralement, il doit y en avoir une douzaine, en fonction de l'état de santé général de la femme, de sa fertilité et de son âge. Le nombre de petits follicules, appelés cellules granulosa, mesurant 2 à 6 mm de diamètre diminue avec l'âge, tandis que celui des plus grands follicules, de 7 à 10 mm, ne diminue pas. Des recherches ont démontré que l'acupuncture est capable d'augmenter les niveaux des CFA [51].

Soulever des objets lourds ou travailler de nuit peut réduire les niveaux de CFA et affecter le cycle menstruel [12] [52] [53] [54]. Cela se vérifie particulièrement chez les femmes qui sont en surpoids ou qui ont plus de 37 ans. C'est pourquoi ces deux facteurs peuvent affaiblir les ressources d'une femme, qui sont utilisées pour générer les ovules.

Infections sexuellement transmissibles (IST)

Il est préférable pour vous et votre partenaire de vérifier si vous avez des IST. La chlamydia et la gonorrhée peuvent causer des infections dans le bassin (maladie inflammatoire pelvienne), ce qui peut endommager les trompes de Fallope et causer des grossesses extra-utérines, des douleurs chroniques et de l'infertilité. Ces examens peuvent être réalisés par votre médecin ou dans une clinique de santé sexuelle, et impliquent une analyse sanguine et urinaire, ainsi qu'un prélèvement buccal.

Bilan de thrombophilie

Une thrombophilie est un caillot sanguin qui peut se former dans le cordon ombilical, ce qui empêche ainsi le sang et les nutriments d'atteindre le bébé en croissance, ce qui cause une fausse couche. Le bilan recherche des troubles de la coagulation qui pourraient causer un caillot sanguin. L'héparine (énoxaparine) est souvent administrée aux femmes avec des antécédents familiaux de thrombophilie [55]. L'aspirine (acide acétylsalicylique) est généralement prescrite par les médecins pour la coagulation sanguine, mais elle peut fortement réduire les taux de mélatonine, ce qui peut réduire la qualité de l'ovule et des spermatozoïdes.

Virus Zika

Le virus Zika est transmis sexuellement ou par piqûres de moustiques, et peut causer des malformations congénitales [56]. Le virus Zika est principalement transmis par la piqûre d'un moustique infecté de l'espèce *Aedes (Ae. aegypti et Ae. albopictus)*. Ces moustiques piquent pendant le jour et la nuit. Les symptômes les plus fréquents sont de la fièvre, une éruption cutanée, des maux de tête, des douleurs articulaires, les yeux rouges et des douleurs musculaires. Si vous avez récemment voyagé dans un endroit où le virus Zika est présent, vous devriez réaliser le test. Votre médecin peut demander un examen sanguin ou urinaire pour déterminer si vous êtes infectés par le virus Zika. Il n'existe aucun traitement spécifique pour le virus Zika [57]. Après avoir visité un pays où le virus Zika est présent, vous devriez attendre au moins deux mois avant d'essayer d'avoir un bébé [58].

Analyse chromosomique

Une analyse chromosomique est parfois réalisée pour des couples ayant connu les fausses couches répétées. Un caryotype fœtal (nombre de chromosomes) anormal est observé dans 50 à 70 % des fausses couches [59]. Les femmes sont plus touchées par des anomalies chromosomiques que les hommes [60]. Pour les femmes plus âgées, le risque d'ovuler un ovule chromosomiquement anormal peut-être de 50 % ou plus [40] [59]. L'amélioration de la qualité de l'ovule (voir chapitre sept) permet d'améliorer les chromosomes.

Analyse du système immunitaire

Le système immunitaire joue un rôle important dans la fertilité. Il intervient dans l'implantation de l'embryon dans la paroi utérine. Si l'embryon s'implante trop profondément dans la paroi utérine, cela peut affecter la santé de la mère, tandis qu'une implantation trop superficielle peut causer une fausse couche de l'embryon.

Une partie du système immunitaire est composée de leucocytes. Environ 20 à 30 % de ces leucocytes sont composés de lymphocytes. Il y a trois types de lymphocytes :

1. Les lymphocytes T : responsables de l'immunité à médiation cellulaire, c'est-à-dire notre défense contre les cellules anormales et les agents pathogènes dans nos cellules vivantes.

2. Les lymphocytes B : responsables de l'immunité par les anticorps, c'est-à-dire notre défense contre les antigènes et les organismes pathogènes dans les fluides de notre organisme.

3. Les lymphocytes NK (Naturel killer, signifiant tueur naturel) : ils attaquent les cellules étrangères, les cellules normales infectées par des virus et les cellules cancéreuses.

Environ 80 % des lymphocytes sont des lymphocytes T ; 10 à 15 % sont des lymphocytes B et 5 à 10 % sont des lymphocytes NK.

Il y a deux types principaux de lymphocytes NK : ceux circulant dans le sang (pkNK) et ceux dans l'utérus (uNK). Dans le sang, 90 % des lymphocytes NK sont CD56^{dim}CD16+ et 10 % sont CD56^{bright} CD16, tandis que, dans l'utérus, les principaux types de lymphocytes NK sont CD56^{bright} et CD16 [61]. L'importance des lymphocytes NK dans la fertilité fait débat parmi les experts de la fertilité et les immunologistes. Il a été démontré que les lymphocytes NK favorisent l'implantation de l'embryon dans la paroi utérine [61]. Cependant, certains experts de la fertilité suggèrent qu'un nombre trop élevé de lymphocytes NK peut entraver l'implantation et devrait donc être traité avec des médicaments forts pour les éliminer.

Lymphocytes B

Les lymphocytes B visent les antigènes. Les antigènes sont des pathogènes, des parties de produits de pathogènes ou d'autres composants étrangers. Ces lymphocytes B utilisent une protéine du système immunitaire pour communiquer, appelée cytokine. La cytokine est libérée par les lymphocytes T auxiliaires (TH et CD4+) et déclenche l'activation des lymphocytes B. Les lymphocytes B sécrètent des anticorps qui attaquent les antigènes.

Les réponses immunitaires spécifiques à médiation cellulaire des CD4+ sont composées de deux formes : les lymphocytes auxiliaires de type 1 (TH1) et de type 2 (TH2). Les facteurs génétiques et environnementaux interviennent conjointement pour déterminer lequel sera dominant, entre TH1 et TH2. Il s'agit plus d'un plateau basculant, où l'équilibre penche plus souvent en faveur de l'un que de l'autre. En termes de fertilité, ce sont les lymphocytes TH qui affectent l'implantation de l'embryon dans la paroi utérine. Lorsque les TH1 sont dominants, votre organisme a une inflammation plus importante, ce qui supprime l'implantation. Lorsque les TH2 sont dominants, votre organisme est moins enflammé et peut permettre l'implantation de l'embryon. Une autre représentation consiste à imaginer votre organisme comme un château, entouré de douves d'eau avec un pont-levis, qui est votre système immunitaire. Votre organisme est constamment sur la défense contre de potentiels attaquants provenant de l'extérieur du château. Pendant la plupart de votre cycle menstruel, le château est préparé pour l'attaque et le pont-levis est relevé : les TH1 sont dominants. Cependant, pendant quatre à cinq jours après l'ovulation, le pont-levis est abaissé, votre système immunitaire est affaibli et les TH2 dominent, permettant ainsi l'implantation de l'embryon dans la paroi utérine [62].

On considérait autrefois qu'il fallait apprendre au système immunitaire à être autonome, mais de nouvelles études ont démontré que la réponse varie en fonction du stress qu'une personne éprouve [63]. Le stress peut impacter les niveaux de ratio entre les TH1 et les TH2, en fonction du type de stress que la personne éprouve et de son intensité. Par exemple, un traumatisme augmente l'activité des cytokines tandis qu'un deuil réduit l'activité des lymphocytes NK [63].

Des recherches ont confirmé la capacité de l'acupuncture à réguler le système immunitaire, notamment les lymphocytes NK [64]. Une récente étude réalisée en Corée du Sud a démontré que les canaux de l'acupuncture sont contenus dans le système lymphatique (système immunitaire), ce qui permet à l'acupuncture de réguler efficacement les facteurs immunitaires [65]. La recherche a démontré que le ginseng peut réguler les taux de TH1 et TH2 favorisant ainsi l'implantation de l'embryon dans la muqueuse de l'utérus [335] [336].

Auto-diagnostic

Vous pouvez vous-même réaliser plusieurs tests pour voir s'il y a d'autres problèmes qui doivent être résolus pour améliorer votre fertilité. Ces tests peuvent vous aider à être plus consciente de vous-même et de votre fertilité. Donnez-vous maintenant 10 minutes pour essayer et voir ce que vous trouvez :

- Asseyez-vous dans un endroit calme et commencez à méditer. Une technique simple de méditation consiste à vous concentrer sur votre respiration qui rentre et sort du nez. Votre esprit doit se concentrer sur quelque chose, puisque vous avez besoin de respirer, vous pouvez associer les deux. Cela aide à ramener votre conscience sur votre corps, plutôt que d'être focalisé sur vos pensées. Si vous trouvez qu'il est difficile de méditer, alors votre esprit est probablement hyperactif et anxieux. Un esprit hyperactif consommera énormément d'énergie et de sang qui serait autrement utilisé pour votre fertilité. Consacrez-vous du temps chaque jour, en commençant par cinq minutes, pour pratiquer la méditation ou la pleine conscience afin d'apaiser votre esprit et préserver vos niveaux d'énergie. Si vous essayez de méditer mais que vous vous endormez, alors votre corps est fatigué et a besoin de se reposer. Souvent, c'est notre esprit qui commande et qui domine notre corps. L'esprit ne se fatigue jamais et va épuiser l'organisme. Cela indique une déconnexion entre le corps et l'esprit. N'essayez pas de méditer lorsque vous êtes fatigués, essayez plutôt de dormir. Il existe plusieurs applications consacrées à la méditation que vous pouvez télécharger sur votre téléphone.

- Si vous avez des rêves marquants ou que vous vous réveillez autour de 4h30 ou 5h30 du matin, cela signifie que votre esprit ne se repose pas et qu'il est anxieux. L'esprit doit se reposer profondément la nuit et ne pas rêver, pour que vous ayez un sommeil profond de qualité et que vous vous réveilliez en vous sentant revigoré pour la journée. Le fait de se réveiller tôt indique une anxiété sous-jacente, ce qui épuise le corps. Malheureusement, essayer d'avoir un bébé entraîne beaucoup d'anxiété. C'est ici que l'acupuncture peut vous aider à vous détendre et à calmer votre esprit et vos émotions, en améliorant le sommeil et en stimulant la santé de votre organisme.

- Si vous vous regardez dans le miroir sans maquillage et que vous vous trouvez pâle, vous avez alors peut-être un manque de sang, ce qui peut affecter l'épaisseur de la muqueuse de l'utérus et menacer une grossesse au cours des premières semaines. Si vous avez des cercles foncés autour des yeux, vous avez alors peut-être une insuffisance rénale, qui peut affecter les taux d'AMH et la qualité de l'ovule. Si vous souffrez d'une peau sèche, vous avez donc un manque de sang (le sang nourrit la peau), vous ne buvez pas assez de liquides (vous devriez boire au moins 2 l par jour) ou vivez dans une zone avec de l'eau calcaire (utiliser un adoucisseur d'eau). Si vous perdez beaucoup de cheveux, cela peut-être le signe d'une insuffisance rénale ou d'un manque de sang, ou les deux. Si vous avez le visage rouge, alors vous avez trop de chaleur dans la partie supérieure de votre corps, ce qui est causé par une consommation excessive d'aliments chauds, comme les piments, et de liquides chauds, tels que l'alcool, ou que vous êtes exposés au stress.

La médecine occidentale est parfaite pour ces tests. Les tests offrent des informations précieuses sur le fonctionnement interne de l'organisme, ce qui peut donner des réponses aux problèmes de fertilité. Cependant, le plus important dans le monde actuel sont souvent les causes de l'infertilité et la manière de les éviter.

Chapitre quatre

Les causes de l'infertilité

Les causes de l'infertilité sont souvent complexes. Selon mon expérience, l'infertilité est rarement le résultat d'un problème ; il s'agit généralement d'une combinaison de facteurs. Individuellement, cette cause ne conduit pas nécessairement à la fertilité, mais cela est possible lorsqu'elles sont combinées. Sans le savoir, de nombreuses personnes associent ces causes et altèrent ainsi leur fertilité et les chances d'avoir un bébé. La meilleure stratégie de traitement est de lutter contre l'ensemble de ces différents aspects afin de former un plan de traitement global et puissant qui offrira les meilleurs résultats possible.

La fertilité peut être réduite aussi bien chez l'homme que chez la femme. Il est estimé que la cause est principalement féminine dans 38 % des couples, et principalement masculine dans 20 % des couples, tandis que dans 27 % des cas les deux présentent des anomalies. Pour les 15 % restants, aucune cause n'a été trouvée (pour la médecine occidentale) [13].

Les principales causes de l'infertilité sont nombreuses et comprennent :

- âge
- alcool, tabac et drogues illicites

- effets secondaires d'environnements toxiques, de substances chiques et de médicaments
- activité physique excessive
- radicaux libres
- génétique
- surmenage
- mauvaise alimentation
- stress et anxiété
- poids - anorexie et surpoids

Âge

L'âge est un important facteur de fertilité. La fertilité décline avec l'âge, aussi bien pour les hommes que pour les femmes, mais elle est réduite plus tôt chez les femmes que chez les hommes. Cependant, on accorde souvent trop d'importance à l'âge pour déterminer la fertilité d'une femme. Une femme plus âgée peut toujours avoir des enfants naturellement, il faudra cependant plus de compléments pour améliorer son état de santé et la qualité de l'ovule.

En règle générale, la fertilité de la plupart des femmes commence à diminuer à l'âge de 35 ans, mais ce n'est pas un âge limite. Vous pouvez toujours tomber enceinte naturellement après cet âge, cela demandera seulement un peu plus d'effort. Pour les hommes, la fertilité diminue généralement environ à partir de 45 ans. La génétique joue un rôle important dans l'infertilité liée à l'âge. Une personne qui a hérité d'une bonne génétique peut avoir des enfants plus tard dans sa vie, tandis qu'une autre personne qui aurait hérité d'une mauvaise génétique pourrait avoir des problèmes de fertilité plus tôt dans sa vie.

Au fur et à mesure que nous vieillissons, nos ressources physiques sont diminuées à cause de nos conditions de vie. Le maintien d'un bon mode de vie et d'une alimentation optimisée peut aider à conserver et à recharger ses ressources physiques, comme l'énergie, le sang et les lipides, ce qui permet au corps d'être en meilleur état pour une conception naturelle.

Alcool, tabac et drogues illicites

L'alcool, le tabac et les drogues illicites (illégales) sont aujourd'hui banalisés. L'alcool est de loin la première drogue choisie et celle qui cause la plupart des problèmes. Sa consommation est considérée comme normale et une consommation excessive est souvent encouragée.

Alcool

L'alcool est chaud par nature et une consommation trop importante peut causer une chaleur excessive dans l'organisme. Cette chaleur excessive équivaut à cuire lentement le corps de l'intérieur, endommageant ainsi les fluides corporels. Chez les hommes, cela peut causer une réduction de la mobilité des spermatozoïdes, tandis que chez les femmes, cela peut provoquer une réduction de la glaire cervicale, des saignements menstruels excessifs, de l'anémie, une diminution de la qualité de l'ovule et des fausses couches récurrentes, pour ne citer que quelques exemples.

En médecine occidentale, l'alcool affecte le foie, tandis qu'en médecine chinoise il affecte les systèmes digestif et urinaire. Ces systèmes deviennent surchargés en essayant de détoxiquer l'alcool de l'organisme. Lorsque le système digestif est affaibli, l'organisme devient inefficace pour traiter les aliments et les fluides normaux. Cela conduit alors à un épuisement de l'organisme avec un manque d'énergie et de sang, ce qui réduit les taux de leptine, réduisant ainsi la régulation hormonale à partir de l'hypothalamus. Cela ne signifie pas que l'alcool est entièrement mauvais, et alors que certaines personnes recommandent de ne pas boire du tout alcool lorsque l'on essaye d'avoir un bébé, je recommande plutôt de n'en boire qu'un peu. Boire deux verres de vin rouge par semaine peut favoriser la circulation sanguine, réduire le stress et réguler les hormones. Mais pas plus de deux verres (125 ml/1,4 unité par verre) par semaine ! Le vin rouge est privilégié car il reproduit la couleur du sang. D'autres boissons alcoolisées, comme les spiritueux, sont par nature très chaudes et peuvent engendrer un excès de chaleur dans l'organisme, ce qui peut affecter les fluides corporels et la qualité du sperme. Les spiritueux doivent donc être évités. Les bières ont tendance à alourdir le système digestif, ce qui peut l'affaiblir et causer par conséquent un manque d'énergie et de sang. Je recommanderais donc seulement quelques bières par semaine.

Tabagisme

Le tabagisme affecte fortement la fertilité masculine et féminine. Chez les femmes, le tabagisme affecte les trompes de Fallope en causant des obstructions qui peuvent causer de l'infertilité et augmenter le risque de grossesse extra-utérine [66]. Le tabagisme affecte également l'ovulation, la qualité de l'ovule, la fécondation et la capacité de l'ovule à s'implanter dans la paroi utérine [67]. Des études ont démontré que les femmes qui fument mettent plus de temps à tomber enceintes naturellement [68].

Le tabagisme endommage fortement la fertilité masculine. Les hommes qui fument ont tendance à consommer également de l'alcool. Les hommes qui consomment quotidiennement de la nicotine et de l'alcool souffrent d'impuissance, d'une perte de libido, d'une éjaculation précoce ou retardée et d'infertilité. Des études cliniques ont confirmé que la consommation quotidienne d'alcool et de nicotine entraîne une réduction des taux de testostérone, une diminution du nombre de spermatozoïdes et de la maturation de spermatozoïdes, ce qui conduit à une infertilité masculine [69].

La nicotine affecte la production de testostérone par les cellules de Leydig, qui sont importantes pour la production des spermatozoïdes. Des compléments comme la passiflore *(passiflora incarnata linneaus)* peuvent aider à réduire les effets néfastes de l'alcool et de la nicotine sur la fertilité masculine [69]. Cependant, il est préférable de ne pas fumer du tout lorsque vous essayez d'avoir un bébé.

Drogues illicites

Les drogues illicites, notamment les stimulants comme la cocaïne, le crack et la MDMA, créent des effets euphorisants qui consomment fortement les réserves profondes d'énergie de l'organisme. Une réduction de ces réserves peut réduire la qualité des spermatozoïdes et de l'ovule. La recherche a démontré que les drogues illégales comme le THC, la cocaïne, le crack et la MDMA endommagent la fertilité masculine [70] [71] [72]. Une étude récente a démontré que les hommes qui fument du cannabis pendant au moins six mois présentent une altération de l'ADN présent dans leurs spermatozoïdes [73].

Substances chimiques

Nous avons atteint le point ou nos organismes sont incapables d'évoluer aussi rapidement que nos conditions de vie moderne. Les conditions de vie moderne ont débuté au moment de la révolution industrielle. Initialement, cela a permis d'apporter de la prospérité, d'accélérer l'industrie et le transport des populations et des produits d'un endroit à un autre. Les conditions de vie se sont finalement améliorées, les conditions de vie des populations se sont développées et l'espérance de vie a augmenté. Le point culminant de cette révolution et le déclin progressif de la fertilité a débuté environ dans les années 30, rapidement après la Deuxième Guerre mondiale.

C'est pendant les années 40 que la pratique de l'agriculture moderne se sont mises en place avec l'utilisation de pesticides pour tuer les insectes qui mangeraient et détruiraient les récoltes, et des herbicides pour tuer les mauvaises herbes. Ces pratiques ont été introduites au moment où la population se rappelait encore du rationnement alimentaire en Europe pendant la Seconde Guerre mondiale et où elles étaient donc considérées comme nécessaires pour nourrir la population. Pendant presque toutes les années 50, les consommateurs et les politiques ne se sentaient pas concernés par les risques potentiels de l'utilisation des pesticides en matière de santé. L'alimentation était moins chère grâce à ces nouvelles substances chimiques et il n'y avait aucun cas connu de personne étant décédée ou sérieusement malade suite à leur utilisation. C'est environ à cette période que les concentrations de spermatozoïdes chez les hommes ont commencé à diminuer [41].

Avec les progrès technologiques, de nombreuses substances chimiques ont été créées pour améliorer nos vies en tuant les bactéries afin de conserver nos environnements domestiques et de travail propres. D'autres ont été créés pour nous aider à nous habiller, comme l'industrie du nylon et du polyester en polymères synthétiques. Les substances chimiques sont utilisées pour l'élevage des animaux. De plus en plus de substances chimiques ont été créées pour le domaine de la santé, de la beauté et de l'hygiène. Soudainement, des substances chimiques qui n'existaient pas dans la nature se sont désormais mises à bombarder les corps des populations. Nos corps viennent de la nature ; ils ne sont pas artificiels et luttent donc pour coexister avec les substances chimiques artificielles. Dans cette courte période de notre histoire, nous n'avons pas évolué pour vivre en harmonie avec ses substances chimiques. Cela a provoqué une augmentation de la mauvaise santé, de l'infertilité et d'autres maladies comme le cancer [74].

Bien que les substances chimiques aient peu d'effet sur les hormones, elles ont la capacité d'interagir avec plusieurs d'entre elles. Nous ne sommes pas exposés à une seule substance toxique à la fois, mais plutôt à des centaines, voire des milliers de substances chimiques artificielles présentes dans notre environnement. Collectivement, elles peuvent être dangereuses pour la santé reproductive de l'être humain [75].

Hormones dans l'alimentation

Les aliments issus des animaux sont une importante source de nutriments et de vitamines. Les méthodes de production changent globalement et comprennent l'utilisation d'hormones sur les bétails afin d'augmenter leur croissance et les tissus maigres avec une réduction des matières grasses. Les composants hormonaux sont naturellement présents chez les animaux ou des substances chimiques artificielles produites synthétiquement ayant un effet sur l'activité hormonale des œstrogènes et de la progestérone. L'utilisation d'hormones synthétiques est toujours autorisée dans les pays d'Amérique du Nord mais est désormais interdite en Europe, qui interdit également l'importation de la viande et de ses produits dérivés de bétail traité par hormone, car ils pourraient être endommagés par les radicaux libres de l'ADN [338]. Les aliments des pays d'Amérique du Nord sont les plus modifiés dans le monde.

L'accumulation de substances chimiques artificielles perturbant le système endocrinien (xénobiotiques) dans les ressources alimentaires, comme le poisson et la viande, expose les populations à des concentrations élevées de ces composants, ce qui peut avoir un effet sur la fertilité masculine et féminine. Les produits issus de ressources animales, comme le lait de vache, peuvent également représenter une source d'exposition aux œstrogènes exogènes [75].

L'eau et les aliments contaminés peuvent contenir des polluants environnementaux, comme des résidus de pesticides et des métaux lourds, en plus des auxiliaires de traitement et des stéroïdes anaboliques utilisés pour la production alimentaire, et perturbent la régulation normale des hormones. Chez la plupart des personnes, il est possible de détecter des traces de ces substances dans leur sang ou leurs urines [76]. Des études ont démontré de quelle manière les hormones artificielles causent des situations d'infertilité telles qu'une défaillance ovarienne prématurée, le syndrome des ovaires polykystiques (SOPK) et l'endométriose [76].

Pesticides

Le dichlorodiphényltrichloroéthane (DDT) n'est pas naturellement présent dans l'environnement ; c'est une substance chimique artificielle.

D'importantes quantités de DDT sont libérées dans l'air et sur le sol ou dans l'eau lorsqu'elles sont vaporisées sur les champs et les forêts pour tuer les insectes. Des composés organochlorés, comme le DDT, le dichlorodiphényldichloroéthylène (DDE), et le dichlorodiphényldichloroéthane (DDD), restent dans le sol pendant très longtemps, potentiellement pendant des centaines d'années [77]. De nombreuses études ont été réalisées pour déterminer les concentrations des contaminants environnementaux, notamment des composés organochlorés. Il a été démontré que les DDT et les DDE réduisent les taux d'œstrogènes et de progestérone, ce qui conduit à une infertilité et à des pertes précoces de grossesse [78]. Des DDT ont été interdits aux États-Unis en 1972, mais sont toujours présents dans notre environnement.

Le glyphosate est l'herbicide le plus utilisé au monde. Les recherches ont établi un lien entre l'augmentation de l'utilisation du glyphosate et l'augmentation de la prévalence des troubles du déficit de l'attention avec ou sans hyperactivité (TDAH) chez les personnes [347] et une réduction de la fertilité [348]. Un lien a également été établi entre l'utilisation d'autres pesticides et l'augmentation du pourcentage d'enfant développant un syndrome autistique [340].

Hormones dans l'eau

En France, des études ont identifié de nombreux composants à la surface de l'eau (avant traitement), notamment de l'acétaminophène (paracétamol), de l'acide salicylique, des analgésiques, des psychotropes, des antibiotiques et des bêtabloquants, ainsi que des hormones naturelles (œstrogènes, progestérone et androgènes) et de la progestérone synthétique [79]. Ces composants proviennent des élevages, du public (pilule contraceptive) et des hôpitaux. Le nombre de médicaments et d'hormones ainsi que leur présence dans l'eau indique que la plupart des traitements ne parviennent pas à les éliminer entièrement [79]. Une récente étude a retrouvé 11 médicaments dans des eaux potables provenant d'Allemagne, du Royaume-Uni, d'Italie, du Canada et des États-Unis [79]. Les concentrations des hormones présentes sont faibles, pourtant, lorsqu'elles sont associées à des hormones dans la viande et les poissons, ainsi que dans les cosmétiques et les produits artificiels, leur concentration augmente et peut affecter la fertilité masculine et féminine.

Un autre problème concernant les eaux potables désinfectées est la présence de produits dérivés dans presque toutes les eaux chlorées. Une étude réalisée en Californie a démontré que les femmes qui boivent plus de cinq verres d'eau du robinet par jour, si elle contient au total plus de 75 microgrammes par litre de trihalométhanes (TTHM), ont plus de risque de fausse couche au cours du premier trimestre [80]. Les concentrations de TTHM dans l'eau du robinet peuvent également retarder une grossesse [81].

Hormones dans les cosmétiques

Les produits chimiques artificiels sont généralement également utilisés dans les cosmétiques. Au contraire des savons et des shampoings, qui sont éliminés au rinçage, d'autres produits cosmétiques restent dans le corps pendant beaucoup plus longtemps. Ces produits chimiques artificiels, comme le para urbaine (dans la plupart des maquillages, des produits hydratants, des produits capillaires et des produits de rasage), les sels d'aluminium dans les déodorants, les cyclosiloxanes (silicones, associés ou seuls dans les produits de soins, et dans les lubrifiants et les solvants), le triclosan (retrouvé dans les savons antibactériens et les savons liquides, les dentifrices et certains produits cosmétiques), les protections anti-UV et les phtalates, qui ont une puissance œstrogénique et agissent comme des œstrogènes, qui peuvent perturber l'équilibre normal des hormones chez les hommes et les femmes [82].

Les phtalates et les parabènes sont retrouvés dans les vernis à ongles, les cosmétiques, les lotions et les parfums [83]. Les femmes qui utilisent au moins quatre produits de soin (parfum, déodorant, rouge à lèvres, vernis à ongles et crème de visage, par exemple) présentent des concentrations de phtalates au moins quatre fois plus élevées que les femmes qui utilisent seulement deux ou trois produits [84]. Les mères enceintes exposées aux phtalates ont un risque plus élevé que leur enfant développe un syndrome autistique [339] [340] [341].

L'octaméthylcyclotétrasiloxane (D4) est un liquide visqueux incolore qui est fortement utilisé dans les cosmétiques. Les études réalisées au cours des 40 dernières années ont démontré la toxicité de la D4 et sa capacité à interférer avec la reproduction féminine [82].

Les œstrogènes naturels (phytœstrogènes) issus des herbes sont également souvent utilisés dans les cosmétiques. Les phytœstrogènes sont ajoutés aux cosmétiques sous la forme d'anthraquinones présentes dans l'aloe vera et les crèmes volumisantes pour la poitrine sous la forme de 8-prénylnaringinine (« push-up ») et de mirœstrol/deoxymirœstrol (crèmes à la pueraria). Parmi ces composants, beaucoup ne sont pas facilement métabolisés et, à cause de leurs propriétés lipophiles, ils peuvent s'accumuler au cours du temps dans les tissus adipeux du corps [82]. Ils peuvent alors être libérés et, en conjonction avec d'autres substances chimiques de type œstrogènes, provoquer des déséquilibres hormonaux et de l'infertilité.

Hormones dans les emballages alimentaires

Le bisphénol A (BPA) a été synthétisé pour la première fois en 1891, comme œstrogène de synthèse. Les BPA peuvent traverser le placenta, des études ont retrouvé des concentrations chez la mère et le fœtus [85]. L'exposition du fœtus aux BPA peut augmenter le risque d'autisme [340]. Les boîtes de conserve des aliments sont souvent recouvertes de BPA, de même que certains gobelets de café à emporter (voir « Connaître vos plastiques » à la page 162).

Des études menées récemment ont conclu que les emballages plastiques sont une source importante de perturbateurs endocriniens dans l'alimentation moyenne de l'humain. Une exposition répétée des matériaux en contact avec des produits alimentaires aux rayons UV, à la chaleur ou à des contenus acides/alcalins peut amener les polymères contenus dans l'emballage à se décomposer en monomères, comme les phtalates et les BPA, qui peuvent ensuite pénétrer dans les aliments et les boissons qui sont ensuite consommés [76].

L'ingestion chronique de perturbateurs endocriniens est présente également à partir des bouteilles d'eau. Certains de ces perturbateurs endocriniens sont remplacés par des substances tout aussi mauvaises : de nombreux contenants d'eau « sans BPA » contiennent au contraire du bisphénol S (BPS) qui exerce également des effets perturbateurs non génomiques sur le système endocrinien de l'organisme [76].

Aniline

L'analine est utilisée pour la production de viande, de cigarettes, de pesticides, de médicaments (acétaminophène - paracétamol), de colorants alimentaires, de produits cosmétiques et de textiles [86]. Si votre mère ou la mère de votre partenaire a pris du paracétamol pendant sa grossesse, alors votre fertilité sera probablement réduite [87] [88]. Les études ont démontré que l'ingestion de paracétamol affecte la fertilité masculine en retardant la grossesse et peut empêcher l'ovulation d'une femme [86] [89].

Hormones domestiques

Les hormones environnementales comprennent de nombreuses substances synthétiques utilisées comme les lubrifiants et solvants industriels ainsi que leurs produits dérivés, par exemple les PCB et les polybromodiphényléthers (PBDE, utilisés comme retardateurs de flamme). Il a été démontré que les PBDE affectent la qualité des spermatozoïdes chez les hommes [90]. Les produits chimiques retardateurs de flamme, comme les composés organophosphorés (OP), ont remplacé les PBDE depuis quelques années. Les composants OP ont été retrouvés dans la poussière domestique, qui est ensuite absorbée par les occupants de la maison, provoquant ainsi une augmentation des concentrations de prolactine, ce qui entraîne une irrégularité des cycles menstruels chez les femmes et une réduction de la qualité du sperme chez les hommes [91].

Éthoxylates d'alkylphénol (APE)

Les APE sont les détergents, les émulsifiants et les agents hydratants utilisés dans les peintures, les produits ménagers, les produits de toilette, les pesticides et de nombreux autres produits industriels et agricoles. Il a été démontré qu'une exposition excessive aux APE affecte le développement du système reproducteur masculin [92].

Polychlorobiphényles (PCB)

Polychlorobiphényles (PCB) se trouvent dans la viande, le poisson et la volaille et dans les tissus humains. Les PCB sont liés à l'infertilité masculine et à la puberté précoce chez les jeunes filles [87]. Les PCB peuvent perturber l'activité des hormones thyroïdiennes [93], qui est importante en phase lutéale (deuxième moitié) du cycle menstruel. Les PCB ont été détectés dans le liquide séminal des hommes infertiles, causant ainsi une réduction du volume d'éjaculation, du nombre de spermatozoïdes, de la mobilité progressive, ainsi que la morphologie normale et de la capacité de fécondation [94].

Substances chimiques polyfluorées (PFC)

Les PFC sont également connus sous le nom de composants perfluorés, composés perfluorochimiques, perfluoralkyles, acides alkyle perfluorés, substances chimiques polyfluorées, composés polyfluorés et substances polyfluoroalkyle. Au cours des dernières années, les PFC ont de plus en plus fait l'objet d'études sur les effets potentiellement néfastes pour les humains.

Les PFC représentent un grand groupe de composants fabriqués qui sont fortement utilisés pour la production de produits du quotidien conçus pour protéger contre la terre, les graisses et l'eau, notamment : les traitements pour les mobiliers et les tapis ; films alimentaires ;

sprays pour le cuir ; chaussures et autres vêtements ; peintures et produits de nettoyage ; et même dans les produits comme le shampoing et la cire pour sols. Les PCF peuvent également être utilisés pour empêcher les aliments de coller aux ustensiles de cuisine (poêles non adhésives), de faire des canapés et des tapis résistants aux taches, de faire des vêtements et des matelas imperméables, et peuvent aussi être utilisés dans certains emballages alimentaires (tels que les contenants de fast-food ou les boîtes à pop-corn pour micro-ondes), ainsi que dans certains matériaux anti-incendie [95].

Les PFC les plus connus sont l'acide perfluorooctanesulfonique (PFOS), l'acide perfluorooctanoïque (PFOA) et ses dérivés qui appartiennent aux substances perfluorées. Les PFC sont très persistants dans l'environnement et certains ont été découverts en tant qu'agents polluants mondiaux de l'air, de l'eau, des sols et de la faune. La bioaccumulation a lieu chez les êtres humains et toute personne de notre société présente des traces de ces PFC dans leur sang et dans leurs organes internes comme le foie, les reins, la rate, la vésicule biliaire et les testicules [95]. Certains de ces PFC, comme les PFOS et les PFOA, sont des substances potentiellement toxiques pour le développement et sont suspectés d'être des perturbateurs endocriniens avec des effets au niveau des hormones sexuelles, ce qui entraîne une réduction des concentrations de testostérone et une augmentation des concentrations d'œstradiol [95]. Leur utilisation est désormais interdite dans la plupart des pays occidentaux. Cependant, les centaines de produits chimiques connexes ne sont pas régulées et peuvent potentiellement affecter les concentrations des hormones de fertilité.

L'exposition principale des êtres humains aux PFC provient majoritairement des tensioactifs utilisés pour l'imprégnation des produits de consommation, comme les textiles, les chaussures, les meubles et les tapis, qui libèrent ensuite des PFC dans l'air intérieur et contaminent la poussière intérieure, qui est ensuite inhalée par les personnes. Les bébés et les jeunes enfants peuvent être plus exposés à la poussière de la maison lorsqu'ils jouent au sol et qu'ils collectent donc ces poussières contaminées sur leurs doigts et qu'ils ingèrent lorsqu'ils les mettent à la bouche. Par rapport au poids de leur corps, les enfants absorbent 5 à 10 fois plus de PFC intérieures que les adultes [95].

Deux études récentes ont suggéré que les PFC pouvaient réduire la fertilité humaine. Chez les Danoises, des concentrations supérieures de PFOS et PFOA ont été associées à un délai plus important pour tomber enceinte, ainsi qu'à des cycles menstruels irréguliers [95]. Chez les jeunes Danois ayant des taux élevés de PFOS et de PFOA, le nombre de spermatozoïdes normaux était divisé par deux par rapport aux hommes avec des taux inférieurs [96]. Cette réduction du nombre de spermatozoïdes peut être induite par les effets des substances polyfluorées des cellules de Leydig. Les cellules de Leydig, qui produisent la testostérone chez les hommes, sont généralement dilatées (hypertrophiées) chez les hommes infertiles, ce qui provoque une réduction des taux de testostérone et une augmentation des taux d'œstrogènes [95].

Les préoccupations et la sensibilisation augmentent au niveau international. En 2000, le principal fabricant, l'entreprise 3M, a volontairement arrêté la production de l'une des substances chimiques (PFOS) et en 2006 le Canada a introduit une interdiction pour certains fluorotélomères [95]. En Europe, les PFOS et ses dérivés ont été interdits en 2008, tandis qu'aux États-Unis ils ont été bannis en 2000 [95]. Cependant, en Chine, les taux de PFOS ont considérablement augmenté depuis 2003. En 2004, les taux de PFOS à Shenyang, en Chine, étaient environ sept fois supérieurs à ceux mesurés auprès de la population générale des États-Unis à cette période [97]. Les PFOS ne représentent qu'une petite partie du problème. La famille des PFC est composée d'une centaine d'autres substances chimiques non restreintes.

Combustibles fossiles

D'autres polluants environnementaux incluent les agents issus de la combustion de bois et du tabagisme passif. La combustion de bois libère un certain nombre de polluants, notamment des polychlorobenzodioxines et du dibenzofurane, des biphényles polychlorés, des particules et des hydrocarbures aromatiques polycycliques (HAP). Les femmes enceintes exposées aux HAP ont un risque plus élevé que leur bébé développe un retard de croissance intra-utérin (RCIU) ou que le bébé naisse avec un poids faible à la naissance [109]. Une autre recherche a démontré que les femmes qui sont exposées à long terme au tabagisme passif ou à la combustion de bois dans leur maison sont plus à risque de présenter des concentrations inférieures d'hormone anti-Müllérienne (AMH) ainsi qu'une réduction de leur fertilité [25]. Des recherches ont démontré que respirer de la fumée secondaire avant de concevoir pouvait affecter le cerveau du bébé [98]. Un lien a été établi entre d'autres polluants atmosphériques, comme ceux des véhicules au diesel, et l'augmentation du pourcentage d'enfants autistes [340].

Pilule contraceptive orale

Aujourd'hui, la prise de contraceptifs est commune chez les femmes. Ils sont souvent prescrits chez les jeunes adolescentes pour soulager les douleurs menstruelles, modérer leurs hormones et leur peau et éviter des grossesses non désirées. Les jeunes filles la poursuivent souvent sans pause pendant plus de 10 ans, jusqu'à ce qu'elles rencontrent quelqu'un et qu'elles s'installent, pour finalement découvrir qu'elles ne peuvent pas tomber enceintes. Des recherches ont démontré que les femmes qui ont pris la pilule combinée mettent beaucoup plus de temps pour tomber enceintes après l'arrêt de la pilule [99]. La situation est pire pour les femmes qui ont plus de 35 ans, qui sont obèses ou qui ont eu des règles irrégulières. Dans ma clinique, j'ai remarqué que les femmes qui ont pris des contraceptifs pendant plus de 10 ans ont des difficultés à tomber enceintes. Le corps n'est pas une machine sur laquelle il suffit d'appuyer sur un bouton pour remettre en marche ou arrêter la fertilité, ce qui est très proche des considérations de la médecine occidentale.

Aujourd'hui, la plupart des pilules contraceptives orales utilisent une combinaison d'hormones, d'œstrogènes et de progestines, d'où leur nom : pilules combinées. Elles fonctionnent en supprimant l'hormone folliculostimulante (FSH) et l'hormone lutéotrope (LH), c'est-à-dire en empêchant l'ovulation. Elles épaississent également la glaire cervicale, et il est ainsi plus difficile pour les spermatozoïdes de l'utiliser comme échelle pour monter et entrer dans l'utérus. Les pilules progestatives qui contiennent uniquement de la progestérone (mini-dosée ou « POP ») rendent la glaire cervicale trop épaisse, ce qui empêche les spermatozoïdes de monter jusqu'à l'utérus et de féconder l'ovule. Elles empêchent également l'hypophyse d'envoyer la LH, ce qui empêche l'ovulation et rend la muqueuse de l'utérus inhospitalière.

Les implants contraceptifs sont populaires parmi les jeunes femmes. Selon mon expérience, l'utilisation de ces dispositifs provoque de grands déséquilibres hormonaux, une prise de poids et des troubles émotionnels. L'implant peut également se déloger et se perdre dans le corps. Après avoir enlevé l'implant du corps, la normalisation des cycles menstruels peut même être très longue [99].

Le futur

Sur un total de 80 000 substances chimiques, il a été démontré par des laboratoires que plus de 1 000 d'entre elles ont des effets indésirables, mais seule une fraction réduite de ces substances a été étudiée sur les humains [100]. Seules 40 substances chimiques qui sont largement répandues dans l'environnement ont été reportées pour leurs effets sur la reproduction ou pour d'autres effets de perturbation hormonale. Cependant, ce nombre doit être considéré comme incomplet, puisque les effets de dizaines de milliers de substances chimiques artificielles doivent encore être étudiés par rapport à la fertilité masculine et féminine.

Mauvaise alimentation

Notre alimentation, qui est altérée depuis les années 40, est encore plus transformée, pour que sa durée de conservation soit supérieure et qu'elle ait l'air plus appétissante. Les aliments sont disponibles dans des plastiques pré-emballés avec des substances chimiques ajoutées pour que leur durée de conservation soit supérieure (comme si elle n'était déjà pas suffisante avec les pulvérisations des cultures et les traitements). Ils sont ensuite transformés en plats préparés avec des sels, du sucre et des conservateurs ajoutés, puis finalement mis dans un micro-ondes (voir page 193) pour leur retirer le peu de saveur qui restait, prêts à être mangés.

Nous mangeons sur le pouce, à nos bureaux avec le stress et tard le soir après une longue journée de travail, perturbant ainsi la digestion en ne laissant pas les aliments être digérés correctement. Cela affecte ensuite notre sommeil et réduit notre niveau d'énergie, pour nous réveiller et recommencer. Il suffit de quelques années de ce cycle pour que le corps soit suffisamment affaibli et que la fertilité soit altérée.

Poids

Le poids est un facteur connu en matière de santé, mais il peut également affecter la fertilité. Un poids excessif ou insuffisant peut, dans les deux cas, affecter votre fertilité. Si vous êtes en insuffisance pondérable (moins de 22 % de masse graisseuse), cela peut signifier que vos concentrations d'œstrogènes peuvent être inférieures à la normale, ce qui peut provoquer une infertilité. Le corps peut également présenter certains types d'insuffisances, par exemple en énergie ou en sang. Cela peut conduire à de l'aménorrhée (absence de règles), une anovulation (absence d'ovulation), une mauvaise qualité de l'ovule (anomalie chromosomique) et des fausses couches répétées. Manger régulièrement et réduire l'activité physique permettra à votre corps de retrouver des niveaux de gras normaux, ce qui améliorera la santé de l'organisme et la fertilité. Recevoir un traitement régulier d'acupuncture favorisera la circulation du sang et la régulation des hormones, et aidera le système digestif de l'organisme à produire plus de sang. Les herbes médicinales chinoises seront très utiles pour reconstruire les insuffisances qui ont suivi la mauvaise alimentation ou l'activité physique excessive.

Leptine

Les femmes qui suivent des régimes et ont faim ont probablement de faibles concentrations de LH et de leptine. La leptine est une hormone qui donne la sensation de satiété après avoir mangé. Lorsque les réserves d'énergie dépassent un certain niveau, les concentrations de leptine augmentent jusqu'à un seuil de concentration, signalant ainsi au système nerveux central (hypothalamus) que le corps peut maintenant supporter la reproduction [101] [102] [103]. La leptine stimule également la production de FSH et de LH par l'hypophyse [102]. Il n'est donc pas bon de faire des régimes ou de jeûner lorsque vous essayez d'avoir un bébé, car cela peut provoquer des concentrations d'hormones irrégulières. La leptine est principalement présente dans les tissus adipeux, c'est pourquoi les femmes avec moins de 22 % de graisses corporelles ont tendance à présenter des concentrations insuffisantes de leptine et à développer des cycles menstruels irréguliers.

La ghréline, une hormone qui est libérée par l'estomac lorsque nous avons faim, a également le même effet sur la libération des hormones de fertilité en affectant l'hypothalamus et la libération de FSH et de LH [104]. Il faut donc être vigilant à ne pas avoir faim pendant trop longtemps ou à trop manger car, dans les deux cas, cela peut affecter la régulation des hormones et la fertilité.

Surpoids

De nombreuses femmes que je vois pour la fertilité sont inquiètes de leur poids. Malheureusement, être en surpoids peut également interférer avec la fertilité. Trop de graisse dans le corps augmente les taux des protéines qui interviennent dans l'implantation de l'embryon à la muqueuse de l'utérus, appelées produits avancés de la glycation (AGE, advanced glycation end products) [1]. Les graisses contiennent des œstrogènes, qui peuvent modifier les concentrations d'œstradiol dans l'organisme, ce qui cause des problèmes d'infertilité comme l'endométriose. Les femmes qui sont en surpoids ont tendance à également présenter des taux d'insuline supérieurs. L'insuline réduit les taux de globuline liant les hormones sexuelles (SHBG), augmentant ainsi la testostérone circulant dans l'organisme, ce qui suralimente les ovaires et conduit à des follicules multiples, dont aucun n'est mature (SOPK). L'obésité peut également être associée à une légère insuffisance à cause de l'inflammation subclinique, à des taux élevés d'hepcidine (une hormone peptide qui régule les taux de fer) à une absorption réduite du fer, ce qui conduit à une situation qui peut provoquer de l'infertilité [105]. Les femmes qui sont en surpoids au moment de la conception présentent un risque plus important que leur enfant développe un syndrome autistique [15].

Si vous pensez que vous êtes en surpoids, mesurer le rapport entre votre taille et vos hanches. Pour cela, divisez la mesure de votre taille par la mesure de vos hanches. N'utilisez pas l'indice de masse corporelle (IMC), car il est aujourd'hui dépassé. Si le rapport entre votre taille et vos hanches est supérieur ou égal à 0,8, alors il serait bénéfique pour votre fertilité de perdre du poids [106].

Activité physique excessive

L'activité physique, comme toute autre chose, est à consommer avec modération. Une activité physique insuffisante peut causer de la fatigue, une léthargie, du stress et une mauvaise santé, tandis qu'une activité excessive peut fatiguer l'organisme et altérer la fertilité. Une activité physique excessive est perçue comme un comportement sain dans la culture occidentale, mais les activités physiques, tout comme les activités quotidiennes, nécessitent de l'énergie et du sang. En faire trop dépensera les réserves d'énergie et de sang de l'organisme, ce qui épuisera le corps. Des recherches ont démontré que les femmes qui font trop de sport ont une fertilité réduite [107], tandis que les hommes qui font des triathlons ou qui soulèvent des poids tous les jours peuvent également présenter une réduction de la qualité des spermatozoïdes.

Surmenage

Dans l'économie mondiale, nous sommes maintenant en compétition avec les autres du monde entier pour atteindre la richesse et la prospérité. Cela entraîne les entreprises pour lesquelles nous travaillons à être plus agressives dans leurs rapports commerciaux, ce qui nous fait travailler plus durement et plus longtemps, pour faire grimper les bénéfices de leurs actionnaires. Il s'agit d'une courbe glissante vers l'épuisement professionnel (burnout), un épuisement qui affecte fortement notre santé et notre fertilité. C'est ce qu'on observe clairement au Japon, où les personnes travaillent de 60 à 100 heures supplémentaires par mois, et c'est dans ce pays que l'on retrouve l'utilisation la plus élevée de FIV dans le monde [108]. Les recherches ont démontré que travailler plus de 40 heures par semaine affecte la fertilité [54].

La plupart des personnes que je vois dans ma clinique sont principalement affectées par le surmenage et par de longs trajets pour se rendre au travail. Finir tard en ayant commencé tôt revient au même que de brûler une chandelle des deux côtés, cela fatigue l'organisme.

Les couples qui essayent d'avoir un autre enfant ont tendance à rentrer dans cette catégorie des personnes surmenées. Avoir un enfant change la vie et entraîne généralement un manque de sommeil, une surcharge de travail pour les femmes et les hommes et par conséquent une fatigue physique. La fertilité secondaire, qui correspond à la situation où un couple a déjà démontré qu'il était fertile, mais éprouve des difficultés à tomber de nouveau enceinte, peut-être surprenante lorsque les enfants précédents ont été facilement conçus.

Radicaux libres

Notre besoin primaire pour survivre sur cette planète est de respirer de l'oxygène (O^2). Le produit dérivé de la respiration d'oxygène, que l'on connaît bien, est le dioxyde de carbone (CO_2), tandis que l'on connaît moins bien le dérivé réactif de l'oxygène (ROS). Les ROS sont des radicaux libres. Un radical libre est un électron mon apparié. Un certain nombre de radicaux libres sont nécessaires pour la fertilité, afin d'aider la muqueuse utérine à éliminer tous les saignements menstruels et à favoriser la fécondation et l'implantation. Mais plusieurs d'entre eux peuvent également stresser l'organisme, au niveau cellulaire. Lorsque l'équilibre entre les radicaux libres et les antioxydants bascule vers une surabondance de radicaux libres, cela provoque un stress oxydatif. Respirer un air pollué ($PM_{2.5}$) peut également provoquer un stress oxydatif [109]. Lorsque l'équilibre bascule, ces radicaux très réactifs peuvent entraîner une réaction en chaîne, comme des dominos. Le danger principal provient des dommages qu'ils peuvent provoquer lorsqu'ils interagissent avec d'importants composants cellulaires, tels que l'ADN dans la tête des spermatozoïdes ou la membrane cellulaire d'un ovule. Les cellules peuvent fonctionner difficilement ou mourir (« apoptose »). Pour éviter les dommages causés par les radicaux libres, l'organisme a un système conçu pour équilibrer les antioxydants, comme la mélatonine, la vitamine C, le bêta-carotène et le sélénium.

Les antioxydants sont des molécules qui peuvent interagir en toute sécurité avec les radicaux libres et mettre fin à la réaction en chaîne avant que d'autres molécules soient affectées. L'antioxydant le plus puissant est la mélatonine. Le corps peut produire de la mélatonine uniquement la nuit en dormant. Dormir pendant la journée réduit la production de mélatonine, car la lumière du jour réduit sa libération, sauf si la pièce est entièrement plongée dans le noir [110]. Les autres antioxydants sont fournis par votre alimentation. Les femmes plus âgées ont tendance à présenter de faibles taux d'antioxydants et des taux élevés de radicaux libres [111]. Ce déséquilibre peut être la raison de la mauvaise qualité de l'ovule et de l'augmentation des malformations congénitales.

La présence d'autres antioxydants en quantité élevée peut affecter l'ovule après sa libération de l'ovaire, mais peut également affecter l'embryon et, plus important, les spermatozoïdes, qui sont très sensibles au stress oxydatif [112]. Après avoir été affecté par la présence positive de radicaux libres, les dommages ne sont pas réversibles. Le fluide présent autour des follicules contient des taux élevés d'antioxydants, ce qui protège les ovules et les spermatozoïdes contre des dommages causés par un nombre trop élevé de radicaux libres. Les femmes avec un faible taux de radicaux libres présentent un taux supérieur d'ovules transformés en blastocystes [113].

Une inflammation ou une infection peut augmenter les taux de radicaux libres produits par le système unitaire masculin via des taux élevés de leucocytes (appelé « leucospermie ») présents dans le sperme. Il existe différents marqueurs utilisés pour tester les taux de stress oxydatif, par exemple la capacité antioxydante totale (CAT), qui est mesurée avec les ROS pour déterminer la fertilité masculine. Un taux de CAT-ROS inférieur à 30 est considéré comme faible. Les hommes qui fument ont un taux de CAT-ROS faible. Il existe également le test de CAT avec lipoperoxydation (LPO), qui est utilisé pour mesurer le stress oxydatif chez les femmes. Les taux de LPO et de TAC sont considérablement plus faibles chez les femmes qui ne tombent pas enceintes.

Une augmentation des taux de radicaux libres entraîne une réponse inflammatoire par le biais des cytokines au niveau du système lymphatique. Des études modernes ont démontré que la réaction en chaîne des radicaux libres suit des chemins qui sont quasiment identiques aux canaux de l'acupuncture [114]. Cela rejoint une autre recherche qui a découvert les canaux de l'acupuncture dans le système lymphatique [115]. Il serait donc possible pour l'acupuncture d'intervenir comme un antioxydant et de mettre fin à la réaction en chaîne causée par un nombre trop élevé de radicaux libres.

Stress et anxiété

Alors que les technologies se sont développées avec la promesse de faciliter nos vies, nous nous sommes entourés d'ordinateurs et de gadgets, et sommes souvent devenus dépendants de ces derniers. Les technologies ont sûrement facilité nos vies de plusieurs manières, mais l'effet négatif est que nous sommes incapables de débrancher notre cerveau, ce qui nous rend stressés et anxieux. Nous sommes constamment branchés, presque connectés en permanence pour recevoir des informations, que ce soit sur nos smartphones, tablettes, télévisions multiples avec des centaines de chaînes, la radio, internet, etc. Nous sommes constamment bombardés d'une quantité massive d'informations au quotidien.

Cette quantité de données doit être tout le temps traitée par nos cerveaux. Elles sont organisées, rangées et rappelées pour parler avec d'autres personnes, des amis ou même des étrangers sur les ondes et internet. Les sites des réseaux sociaux sont terribles sur ce point. Ils offrent de petites quantités de données et de cookies, qui ressemblent à une drogue pour le cerveau, qui les consomme jusqu'à ce qu'il devienne gonflé et obèse d'informations et qu'il soit impossible à contrôler, ce qui cause un cerveau agité, de l'anxiété, du stress et des problèmes de sommeil.

Le traitement quotidien de larges quantités d'informations est énergivore et éprouvant. Nous n'avons pas évolué suffisamment rapidement pour que nos machines modernes soient efficientes en matière d'énergie, ce qui nous fatigue et affecte notre fertilité.

Les gens ont oublié comment se détendre. Je le remarque souvent lorsqu'ils se relèvent de la table de traitement après un traitement d'acupuncture et qu'ils n'arrivent pas à croire à quel point ils se sentent détendus ; c'est quelque chose qu'ils ressentent rarement désormais.

Génétique

La génétique joue un rôle important dans la fertilité. La génétique signifie que nous avons probablement une prédisposition pour transporter certaines situations en matière de fertilité. Cependant, nous pouvons changer notre mode de vie grâce aux lois de la nature et faire attention à notre santé en utilisant les informations contenues dans ce livre, ainsi qu'en écoutant notre corps.

Je vois déjà des femmes dans ma clinique dont les mères ont eu des problèmes de fertilité et qui ont pris des traitements pour la fertilité. Elles rencontrent elles-mêmes des problèmes de fertilité, mais à un âge beaucoup plus jeune. C'est ce que j'appelle « l'infertilité prématurée héritée » (IPH). Certaines femmes qui sont au début de la trentaine ont la fertilité d'une femme de 40 ans. Cela dépend de notre constitution. Notre constitution, c'est-à-dire notre état de santé et la qualité de notre fertilité, est héritée de nos parents par nos gênes. Par exemple, si votre mère a eu des problèmes de fertilité, vous avez plus de risques d'avoir les mêmes problèmes ou si votre mère a souffert d'une insuffisance en sang, vous pourriez alors également présenter un manque de sang. De la même manière, si votre mère a eu des enfants tard dans sa vie, alors cela pourrait être possible pour vous aussi.

Deuxième partie

Médecine chinoise et fertilité

Du point de vue de la médecine chinoise, la fertilité correspond à bien plus qu'aux ovules et à la muqueuse de l'utérus dans laquelle ils creusent. La médecine chinoise réalise un zoom arrière pour observer l'ensemble de la personne. Tous les aspects d'une femme et d'un homme sont importants pour leur fertilité, pas seulement les aspects techniques de leurs systèmes de reproduction. Par exemple, les émotions, les niveaux d'énergie, le poids, l'alimentation, les activités physiques, le sommeil, le sang, le froid et la chaleur ont tous un effet sur le corps et doivent être équilibrés pour améliorer la fertilité. Ce sont des éléments que vous pouvez vous-même équilibrer en suivant les conseils contenus dans ce livre.

Chapitre cinq

Les principes fondamentaux de la médecine chinoise

Avant tout, laissez-moi vous donner quelques fondamentaux théoriques sur la médecine chinoise. La médecine chinoise considère tout en dualité : ciel–terre, yin–yang, soleil–lune, homme–femme, spermatozoïde–ovule, etc. Il doit y avoir un équilibre entre ces éléments de dualité afin d'assurer une bonne santé et fertilité.

Yin et yang

Le yin et le yang est le concept le plus important en médecine chinoise. De nombreuses personnes ont entendu parler du yin et du yang, mais elles ne connaissent peut-être pas le rapport avec la fertilité. Les femmes sont majoritairement yin, tandis que les hommes sont majoritairement yang. Les œstrogènes sont yin tandis que la testostérone est yang. L'hormone folliculostimulante (FSH) est yin, tandis que l'hormone lutéotrope (LH) est yang, et ainsi de suite. Le yin et le yang doivent être équilibrés. Un déséquilibre entraînerait une maladie. Si vous avez trop de yang, vous aurez ainsi trop de chaleur, ce qui peut entraîner une mauvaise mobilité des spermatozoïdes et empêcher une grossesse. Si vous présentez une insuffisance en yin, vous pouvez avoir de faibles taux de glaire cervicale et une mauvaise qualité de l'ovule et des spermatozoïdes. Tout peut être divisé entre le yin ou le yang (voir le tableau 5 à la page 93).

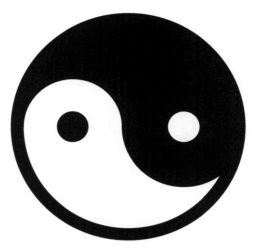

Image 4. Symbole du ying et du yang

Le yin et le yang peuvent se transformer l'un en l'autre. Cela est illustré dans le fameux symbole du yin et du yang, avec le petit cercle de chaque côté ; le point noir dans le blanc, et le point blanc dans le noir (voir ci-dessous). Ce principe peut s'appliquer aux hormones de fertilité. Lorsqu'une femme présente un excès de testostérone, une hormone masculine/yang, cela augmente les caractéristiques masculines comme la pilosité du visage et provoquer une infertilité. Lorsqu'un homme présente un excès d'œstrogènes, cela entraîne des caractéristiques féminines, comme une croissance de la poitrine, ce qui peut réduire la fertilité.

Le yin et le yang sont ancrés dans la nature. Ils sont issus de l'observation du monde qui nous entoure. Si nous luttons contre les lois de la nature, notre santé en souffre et nous développons une infertilité. Par exemple, la nuit est le moment du yin. C'est une période pendant laquelle nous devrions rester les plus inactifs possible, et devrions nous reposer et dormir. Lorsque nous restons éveillés jusque tard et que nous continuons de travailler pendant plusieurs heures dans la nuit, cela nous rend plus faibles, ce qui endommage notre yin et notre fertilité [116].

En observant le tableau 6 ci-dessous, vous pouvez voir de quelle manière les problèmes avec le yin ou le yang peuvent se transmettre à la fertilité. Par exemple, une insuffisance en yin se manifeste par :

- un manque de sang (anémie)
- une phase folliculaire irrégulière
- concentrations en FSH élevées
- absence de glaire cervicale ou en faible quantité
- des concentrations en œstrogènes faibles
- des problèmes avec les spermatozoïdes ou l'ovule
- des fausses couches répétées

Une insuffisance en yang se manifeste par :

- un faible pic de LH
- des concentrations en progestérone faibles
- des concentrations en testostérone faibles
- des problèmes lors de la rupture du follicule et la libération de l'ovule
- des problèmes avec la pénétration des spermatozoïdes dans l'ovule
- incapacité de l'embryon à creuser dans la paroi utérine

L'acupuncture est un bon moyen d'équilibrer ses forces dans l'organisme, ce qui favorise généralement une bonne santé et la fertilité. Cependant, l'acupuncture ne peut pas vous donner plus de yin ou de yang, de l'énergie ou du sang. Elle peut seulement aider le corps à les produire lui-même. Les herbes médicinales chinoises offrent au corps ce dont il a besoin, c'est-à-dire plus d'énergie (qi), du sang, du yin ou du yang. C'est pourquoi les herbes médicinales chinoises sont considérées comme étant plus puissantes que l'acupuncture, et représentent une forme de traitement plus populaire en Chine.

Yin	Yang
Général	
Femme	Homme
Lune	Soleil
Eau	Feu
Terre	Ciel
Nuit	Jour
Minuit	Midi
Froid	Chaud
Passive	Actif
Passif	Dessus
Fertilité	
Antioxydants	Radicaux libres
Sang	Énergie (qi)
Glaire cervicale	Sperme
Ovule	Spermatozoïdes
Acides gras essentiels	Protéines
Phase folliculaire	Phase lutéale
FSH	LH
Implantation	Transport de l'embryon
Œstrogènes	Progestérone
Ovulation	Fécondation
Ocytocine	Testostérone
Grossesse	Accouchement
Sédentarité	Activité physique
Liquide séminal	Spermatozoïdes
Tête des spermatozoïdes	Flagelle des spermatozoïdes
Morphologie des spermatozoïdes	Mobilité des spermatozoïdes
TH2	TH1

Tableau 5. Comparaison entre le yin et le yang pour la fertilité

Qi

Qi (prononcé « chi ») correspond à l'énergie. Cependant, en Asie orientale, l'énergie a plus de fonctions que de nous donner du dynamisme et de la puissance [117]. Elle maintient nos organes en place et en hauteur afin d'éviter un prolapsus, également pour l'embryon et le fœtus. Elle protège également le corps contre les virus et les bactéries en entretenant le système immunitaire. Elle garde le corps au chaud, ainsi que l'utérus, en faisant ainsi en sorte que l'environnement soit adapté pour le développement du bébé. C'est pour ces raisons que le qi est yang par nature.

La médecine occidentale peut mesurer les dépenses et les entrées énergétiques d'une personne, mais elle ne peut pas mesurer leur niveau d'énergie actuel. La médecine chinoise peut mesurer le niveau d'énergie d'une personne par la prise de pouls [118].

Les niveaux d'énergie diminuent avec l'âge. Vous pouvez voir des jeunes marcher par temps froid en étant moins habillés que d'autres. C'est parce qu'ils sont jeunes et qu'ils ont donc plus d'énergie, ce qui les aide à conserver leur chaleur (yang). Les personnes plus âgées ont plus souvent froid et ont plus souvent besoin de la chaleur de leur maison que les jeunes, car elles ont moins d'énergie (yang), qu'elles ont dépensée pendant leur vie.

Pour vous aider à comprendre comment fonctionne l'énergie et comment elle peut affecter votre santé et votre fertilité, je vais utiliser une simple analogie : l'énergie est comme l'argent. Grâce au travail, nous convertissons l'énergie en argent, que nous utilisons pour acheter de la nourriture, ce qui donne de l'énergie. Nous dépensons également de l'énergie lorsque nous faisons trop d'activités physiques, que nous sommes surmenés et que nous ne dormons pas assez. Pour la plupart des gens, les dépenses énergétiques sont supérieures aux entrées énergétiques, ce qui fatigue l'organisme et affecte la fertilité. Ils dépensent plus qu'ils ne reçoivent. Au cours du temps, avec les promotions professionnelles, la vie sociale et le fait de vivre pleinement sa vie, cela peut affaiblir le corps, Ce qui représente un déficit pour la fertilité (voir Image 5). Cela peut réduire la concentration de leptine, ce qui affecte la libération normale des hormones de l'hypothalamus. Il est donc important de gérer et de faire le bilan des dépenses d'énergie pour améliorer votre fertilité. Pour cela, il faut être plus conscient de vos niveaux d'énergie et des besoins de votre organisme. Il ne vous faudra pas longtemps pour prendre conscience de votre énergie et de votre manière de la dépenser. La prise de conscience entraîne une meilleure fertilité !

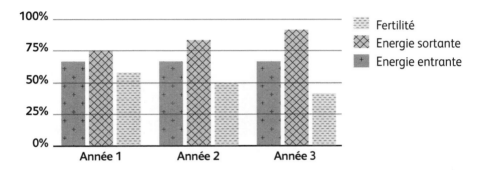

Image 5. Estimation des entrées et dépenses énergétiques qui affectent la fertilité au cours du temps

Lorsque je pose la question, la plupart des personnes me répondent que leurs niveaux d'énergie sont bons, jusqu'à ce que je vérifie leur pouls et que je me rende compte qu'il est faible. Cela est dû au fait que chez la plupart des personnes, la conscience est reliée à leur esprit. Nous sommes plus que nos esprits : nous sommes la conscience qui repose derrière l'esprit. Si vous pouviez débrancher votre conscience de votre esprit et la brancher à votre corps, la plupart des personnes se rendraient compte que leur corps est faible et a besoin de repos. Vous pouvez débrancher votre conscience de votre esprit grâce à des activités comme la méditation, le yoga et la pleine conscience.

En tant que potentiels parents, il est probable que vous soyez heureux de sacrifier une partie de votre santé pour votre bébé, mais, malheureusement, ce n'est pas comme ça que fonctionne votre organisme. Il s'agit d'un organisme de survie qui supportera le bébé uniquement si vous, la mère, avez suffisamment d'énergie après la satisfaction de vos besoins quotidiens. L'énergie est limitée, il n'y en a pas plus que ce que vous avez. Si vous dépensez trop de votre énergie au travail, dans les transports, en sortant, en faisant du sport ou en utilisant les technologies comme les réseaux sociaux, vos réserves d'énergie et vos ressources seront moins importantes pour votre fertilité (voir Image 6).

Pour améliorer votre fertilité, vous devez en faire moins et conserver des ressources pour porter et faire grandir votre bébé. Pour certaines personnes, il peut être difficile d'en faire moins, car notre esprit nous dit que nous devons travailler dur pour obtenir ce que nous voulons et finir ce qui se trouve sur notre « liste de choses à faire » avant de nous autoriser à nous détendre. En matière de fertilité, c'est l'opposé : en faire moins peut en réalité améliorer votre fertilité. Essayez de commencer à écouter votre corps plutôt que votre esprit, car c'est votre corps qui portera votre bébé, pas votre esprit !

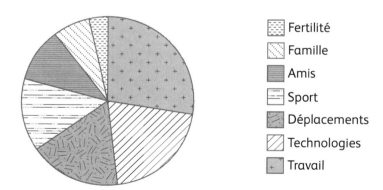

Image 6. Estimation des dépenses énergétiques chez une personne normale

Sang

Le sang est le même en médecine chinoise et en médecine occidentale. Lorsque vous êtes anémiés en médecine occidentale, vous manquerez de sang en médecine chinoise. Cependant, il existe deux différences fondamentales :

1. La médecine chinoise diagnostiquera un manque de sang un peu plus tôt que la médecine occidentale. Cela est dû au fait que, selon les normes de médecine occidentale, la définition d'une bonne quantité de sang est restreinte et est liée à des maladies comme l'anémie. En médecine chinoise, la définition est beaucoup plus large, ce qui permet aux praticiens d'identifier plus tôt un manque de sang et de le traiter de manière à optimiser la santé et la fertilité d'une personne bien avant l'apparition d'un problème.

2. En médecine chinoise, en faire trop peut provoquer une réduction des niveaux de sang dans le corps. Exactement lorsque vous en faites trop, que vous vous sentez fatigués et que vous avez un manque d'énergie, vous pouvez également avoir un manque de sang. Les niveaux de sang peuvent varier comme les niveaux d'énergie et affecter votre fertilité. Un bon exemple pour illustrer cette situation est la période du cycle menstruel chez une femme, lorsque la perte de sang peut provoquer de la fatigue, de l'épuisement et des vertiges chez de nombreuses femmes.

Le sang fait beaucoup plus que de transporter de l'oxygène partout dans le corps ; il transporte vos hormones de fertilité et votre système immunitaire, il est indispensable pour épaissir la muqueuse utérine et développer le placenta, ainsi que pour favoriser la croissance de votre bébé. Le sang va de pair avec l'énergie. Lorsque l'énergie s'en va, le sang s'en va. Lorsque nous sommes fatigués, nous pensons souvent que nous avons un manque d'énergie, mais il peut également s'agir d'un manque de sang [105]. C'est pourquoi la prise d'un complément en fer, qui augmente la quantité de globules rouges (hémoglobine) dans le sang, peut nous aider à nous sentir moins fatigués.

Le corps vit entièrement dans l'instant présent et réagira à l'environnement dans lequel il est placé. Le fait de travailler ou d'être dans les transports en commun pendant de longues heures affaiblira l'énergie et le sang, car les personnes dépensent plus de ressources de leur corps qu'ils n'en reçoivent avec l'alimentation et le sommeil. Le corps réagit simplement à cela, car il pense qu'il doit dépenser ces ressources. Si votre travail ou les transports sont stressants, alors vous consommerez encore plus de vos ressources corporelles, conduisant à une insuffisance encore plus importante en énergie et en sang, ce qui détériore votre fertilité.

Votre corps ne comprend pas que votre travail est moins important que de tomber enceinte ; il comprend juste ce que vous dépensez comme énergie et ce qu'il reste pour votre fertilité. Après quelques années, cette dépense constante d'énergie et de sang, excessive par rapport aux entrées apportées, peut affecter la qualité des spermatozoïdes et de l'ovule, l'épaisseur de la muqueuse utérine et même les concentrations des hormones comme la FSH (voir Image 5, page 95). Faites le bilan de vos dépenses énergétiques et essayez de voir où vous pouvez faire des économies.

Un flux menstruel léger qui ne devient jamais abondant est pratique pour de nombreuses femmes, car elles sont moins importunées, mais en médecine chinoise, cela indique en réalité un manque de sang et une mauvaise fertilité. Des règles normales devraient durer entre cinq et sept jours et être abondantes pendant les 3 à 5 premiers jours, puis diminuer, de moyennes à légères. Avoir des vertiges pendant les règles peut être un signe d'insuffisance en sang.

Le sang est un liquide dont la température ambiante affecte son débit. Lorsque le corps est froid, le sang ne circule pas normalement dans le corps. L'exposition à des températures froides peut affecter la distribution des hormones de fertilité [11]. Il est donc important de garder votre corps au chaud et de porter des vêtements adaptés, ainsi que de consommer des aliments et des boissons chaudes afin d'améliorer la circulation sanguine et d'assurer la bonne régulation des hormones de fertilité.

Jing

Le jing signifie « essence » en français [342]. L'essence est une forme plus concentrée de yin. Comme une crème concentrée hydratante, mais dans une forme liquide que le corps utilise. Elle est liée à la qualité de l'ovule et des spermatozoïdes. Toute anomalie chromosomique de l'ovule, toute faible réserve de spermatozoïdes ou problème de morphologie (structure physique) des spermatozoïdes indiquent une insuffisance de jing. Le jing est logé dans les reins. Nous sommes nés avec une grande quantité que nous avons héritée de nos parents et que nous transmettrons à notre tour à nos enfants.

En cas d'insuffisance en jing, le corps est épuisé, ce qui peut entraîner des problèmes de conception et représenter un facteur de fausses couches répétées. Une mauvaise alimentation, la génétique ou de longues heures de travail pendant plusieurs années peuvent affaiblir les niveaux de jing.

Comprendre le type de déséquilibre que vous présentez peut vous aider à vous concentrer sur ce que vous devez changer afin d'améliorer votre santé et d'avoir un bébé de manière naturelle. Nous allons ensuite voir les différents types de déséquilibres en médecine chinoise et la manière de les traiter.

Chapitre six

Trouver votre diagnostic en médecine chinoise

Dans ce chapitre, je vais expliquer chaque schéma existant en médecine chinoise. Il est important de savoir à quelle catégorie vous correspondez pour vous permettre de comprendre de quelle manière un problème peut affecter l'ensemble de votre corps, y compris votre fertilité, et donc ce que vous pouvez faire pour cela. En établissant des liens et en observant l'ensemble de la situation, vous pouvez prendre le contrôle pour améliorer votre fertilité et vos chances de concevoir naturellement un bébé.

Lorsque vous aurez lu tous les schémas, vous vous retrouverez peut-être dans un ou plusieurs types. Ceci parce que la majorité des personnes ne correspond pas à un seul schéma, mais correspond à un mélange de schémas, par exemple une insuffisance en sang avec une stase du sang, une insuffisance rénale en yang avec une stagnation du qi dans le foie et une insuffisance en qi dans la rate. L'objectif est de déterminer le type de schéma dominant et de se concentrer sur ce premier puis, dès qu'un autre schéma devient dominant, de se concentrer alors sur celui-ci.

Insuffisance en qi

En médecine chinoise, il existe différents types d'énergie et un manque d'énergie peut faire beaucoup plus que vous fatiguer.

Symptômes

Les symptômes d'une insuffisance en qi comprennent :

- absence de règles (aménorrhée)
- addiction au café
- vertiges
- règles très abondantes (ménorragie)
- cycles menstruels irréguliers
- diarrhées
- règles douloureuses (dysménorrhée)
- perte d'appétit
- prolapsus de l'utérus
- rhumes fréquents
- essoufflements
- sueurs pendant la journée
- raideurs musculaires
- fatigue après des efforts physiques
- voix faible

Examens

Il existe différents moyens de tester votre niveau énergétique, à partir de votre pouls ou après avoir réalisé certaines activités. Par exemple, si vous méditez, mais que vous vous endormez lorsque vous êtes fatigués, ou si vous vous sentez fatigués après avoir fait du sport, alors vos niveaux énergétiques sont faibles. Cependant, la médecine chinoise se base généralement sur les symptômes. Si vous avez donc au moins trois des symptômes décrits ci-dessus, vous présentez sûrement une insuffisance en qi.

Causes

L'énergie peut être épuisée de plusieurs manières : en travaillant ou en faisant du sport de manière excessive, en ne mangeant pas assez, en faisant des régimes, en manquant de sommeil, à cause de l'anxiété, du stress, etc. Le stress émotionnel peut épuiser le qi (énergie) et vous faire sentir fatigué et faible. C'est ce qu'on appelle la phase de résistance en médecine occidentale, lorsque l'augmentation des hormones glucocorticoïdes circulantes augmente les besoins énergétiques. Malheureusement, essayer d'avoir un bébé suscite beaucoup d'émotion et peut en soi affaiblir le qi, ce qui peut réduire les concentrations de leptine et causer des concentrations hormonales irrégulières.

Le qi provient du sang et des liquides que nous mangeons, ainsi que de l'air que nous respirons. La qualité de ce que nous mangeons et de l'air que nous respirons est ainsi importante pour conserver de bons niveaux d'énergie. En médecine chinoise, le qi est principalement attribué à la rate. Les aliments qui endommagent le fonctionnement de la rate, comme une consommation excessive de produits laitiers et de gluten, peuvent réduire le niveau énergétique d'une personne. Manger des aliments qui ont été transformés ou qui sont de mauvaise qualité, comme les plats préparés au micro-ondes; peut également affecter les niveaux énergétiques.

Poursuivre cette alimentation pendant une longue période peut créer un manque d'énergie important (voir Image 5, page 95), ce qui peut affecter la fertilité. Le café est un puissant stimulant pour la circulation du yang, c'est pourquoi de nombreuses personnes qui manquent d'énergie en sont dépendantes.

Risques

Parmi les risques provoqués par une insuffisance en qi sur la santé, on retrouve :

- grossesses extra-utérines
- échec de l'implantation
- fausses couches répétées
- infertilité non expliquée

Traitement

La stratégie de traitement pour améliorer les niveaux énergétiques comprend l'optimisation de tous les aspects de la vie, de l'alimentation au sommeil, jusqu'aux vêtements que vous portez, associé à un programme de réduction des dépenses énergétiques et de développement des niveaux de qi.

Liste de contrôle du traitement ☑

- ☐ Évitez de manger des plats à emporter ou des plats réchauffés au micro-ondes.
- ☐ Ne mangez pas trop tard (après 19 h).
- ☐ Ne travaillez pas plus de 40 heures par semaine.
- ☐ Mangez des fruits et des légumes, bio et de bonne qualité.
- ☐ Mangez uniquement de la viande fraîche, bio (non congelée).
- ☐ Faites du sport trois fois par semaine, mais pas plus.
- ☐ Suivez toutes les semaines un traitement d'acupuncture et prenez des herbes médicinales chinoises comme le ginseng.
- ☐ Si votre stress est chronique, recherchez un suivi psychologique.
- ☐ Pratiquez des exercices de qi gong.
- ☐ Réduisez votre consommation de café, du sucre, de gluten et de produits laitiers.
- ☐ Réduisez votre exposition au stress ou aux troubles émotifs en essayant de vous distraire avec des évènements agréables et amusants.
- ☐ Couchez-vous avant 22 h.

Insuffisance en sang (anémie)

Selon la médecine occidentale, un manque de sang est appelé un manque de globules rouges (hémoglobine). Cette situation est très fréquente, notamment chez les femmes, car elles perdent du sang tous les mois pendant leur cycle menstruel.

Symptômes

Les symptômes d'une insuffisance en sang sont très fréquents en médecine chinoise et de nombreuses femmes en présenteront certains, tels que :

- absence de règles (aménorrhée)
- absence d'ovulation (anovulation)
- addiction au café
- anxiété
- mains et pieds froids
- envies de sucre
- dépression
- vertiges
- rêves
- peau sèche
- concentrations en FSH élevées
- insomnie
- déséquilibre hormonal
- irritabilité
- retard de règles
- flux menstruel léger
- engourdissement ou picotements au niveau des mains ou des pieds
- teint pâle
- ongles pâles
- lèvres pâles
- syndrome des ovaires polykystiques (SOPK)
- mauvaise mémoire
- règles faibles
- fatigue
- muqueuse utérine fine

Examens

Un manque d'hémoglobine est souvent causé par un manque de fer. Il existe six catégories d'une insuffisance en fer en médecine occidentale, dont la dernière est la plus grave :

1. Insuffisance en fer.
2. Insuffisance fonctionnelle en fer.
3. Anémie par insuffisance en fer.
4. Anémie par carence en fer réfractaire au traitement par le fer (IRIDA, Iron-refractory iron deficiency anaemia).
5. Anémie des maladies chroniques.
6. Carence en fer et anémie des maladies chroniques [119].

L'anémie par carence en fer reste souvent non diagnostiquée et non traitée [119]. Les docteurs qui pratiquent la médecine occidentale ont tendance à donner uniquement des compléments en fer lorsque les taux de fer se trouvent dans la plage d'une anémie par carence en fer (catégorie 3) [119]. Entre-temps, les dommages ont déjà été causés sur votre santé et votre fertilité. La plupart des personnes ne savent pas qu'elles sont anémiées [120]. Une insuffisance en sang peut être découverte plus tôt en médecine chinoise et peut être traitée plus tôt également, évitant ainsi d'altérer la fertilité.

Causes

Trois organes sont impliqués dans le sang selon la médecine chinoise : la rate, les reins et le foie. La rate transforme les aliments et liquides que nous consommons en énergie et en sang. Les reins abritent le yin et le jing, qui servent à produire le sang. Le foie déplace et stocke le sang.

La saveur associée à la rate est le sucré. Les aliments sucrés favorisent la production de sang. Lorsque des personnes ont des envies de sucre, elles présentent souvent une insuffisance en sang. C'est la même chose en médecine occidentale. Les taux de sucre dans le sang affectent les niveaux énergétiques. Les personnes avec de faibles taux de sucre dans le sang (hypoglycémie) seront souvent fatiguées et pâles, ce qui correspond à des symptômes d'une insuffisance en sang en médecine chinoise.

Le foie et le cerveau nécessitent une alimentation constante en sucre dans le sang. Le stress émotionnel affecte le foie et peut augmenter les besoins en sucre dans le sang, ce qui fait qu'une personne se sent faible. Une activité mentale excessive, comme de l'anxiété des situations de stress prolongé, utilise également une quantité importante de sucre dans le sang, ce qui fait également qu'une personne se sent faible et que sa fertilité sera altérée par des taux inférieurs en leptine, provoquant ainsi des concentrations irrégulières des hormones de fertilité provenant de l'hypothalamus.

Un surmenage, un coucher tardif ou un manque de sommeil sur de longues périodes, une mauvaise alimentation, des régimes alimentaires, une activité physique excessive ou une perte de sang suite à une intervention chirurgicale, des blessures ou des pertes menstruelles abondantes peuvent également conduire à une insuffisance en sang. Les médicaments comme les glucocorticoïdes, les salicylates, les anti-inflammatoires non stéroïdiens (AINS) et les inhibiteurs de la pompe à protons peuvent réduire les taux de fer dans l'organisme, ce qui peut affecter les niveaux de sang [105].

Risques

Le sang joue un rôle essentiel dans la régulation des hormones de fertilité et du système immunitaire. Il nourrit également la muqueuse de l'utérus qui est prête pour l'implantation et fabrique une grande partie du placenta. Le sang fonctionne en association avec le qi, qui déplace le sang et aide à le transporter dans toutes les zones du corps où il est nécessaire. Parmi les risques provoqués par une insuffisance en sang, on retrouve :

- absence de règles (aménorrhée)
- endométriose
- échec de l'implantation
- cycles menstruels irréguliers
- SOPK
- fausses couches répétées
- infertilité non expliquée

Traitement

Au lieu de manger des aliments sucrés, qui n'offrent qu'un léger regain d'énergie, consommez des aliments avec plus de protéines et de fer, car ils permettront un approvisionnement longue durée en sang. Le café transporte le sang, mais l'inconvénient est que le café peut altérer le sang et la fertilité. Privilégiez une boisson au ginseng plutôt que du café. Prenez également un complément en fer (voir page 217).

Liste de contrôle du traitement ☑

☐ Évitez les sucres raffinés et le café.

☐ Ne manquez pas de sommeil pendant de longues périodes.

☐ Ne faites pas de sport pendant vos règles.

☐ Ne travaillez pas plus de 40 heures par semaine.

☐ Mangez des aliments riches en protéines et en fer.

☐ Suivez toutes les semaines un traitement d'acupuncture et prenez tous les jours des herbes médicinales chinoises.

☐ Réduisez votre dépense énergétique et faites moins de sport.

☐ Couchez-vous avant 22 h.

☐ Prenez des compléments en fer (20 mg) en plus de vos compléments alimentaires pour la grossesse.

Stagnation du qi

La stagnation de qi (énergie) est de l'énergie qui ne se déplace pas correctement.

Symptômes

Une stagnation du qi peut provoquer les symptômes suivants :

- absence de règles (aménorrhée)
- grosseur aux seins
- sensibilité des seins
- tendance à avoir des hématomes facilement
- kystes
- dépression
- hémorroïdes
- cycles menstruels irréguliers
- irritabilité
- changements d'humeur
- tensions musculaires
- douleur
- règles douloureuses (dysménorrhée)
- Syndrome prémenstruel (SPM)
- soupirs répétés
- trouble affectif saisonnier (TAS)

Examens

La manière d'évaluer une stagnation du qi est d'observer les symptômes ci-dessus et de voir si vous en avez un ou plus. Si ce test est positif, alors vous présentez peut-être une stagnation du qi.

Causes

Une mauvaise alimentation, une activité physique excessive ou une absence d'activité physique peuvent provoquer une stagnation d'énergie. Des déséquilibres émotionnels, comme de la frustration, de l'amertume ou de l'inquiétude, peuvent également conduire à une stagnation du qi. Lorsque le qi stagne, le sang stagne également, car lorsque l'énergie s'en va, le sang s'en va.

Pendant les mois hivernaux, nous ressentons souvent les effets d'une stagnation du qi, car le qi a tendance à stagner facilement lorsqu'il fait froid. Il fait également plus sombre dehors, ce qui affecte négativement notre humeur, et affecte donc notre flux d'énergie. Pendant ces mois, cela peut aider notre santé de ralentir, d'en faire moins et de mieux dormir et manger, comme une demi-hibernation de préparation pour les mois d'été, plus actifs, qui arrivent. Cela aide à maintenir des niveaux de qi, de sang et de yin élevés pour les utiliser plus tard pour votre fertilité.

Risques

Une stagnation du qi peut provoquer :

- cycles menstruels irréguliers
- infertilité non expliquée

Traitement

Le foie est l'organe le plus affecté en cas de stagnation de qi, car le foie est responsable de la régulation du qi dans l'organisme. Le fait d'essayer de concevoir pendant une longue période et de ne pas tomber enceinte ou de faire des fausses couches répétées peut provoquer un bouleversement émotionnel et entraîner une stagnation de qi. Dans ces situations, parler de vos émotions avec votre partenaire, vos amis, des proches ou un professionnel peut vous aider à les résoudre et améliorera la circulation du qi, ce qui améliorera ainsi votre fertilité.

> ## Liste de contrôle du traitement ☑
>
> ☐ Ne mangez pas d'aliments qui vous gonflent, comme le gluten ou des sucreries.
>
> ☐ Faites une activité physique trois à quatre fois par semaine.
>
> ☐ Suivez un traitement d'acupuncture toutes les semaines.
>
> ☐ Assurez-vous de porter suffisamment de vêtements pour maintenir votre corps au chaud.
>
> ☐ Méditez ou pratiquez la pleine conscience.
>
> ☐ Pratiquez régulièrement du yoga ou du tai-chi.
>
> ☐ Réduisez votre exposition aux températures froides.
>
> ☐ Couchez-vous avant 22 h.
>
> ☐ Parlez de vos émotions à quelqu'un.

Stagnation du qi dans le foie

Un stagnation du qi dans le foie est une stagnation d'énergie dans l'organe du foie.

Symptômes

Les symptômes d'une stagnation du qi dans le foie comprennent :

- une boule dans la gorge qui ne peut pas être déglutie
- anxiété
- niveaux d'énergie supérieurs après une activité physique
- grosseur aux seins
- mains ou pieds froids
- kystes
- dépression
- ne pas avoir le moral
- se sentir tendu
- maux de tête
- cycles menstruels irréguliers
- irritabilité
- douleurs menstruelles
- humeur changeante
- tensions musculaires
- douleur ou distension d'un côté du corps (l'hypocondre), de l'abdomen ou du thorax

- Syndrome prémenstruel (SPM)
- soupirs fréquents
- seins gonflés ou sensibles avant les règles
- vertiges

Examens

Si vous présentez trois ou plus des symptômes prémenstruels indiqués ci-dessus, vous avez peut-être une stagnation du qi dans le foie.

Causes

En médecine chinoise, le foie est responsable du contrôle du cycle menstruel. Il est facilement perturbé par de la frustration ou du stress, ce qui peut conduire à de l'énervement, de l'amertume ou des émotions inexprimées. Il s'agit de l'organe principal chez la femme et de celui qu'il faut souvent traiter pour améliorer la fertilité.

Il est émotionnellement très stressant d'essayer d'avoir un bébé, avec les hauts et les bas du cycle mensuel : une baisse de moral lorsque les saignements commencent, puis une humeur optimiste au moment de l'ovulation, jusqu'à l'anxiété vers la fin du cycle, dans l'attente de savoir si vous êtes enceinte. Tout cela, ajouté au fait de voir des femmes qui tombent apparemment facilement enceintes autour de vous, provoquera de la frustration et de l'amertume (stagnation du qi dans le foie).

Risques

Les risques d'une stagnation d'énergie dans le foie comprennent :

- cycles menstruels irréguliers
- infertilité non expliquée

Traitement

Si vous avez une stagnation de qi dans le foie, ne vous inquiétez pas, la plupart des personnes sont dans la même situation que vous. Abandonnez le contrôle, faites de l'acupuncture, qui est très efficace pour traiter cette situation et, si c'est grave, prenez des herbes médicinales chinoises et cherchez un bon conseiller en fertilité. Vous pouvez pratiquer de simples exercices de respiration pour vous aider. Inspirez par le nez puis dites « Je » et expirez par la bouche et dites « lâche le contrôle ».

Sortir et retrouver des amis ou de la famille vous réconfortera et vous permettra de vous distraire pour éviter de toujours penser à essayer d'avoir un bébé. Cela ne signifie pas que vous ne prenez pas les choses au sérieux ni que vous ne vous donnez pas à 100 %. En réalité, il s'agit même du contraire, vous avez besoin de pauses, de repos et d'équilibre, qui seront bénéfiques pour votre fertilité.

Liste de contrôle du traitement ☑

- ☐ Faites une activité physique trois à quatre fois par semaine.
- ☐ Amusez-vous et faites abstraction de votre parcours de fertilité.
- ☐ Suivez un traitement d'acupuncture toutes les semaines.
- ☐ Pratiquez du yoga, du tai-chi, la pleine conscience ou la méditation.
- ☐ Prenez des herbes médicinales chinoises si c'est grave et faites-vous aider.
- ☐ Regardez des comédies (thérapie par le rire).

Stase du sang

Une stase du sang (stagnation) a lieu lorsque le sang ne parvient pas à circuler librement dans l'organisme. Pour utiliser une analogie, une stase du sang est similaire à l'état de l'eau lorsque les tuyaux de votre maison gèlent en hiver à cause du froid. L'eau ne se déplace pas (stase) et la rupture des tuyaux correspond au point de stase du sang. La stase du sang peut parfois être douloureuse et l'éclatement de l'eau des tuyaux correspond à la douleur ressentie dans nos corps.

Symptômes

Les symptômes d'une stase du sang comprennent :

- absence de règles (aménorrhée)
- grosseur aux seins
- caillots dans le flux menstruel
- saignements menstruels foncés
- endométriose
- douleur abdominale fixe
- maux de tête
- règles très abondantes (ménorragie)
- agitation mentale
- règles douloureuses
- SOPK
- douleur prémenstruelle
- ongles et lèvres violacées
- infiltration de la muqueuse de l'utérus dans le muscle utérin (adénomyose)

Examens

Si vous présentez trois ou plus des symptômes indiqués ci-dessus, vous avez alors peut-être une stagnation du sang. Vous pouvez aussi avoir une stagnation du qi ou une insuffisance de qi également. C'est le cas de la plupart des personnes.

Causes

Il s'agit d'une situation fréquente qui peut facilement se développer suite à du stress, de la frustration, une activité physique excessive, une exposition à des températures froides, une mauvaise alimentation et un mode de vie inadapté. Les causes d'une stase du sang comprennent :

- une insuffisance en sang (anémie)
- une insuffisance en qi (énergie)
- un froid excessif (yin) dans le corps
- une stagnation du qi

Risques

Lorsque la stase du sang n'est pas traitée, elle peut ralentir le fonctionnement de l'organisme, et provoquer ainsi de nombreux problèmes, notamment la formation de masses dans le corps. Ces masses sont dures et douloureuses au toucher. L'endométriose et le SOPK sont deux formes de stase du sang. Les risques provoqués par une stase du sang comprennent :

- grosses extra-utérines
- échec de l'implantation
- fibromes (tumeurs bénignes)
- règles douloureuses (dysménorrhée)
- infertilité non expliquée

Traitement

L'objectif du traitement est de faire circuler le sang. Vous avez besoin de plus de sang, de plus d'énergie et de plus de chaleur pour faire circuler votre sang. L'amélioration de votre alimentation et de vos habitudes quotidiennes peut fortement atténuer la stase du sang et améliorer votre fertilité. Vous pouvez appliquer une bouteille d'eau chaude sur votre bas ventre avant l'ovulation (pas après) afin de favoriser la circulation du sang jusque votre utérus. L'acupuncture est un bon moyen de faire circuler votre sang, car c'est un grand régulateur. Cependant, les herbes médicinales chinoises sont souvent meilleures, car elles permettent de faire circuler le sang ainsi que de produire plus de sang.

Liste de contrôle du traitement ☑

- ☐ Appliquez de la chaleur, comme une bouteille d'eau chaude, sur votre bas ventre, mais uniquement si vous avez tendance à avoir froid et uniquement avant l'ovulation.
- ☐ Mangez des aliments qui réchauffent, comme du gingembre, du curcuma et du carcadome.
- ☐ Si vous avez froid aux pieds, préparez-vous un bain de pieds chaud.
- ☐ Faites attention à vos émotions et regardez si vous devez travailler dessus.
- ☐ Réduisez votre dépense énergétique : ne faites pas d'activité physique plus de trois fois par semaine, ne travaillez pas de nuit ou ne travaillez pas plus de 40 heures par semaine.
- ☐ Portez suffisamment de vêtements pour garder votre corps au chaud, portez également des chaussures chaudes.

Insuffisance en yin

Une insuffisance en yin correspond à un manque de fluides corporels, par exemple de glaire cervicale, de liquide séminal ou de muqueuse utérine qui n'est pas visqueuse. Le yin est lié à la jeunesse, à la fertilité et à la longévité. Il est logé dans les reins.

Symptômes

La nuit correspond au yin tandis que la journée correspond au yang. Transpirer la nuit indique une insuffisance de yin. La température corporelle d'une femme augmente à partir de l'ovulation et s'élève jusqu'au début des saignements ou si le test de grossesse est positif. Certaines femmes ont trop chaud la nuit et transpirent beaucoup à ce moment-là. Cela montre qu'elles ont trop de chaleur (yang) causée par un manque de yin. La transpiration est attribuée au yin, car c'est un fluide.

Les symptômes d'une insuffisance en yin comprennent :

- absence de règles (aménorrhée)
- manque de glaire cervicale
- anxiété
- peau ou yeux secs
- règles prématurées
- perte importante de cheveux
- fatigue
- plus de soif dans la soirée
- plus de chaleur dans la soirée
- règles très abondantes (ménorragie)
- douleurs en bas du dos
- faible mobilité des spermatozoïdes
- faible viscosité du sperme
- éjaculation précoce
- règles prolongées
- transpiration la nuit

Examens

Si vous présentez trois ou plus des symptômes indiqués ci-dessus, vous avez peut-être une insuffisance en yin.

Causes

Avoir une vie agitée peut facilement affecter le yin ; se coucher tard et se lever tôt va « brûler la chandelle des deux côtés », ce qui est une bonne analogie du yin qui est utilisé et endommagé. Une mauvaise alimentation, le suivi d'un régime, le surmenage, une activité physique ou un travail physique excessif, une perte de sperme pour les hommes et une perte excessive de sang pour les femmes, peuvent tous provoquer une insuffisance en yin. Il est important d'avoir un mode de vie qui maintient le yin, pas seulement pour la fertilité, mais également pour une bonne santé, beauté et longévité.

Risques

Les risques provoqués par une insuffisance en yin comprennent :

- muqueuse utérine fine
- syndrome du follicule vide
- échec de l'implantation
- mauvaise croissance du follicule
- mauvaise qualité du sperme

- vieillissement prématuré
- des fausses couches répétées
- infertilité non expliquée

Traitement

En Chine, les personnes pratiquent toujours aujourd'hui des techniques de conservation du yin. Pour produire du yin et le conserver, il faut faire plus que prendre des compléments et des herbes médicinales, c'est tout un mode de vie !

Liste de contrôle du traitement ☑

☐ Éliminez l'alcool.

☐ Éliminez tous les aliments épicés.

☐ Ne faites pas trop de sport. Pratiquez plutôt des exercices doux, comme du yoga ou du tai-chi.

☐ Ne travaillez pas plus de 40 heures par semaine.

☐ Ne travaillez pas de nuit.

☐ Buvez 2 litres d'eau par jour.

☐ Mangez beaucoup de fruits de mer (ils ne contiennent pas de mercure, voir page 168–169).

☐ Mangez régulièrement et ne faites pas de régimes.

☐ Pour les hommes, ne gaspillez pas trop de sperme. Éjaculez uniquement lorsque vous essayez de concevoir au moment de l'ovulation.

☐ Couchez-vous avant 22 h.

☐ Suivez toutes les semaines un traitement d'acupuncture et prenez tous les jours des herbes médicinales chinoises.

☐ Prenez des compléments en fer (20 mg) : de bonnes quantités de sang favorisent la restauration des niveaux de yin.

Insuffisance de yang

Le yang est comme une combinaison d'énergie avec de la chaleur. Il aide à maintenir les mouvements et à garder notre chaleur.

Symptômes

Les symptômes d'une insuffisance en yang comprennent :

- diarrhées au réveil
- avoir froid et être rapidement froid
- impuissance
- retard de règles
- douleurs en bas du dos
- ne pas vouloir bouger
- règles douloureuses (dysménorrhée)
- urines claires
- faible pic de LH
- règles faibles
- fatigue
- infertilité non expliquée
- besoin de se rouler en boule

Examens

La journée est yang, notamment le matin. Avoir froid à ce moment est le signe d'une insuffisance de yang. Si vous présentez autrement trois ou plus des symptômes indiqués ci-dessus, vous avez peut-être une insuffisance en yang.

Causes

Les causes d'une insuffisance en yang comprennent :

- boire des boissons fraîches
- manger des aliments crus comme des salades ou des smoothies
- manger des aliments non cuits
- utilisation excessive de médicaments
- exposition à de faibles températures
- vivre dans une maison froide
- surmenage

Risques

Si vous avez trop froid, une stase peut être à l'origine de concentrations irrégulières d'hormones circulant dans l'organisme. Les autres risques d'une insuffisance en yang comprennent :

- des fausses couches répétées
- infertilité non expliquée

Traitement

Au XVIIe siècle, les personnes utilisaient des sources chaudes naturelles comme traitement pour l'infertilité chez les femmes [121]. L'explication de son aide pour la fertilité est que le fait de baigner le corps dans de l'eau chaude aide à améliorer les niveaux de yang et la circulation sanguine. Le sang est un liquide et est affecté par les températures. Lorsqu'il fait plus chaud, il circule mieux. Un débit sanguin plus important améliore la régulation des hormones de fertilité qui sont présentes dans le sang et améliore la croissance des follicules et les aide à atteindre la maturité.

Liste de contrôle du traitement ☑

- ☐ Ajoutez des épices dans votre alimentation.
- ☐ Ne mangez pas des aliments crus ou froids.
- ☐ Ne laissez pas vos cheveux mouillés après les avoir lavés.
- ☐ Suivez toutes les semaines un traitement d'acupuncture et prenez tous les jours des herbes médicinales chinoises.
- ☐ Réduisez votre exposition aux températures froides et aux courants d'air, y compris à l'air conditionné.
- ☐ Utilisez une bouteille d'eau chaude sur le bas de votre dos.
- ☐ Portez plus de vêtements et des sous-vêtements thermiques.

Insuffisance en jing

Jing signifie « essence » en chinois [122]. On le retrouve dans le sperme des hommes et dans les ovules des femmes. Pendant la grossesse, il nourrit le fœtus et, après la naissance, il contrôle la croissance, la maturation sexuelle, la fertilité et le développement. Il est logé dans les reins et vous l'héritez de vos parents. S'ils sont en bonne santé et forts, vous hériterez donc de leur force et de leur fertilité, comme pour la génétique.

Symptômes

Les symptômes d'une insuffisance en jing comprennent :

- épuisement professionnel
- fragmentation de l'ADN
- cheveux secs et cassants
- anomalies chromosomiques
- infertilité chronique
- syndrome du follicule vide
- puberté non atteinte ou puberté retardée
- faibles concentrations d'hormone anti-Müllérienne (AMH)
- mauvaise qualité de l'embryon
- mauvaise morphologie des spermatozoïdes
- dents translucides
- os fragiles

Examens

En médecine occidentale, le jing est étroitement lié à l'AMH et à la qualité du sperme. Tester les concentrations d'AMH et la qualité du sperme en association avec les symptômes indiqués ci-dessus vous permettra de savoir si vous avez une insuffisance de jing.

Causes

Le jing peut être altéré par :

- perte importante de sperme
- activité physique excessive ou travail trop important
- longues périodes de travail de nuit
- fausses couches ou interruptions de grossesse
- surconsommation de médicaments

- consommation soutenue de drogues stimulantes illégales
- mauvaise génétique

Risques

Les risques d'une insuffisance en jing comprennent :

- malformations congénitales
- anomalies chromosomiques
- infertilité
- des fausses couches répétées

Traitement

Le jing, le yin et le sang sont tous similaires et sont liés les uns aux autres. De bonnes quantités de sang nourriront le yin et le jing. De bonnes quantités de jing sont également nécessaires pour la production de sang. Il est donc important de nourrir le sang, le yin et le jing pour une bonne fertilité.

Liste de contrôle du traitement ☑

- ☐ Ne travaillez pas plus de 40 heures par semaine.
- ☐ Ne travaillez pas de nuit.
- ☐ Faites des siestes l'après-midi.
- ☐ Suivez toutes les semaines un traitement d'acupuncture et prenez tous les jours des herbes médicinales chinoises.
- ☐ Pratiquez des exercices doux, comme du yoga, du tai-chi ou du qi gong.
- ☐ Reposez-vous autant que possible.
- ☐ Couchez-vous avant 22 h.
- ☐ Prenez des compléments tels que de la gelée royale (100 mg), du pollen d'abeille (2 à 5 g), de la coenzyme Q10 (600 mg), du myo-inositol (250 à 500 mg) et de la DHEA (25 à 75 mg) (voir le chapitre douze pour en savoir plus sur les compléments).

Humidité

L'humidité est du yin stagnant, comme un marais, un marécage ou du brouillard.

Symptômes

Les symptômes de l'humidité comprennent :

- saignements entre deux périodes de règles
- ballonnements
- endométriose
- pertes vaginales importantes
- eczéma génital
- peau grasse
- hémorroïdes
- selles molles ou visqueuses
- surpoids
- engourdissement
- règles douloureuses (dysménorrhée)
- SOPK
- perte d'appétit
- mauvaise qualité du sperme
- rétention d'eau

Examens

Si vous présentez trois ou plus des symptômes indiqués ci-dessus, vous avez peut-être de l'humidité.

Causes

La principale cause de l'humidité est l'alimentation. Manger du gluten, des sucreries ou trop de produits laitiers peut provoquer de l'humidité, car le système digestif travaille plus pour transformer ces aliments, ce qui le rend plus faible. Cette faiblesse réduit le métabolisme des fluides, ce qui conduit à une stagnation du yin, provoquant ainsi de l'humidité. Vous êtes-vous demandé pourquoi prendre un verre de lait le soir vous aide à vous endormir ? Cela s'explique par le fait que la rate a du mal à transformer le lait, car il est humide, ce qui l'affaiblit. Lorsque la rate est affaiblie, nous nous sentons fatigués, ce qui nous aide à dormir.

Les climats humides, de l'automne au printemps, sont susceptibles d'augmenter le nombre de personnes touchées par l'humidité. Nous oublions souvent que nous vivons au milieu d'un écosystème et que celui-ci nous influence donc. L'énergie et le sang ont plus de difficultés à circuler dans l'organisme des personnes avec de l'humidité interne, comme marcher dans un marécage. Cela ralentit l'énergie et le sang, et provoque ainsi une stagnation.

L'humidité peut pénétrer dans le corps et le faire se sentir plus froid qu'il ne l'est réellement, c'est pourquoi il a plus froid dans des zones humides par rapport à d'autres zones qui sont sèches et moins humides.

Vivre dans une pièce humide en portant des vêtements humides ou en s'asseyant sur un sol humide peut également provoquer de l'humidité. Une inquiétude importante et la prise d'antibiotiques peuvent affaiblir la rate, et provoquer de l'humidité.

Le non-traitement de l'humidité peut provoquer de la chaleur. Cela est dû au fait que la stagnation se détériore et cause de la friction, qui finit par produire de la chaleur. Pour utiliser une analogie, lorsqu'il y a des bouchons sur la route, vous pouvez sentir la chaleur provenant des moteurs des voitures, car la circulation routière stagne. Lorsqu'il n'y a pas de trafic et que les voitures peuvent se déplacer librement, vous ne sentez pas la chaleur. Lorsque l'humidité est mélangée avec la chaleur, cela crée un nouveau syndrome appelé humidité-chaleur, qui est une forme prolongée d'humidité dont il est difficile de se débarrasser.

Risques

Les risques de l'humidité comprennent :

- infertilité (et inexpliquée)
- infertilité masculine
- SOPK

Traitement

Le changement de votre alimentation peut avoir l'impact le plus important pour débarrasser votre corps de l'humidité. Cela signifie devoir éliminer de nombreux aliments habituellement consommés dans la culture occidentale, comme le gluten (pain, pâtes), les produits laitiers, le sucre et les aliments transformés. Après avoir éliminé ces aliments de votre alimentation, votre corps commencera à mieux fonctionner, c'est pourquoi les personnes qui éliminent ces aliments de leur alimentation perdent également du poids.

Liste de contrôle du traitement ☑

- ☐ Éliminez ou réduisez fortement vos apports journaliers.
- ☐ Suivez toutes les semaines un traitement d'acupuncture et prenez tous les jours des herbes médicinales chinoises.
- ☐ Réduisez ou éliminez le gluten et les plats à emporter de votre alimentation.
- ☐ Réduisez votre exposition aux environnements humides, aussi bien à l'intérieur des bâtiments qu'à l'extérieur.
- ☐ Essayez de penser positivement et pratiquez la pleine conscience ou la méditation.

Flegme

Le flegme est une forme chronique d'humidité. Il est plus persistant que l'humidité et bloquera davantage la circulation de l'énergie et du sang. Il peut prendre forme et produire des masses souples, par exemple dans la poitrine ou sur les ovaires [43].

Symptômes

Les symptômes du flegme comprennent :

- visage gonflé
- trompes de Fallope obstruées

- grosseur aux seins
- sensation de lourdeur et léthargie
- tête qui tourne
- peau grasse
- obésité
- polypes
- transpiration des parties génitales
- doigts ou orteils gonflés
- obstruction de l'utérus

Examens

Si vous présentez trois ou plus des symptômes indiqués ci-dessus, vous avez peut-être du flegme.

Causes

La principale cause de flegme est une rate affaiblie La rate est le principal organe chargé de transporter et de transformer les fluides dans l'organisme. S'il est affaibli par de l'inquiétude, une mauvaise alimentation ou une exposition à l'humidité, il sera moins apte à transformer les fluides du corps et ils s'accumuleront, stagneront et se transformeront en humidité, puis en flegme. Le flegme est lourd et sera entraîné vers le bas du corps, entraînant ainsi des obstructions et des masses autour des organes de reproduction.

Risques

Les risques de développement d'un flegme comprennent :

- kystes, fibromes et polypes
- grossesses extra-utérines
- infertilité
- SOPK

Traitement

À l'inverse de l'humidité, un changement d'alimentation ne sera pas suffisant pour vous en débarrasser. D'autres éléments, comme de l›exercice physique régulier, de l'acupuncture et des herbes médicinales chinoises seront nécessaires pour déplacer la stagnation et renforcer la rate.

Liste de contrôle du traitement ☑

- ☐ Évitez de vous inquiéter en essayant d'être dans l'instant ; la méditation et la pleine conscience vous aideront.
- ☐ Éliminez les produits laitiers, les bananes, les avocats, l'agneau et le gluten.
- ☐ Faites une activité physique trois à quatre fois par semaine.
- ☐ Suivez toutes les semaines un traitement d'acupuncture et prenez tous les jours des herbes médicinales chinoises.
- ☐ Évitez d'exposer votre corps à des environnements humides ou mouillés.

Yang excessif (chaleur)

Un excès de yang revient à avoir trop de chaleur dans votre corps.

Symptômes

Les symptômes de yang en excès comprennent :

- anxiété
- urines foncées
- maux de tête
- règles très abondantes (ménorragie)
- chaleur la nuit
- irritabilité
- visage rouge
- sommeil agité
- mobilité réduite des spermatozoïdes
- stress
- transpiration la nuit
- soif
- vertiges

Examens

Si vous présentez trois ou plus des symptômes indiqués ci-dessus, vous avez peut-être un excès de yang.

Causes

Les hommes sont plus à risque de souffrir de cette condition que les femmes. Cela s'explique par le fait que les hommes sont yang par nature et qu'ils ont tendance à consommer de nombreuses boissons et aliments de type yang, comme la viande rouge, des piments et de l'alcool. L'introduction dans le corps d'une quantité de yang plus importante que nécessaire, avec une consommation excessive d'alcool, de viande rouge, de café, de sucre et d'aliments épicés (piments), des substances comme la fumée (respiration d'un feu), augmentera la quantité de yang dans le corps, ce qui consommera et affectera le yin, et cuira ainsi le corps de l'intérieur.

Un bon exemple d'excès de yang est observé chez les hommes qui sont des chefs cuisiniers. Leur environnement de travail est chaud et stressant, ce qui crée de la chaleur. Leurs testicules sont à la même hauteur qu'une cuisinière ou des plaques chauffantes, ce qui les expose à trop de chaleur. Un environnement chaud et une exposition directe à une cuisinière ou à des plaques chauffantes augmentent la température autour des testicules, ce qui les chauffe trop pour produire correctement des spermatozoïdes. Le stress crée de la chaleur qui affecte le foie. Les canaux d'acupuncture du foie passent par l'aine, ce qui peut déplacer la chaleur du foie vers la zone de l'aine, provoquant ainsi une chaleur excessive au niveau des testicules, ce qui perturbe la production des spermatozoïdes.

Risques

Un excès de yang affecte aussi bien la fertilité masculine que féminine :

- manque de glaire cervicale
- faible mobilité des spermatozoïdes
- des fausses couches répétées
- infertilité non expliquée

Traitement

Des changements alimentaires auront un impact plus important sur la plupart des personnes. L'élimination de l'alcool, du sucre, du piment et de la viande rouge réduira considérablement l'excès de yang qui s'écoule dans l'organisme. Il faudra du temps pour que la chaleur excessive déjà présente dans le corps soit éliminée. Les herbes médicinales chinoises sont particulièrement adaptées pour éliminer rapidement la chaleur de l'organisme. La réduction du stress permettra également de réduire la chaleur dans l'organisme.

Liste de contrôle du traitement ☑️

- ☐ Évitez les bains ou les douches très chaudes, la cuisinière, les sièges de voiture chauffés, les ordinateurs portables et les environnements chauds tels que les cuisines, les saunas, les transats et les bains de soleil.
- ☐ Éliminez le thé noir (thé anglais), le café, l'alcool, la viande rouge et le sucre.
- ☐ Éliminez les piments et, si chronique, les épices douces également, comme l'ail, l'oignon et la coriandre.
- ☐ Suivez toutes les semaines un traitement d'acupuncture et prenez tous les jours des herbes médicinales chinoises.
- ☐ Réduisez votre exposition à des situations stressantes.

Excès de yin (froid)

Un excès de yin correspond à trop de froid, d'humidité ou de flegme.

Symptômes

Les symptômes de yin en excès comprennent :

- douleur abdominale
- anxiété
- mains et pieds froids, ou tout le corps
- transpiration excessive
- sensation de froid
- selles molles
- douleur
- urines claires
- SOPK

Examens

Si vous présentez trois ou plus des symptômes indiqués ci-dessus, vous avez peut-être un excès de yin.

Causes

Trop de froid peut être causé par un manque de yang, de qi, de sang ou une exposition au froid. Les peuples anciens d'Asie n'étaient pas les seuls à connaître les effets indésirables du froid, mais également les Grecs anciens. Hippocrate de Cos a enregistré ses effets indésirables sur les hommes en l'an 5 avant J.-C « À cause du froid et de la fatigue, ils oublièrent leur désir sexuel de s'unir avec l'autre sexe » ; concernant les femmes, il nota « leurs pertes menstruelles ne sont pas comme elles devraient être, mais elles sont légères et à des intervalles trop longs » [123]. On retrouve la même chose en médecine chinoise.

Le froid affecte le sang, car le sang est un liquide. Le froid provoque un surmenage de la thyroïde afin de conserver la chaleur du corps, ce qui peut causer de l'infertilité. De plus, vos hormones de fertilité sont transportées dans le sang, et une réduction du débit sanguin provoquera une réduction des hormones, ce qui peut conduire à un déséquilibre hormonal et à de l'infertilité. Les recherches ont démontré qu'une exposition à un environnement froid peut retarder le développement folliculaire et causer une faible réponse des ovaires à la FSH, et peut également être la cause d'un SOPK [124].

Les bureaux modernes avec la climatisation peuvent également rendre l'air trop froid, ce qui affecte la circulation sanguine et le yang, provoquant des rhumes et de l'infertilité. Les personnes dont les origines proviennent des climats chauds sont plus à risque de souffrir d'un froid excessif lorsqu'elles vivent dans des climats plus froids.

Le froid peut entrer dans l'organisme par les pores de la peau, les glandes sudoripares, les canaux d'acupuncture et les orifices, comme le vagin. Il est important de porter des vêtements pour empêcher le froid de pénétrer dans votre organisme et d'altérer votre fertilité. Le terme « attraper un rhume » fait littéralement référence à l'exposition du corps au froid qui envahit l'organisme (attraper) et nuit à la santé. Porter un pantalon au lieu d'une jupe en hiver peut aider à protéger l'utérus contre l'irruption du froid. Lorsque la température extérieure est inférieure à 10 °C (50 °F), porter des sous-vêtements thermiques peut aider à conserver la chaleur à l'intérieur et le froid à l'extérieur.

Manger des aliments qui sont froids, comme des salades, de la glace, des boissons épicées et des sandwichs, peut introduire du froid dans l'organisme.

Risques

Les risques d'un excès de yin comprennent :

- mauvaise croissance fœtale
- infertilité prolongée
- des fausses couches répétées

Traitement

Porter suffisamment de vêtements aura le meilleur impact sur ce problème. Malheureusement, la mode féminine n'est pas toujours bonne pour la santé et la fertilité ! Ajoutez des épices à votre alimentation et buvez toujours des liquides chauds.

Liste de contrôle du traitement ☑

- ☐ Évitez les aliments froids comme les salades, les smoothies, les sandwichs épicés ou les boissons froides.
- ☐ Évitez toute exposition aux environnements froids.
- ☐ Buvez des boissons chaudes.
- ☐ Mangez des aliments qui réchauffent, comme du gingembre, du piment et de la cannelle.
- ☐ Suivez toutes les semaines un traitement d'acupuncture et prenez tous les jours des herbes médicinales chinoises.
- ☐ Si vous avez froid aux pieds, préparez-vous un bain de pieds chaud.
- ☐ Utilisez une bouteille d'eau chaude sur le bas de votre dos.
- ☐ Utilisez une couverture électronique légèrement chauffée le soir avant d'aller vous coucher.
- ☐ Portez plus de vêtements et si possible des sous-vêtements thermiques.
- ☐ Portez des chaussons à la maison et des chaussures qui couvrent correctement vos pieds et qui les tiennent au chaud à l'extérieur (pas de baskets ni d'escarpins).

Troisième partie

Comment améliorer votre fertilité

Mettre un enfant au monde change toute la vie. Se préparer à avoir un enfant peut également signifier des changements. Ces changements correspondent à tout ce qui est nécessaire pour améliorer votre fertilité et vous faire avoir votre bébé. Il s'agira probablement de plein de petits changements, mais cela peut également impliquer de grands changements également. Avec de grands changements, il est important de se rappeler des priorités dans la vie : ce qui est le plus important et ce sur quoi il faut se concentrer. Je vois souvent des couples qui souhaitent avoir un bébé ; une carrière réussie ; un corps musclé et mince ; une maison propre et impeccable... En vérité, tout à leur manière. C'est l'idée de vouloir que tout soit parfait. Cependant, ce perfectionnisme est irréaliste et épuise le corps, ce qui altère la fertilité.

Il doit y avoir des compromis. Les priorités doivent être listées et, dans quelques cas, des sacrifices doivent être mis en place pour avoir un bébé. Chez la plupart des hommes et des femmes, cela signifie changer d'alimentation, travailler moins, aller au lit plus tôt, arrêter les plats à emporter, boire moins d'alcool, ou faire plus ou moins d'exercice physique, etc. Pour certaines femmes, cela peut signifier travailler à mi-temps ou abandonner complètement son travail pour restaurer suffisamment son corps pour avoir un bébé. Tout le monde est différent ; certaines personnes devront faire quelques changements, et d'autres devront en faire plus. Pour savoir quels sont les changements que vous devez réaliser, vous devez tout d'abord comprendre et écouter votre corps.

Préparer votre corps, votre esprit et vos émotions peut jouer un rôle important pour améliorer votre fertilité. De manière générale, l'esprit vit dans le futur ; le corps vit dans le passé ; et les émotions sont dans le présent. La clé d'une vie en bonne santé et d'une bonne fertilité est de réunir ces trois aspects de vous-même au moment présent, qui est le moment où nous vivons tous. Vous êtes alors en harmonie. Vous serez alors complètement fonctionnel, avec une meilleure régulation de vos hormones, sans perdre l'énergie de votre passé ni de votre futur. Et c'est grâce à cela que votre moment présent sera plus enrichi, plus joyeux et que votre fertilité sera améliorée.

Je vous recommande de préparer votre corps, et celui de votre partenaire, pendant au moins 3 à 6 mois avant d'essayer de concevoir. Cela devrait vous donner suffisamment de temps pour détoxifier votre corps, vous réénergiser et réduire toute insuffisance ou carence que vous auriez. Prendre du temps pour vous préparer, comme toute chose dans la vie, vous aidera pour le résultat final. En vous préparant, vous augmenterez considérablement les chances de tomber enceinte naturellement et d'améliorer la santé de votre bébé. Une étude réalisée en Australie a démontré que l'amélioration de son mode de vie et son alimentation, associée à de l'acupuncture et des herbes médicinales chinoises pendant quatre mois était deux fois plus efficace que les traitements FIV[125].

Chapitre sept

Préparation de votre corps

Le corps a tendance à vivre dans le passé. Notre corps stocke tous les traumatismes et le stress, comme des données sur un disque dur, ce qui peut rester avec nous dans nos muscles et organes et entraîner des problèmes de santé. Par exemple, vous avez peut-être été dans une période de stress intense dans votre vie, ce qui aura augmenté le taux de cortisol, l'hormone du stress, dans votre corps qui interfère à son tour avec la production des hormones de fertilité et qui conduit à un cycle menstruel irrégulier, des règles abondantes, une tension musculaire et une fertilité inexpliquée.

Le stress émotionnel que vous transportez avec vous dans votre corps doit être résolu et libéré afin de l'arrêter de vous bloquer d'avoir un bébé. L'acupuncture et le suivi psychologique peuvent être adaptés pour libérer du stress émotionnel du corps, en favorisant ainsi une meilleure régulation des hormones et de la fertilité. Vous pouvez également faire cela avec la pleine conscience et la méditation. Si vous trouvez qu'il est difficile de méditer tout seul, vous pouvez rejoindre un cours ou télécharger une application sur votre smartphone.

Il est important d'écouter votre corps lorsque vous essayez d'avoir un bébé. Cela vous aidera à apprendre ce dont votre corps a besoin pour améliorer votre fertilité et à savoir quel est le bon moment pour essayer de concevoir. La plupart des femmes ne sont pas conscientes de leur corps, par exemple lorsqu'elles ovulent, les détails de leur cycle menstruel et même leurs niveaux d'énergie. L'esprit est rarement fatigué, c'est pourquoi les personnes pensent que leurs niveaux d'énergie sont corrects. Un esprit hyperactif peut fatiguer le corps. Si nous débranchons notre conscience de notre esprit et que nous la branchons à notre corps, nous pouvons entendre ce qu'il dit et ce dont il a besoin. Des exercices comme la pleine conscience sont un bon moyen de reconnecter notre conscience à notre corps.

Le corps envoie de nombreux petits signes, que nous avons listés dans le chapitre six (page 100) et qui, lorsqu'ils sont réunis, deviennent un modèle qui nous permet de voir ce qu'il se passe à l'intérieur de votre corps. L'observation de ces signes permet d'être plus conscient de ce dont votre corps a besoin afin d'avoir un bébé. C'est une courbe d'apprentissage qui est également stimulante, car la conscience de votre corps vous aide à être plus conscient de qui vous êtes. Cela vient avec la pratique et est de plus en plus profond au fur et à mesure que nous apprenons et devenons plus conscients de nous-mêmes.

Lorsque vous emménagez dans une nouvelle maison, vous devez d'abord vérifier qu'elle peut vous protéger de l'environnement extérieur, qu'elle est chaude, qu'elle n'est pas humide et qu'elle a de l'eau. Il est donc judicieux de préparer votre utérus pour que votre bébé s'y loge pendant les neuf mois suivants en vérifiant que votre utérus est suffisamment chaud, qu'il a suffisamment d'énergie et de sang, qu'il n'est pas humide et qu'il est protégé contre la dureté du monde qui l'entoure et que nous appelons la Terre. L'utérus est un endroit pour que votre bébé grandisse et il agit comme un foyer de transition, permettant au bébé de s'acclimater à notre monde.

L'optimisation de votre mode de vie est un bon moyen de prendre le contrôle de votre fertilité et de prendre des mesures proactives pour améliorer vos chances d'avoir votre bébé. On nous dit souvent qu'un bon mode de vie signifie perdre du poids (avec le dernier régime des stars) et de faire du sport (comme un marathonien), tout en continuant d'aller au travail, d'avoir une carrière réussie, de s'habiller à la mode, d'avoir une jolie maison bien propre, d'être une grande cuisinière et d'avoir une vie sociale bien remplie. Du point de vue de la médecine chinoise, essayer d'accomplir tout cela affaiblit l'énergie et le sang. Cela entraîne une réduction des taux de leptine et un déséquilibre des taux d'hormone, ce qui peut causer une infertilité.

Pour améliorer la fertilité, il est nécessaire d'augmenter l'énergie et les niveaux de sang. Vous devriez économiser et stocker votre énergie plutôt que de la dépenser, afin de sortir votre corps que la « dette de fertilité ». Vous pouvez aider votre utérus à être un meilleur foyer en changeant votre manière de manger, votre temps de sommeil, le temps d'activité physique, le temps que vous passez au travail et le type de vêtements que vous portez pour garantir des quantités suffisantes d'énergie et de sang pour votre bébé.

Sommeil

Le sommeil peut fortement affecter la fertilité. Aller se coucher à minuit ou plus tard affecte le yin, car minuit représente le point le plus élevé du yin. Cela peut affecter la qualité de l'ovule et des spermatozoïdes. Il existe un proverbe qui dit : « Deux heures de sommeil avant minuit en valent dix après minuit. » Je suis entièrement d'accord ! Ces deux heures avant minuit préservent votre yin pour votre fertilité. Pour améliorer votre fertilité, essayez de vous coucher avant 22 h. Il vous faudra un peu de temps si vous n'êtes pas habitué, mais vous remarquerez que vous vous sentirez mieux. Des études ont démontré que les femmes qui travaillent le soir ou la nuit ont moins d'ovules disponibles [126]. Cela est dû au fait que leur jing est épuisé par une perte excessive de yin.

Des recherches ont démontré que les femmes qui dorment 7 à 8 heures par nuit ont une meilleure fertilité [127], tandis que les femmes qui dorment 4 à 6 heures et celles qui dorment 9 à 11 heures ont une fertilité plus faible. Dormir pendant 4 à 6 heures réduit la quantité d'énergie, de sang, de leptine et de mélatonine dans l'organisme, ce qui altère ainsi la fertilité, tandis que les femmes qui ont besoin de 9 à 11 heures de sommeil par nuit ont une carence, ce qui signifie que leur fertilité est déjà altérée et que le corps essaye de récupérer en dormant plus.

Faire une sieste récupératrice dans l'après-midi est un bon moyen de stimuler les niveaux d'énergie et la fertilité. Vous avez besoin de dormir seulement pendant 20 minutes pour relancer les niveaux d'énergie de votre corps.

La quantité de sommeil n'est pas le seul élément important, la qualité l'est également. La qualité du sommeil peut être affectée par l'anxiété, des rêves agités, l'envie d'uriner la nuit, des nuisances sonores ou un lit inconfortable. Il est fondamental d'avoir un matelas et un oreiller confortables, car vous passez énormément de temps dessus, en moyenne 26 ans de votre vie à dormir ! Investissez dans ceux que vous trouvez confortables et qui vous permettront de tomber dans un sommeil profond, sans rêves. En médecine chinoise, il n'est pas bon de rêver la nuit. Cela signifie que votre esprit travaille toujours, alors qu'il a véritablement besoin de s'arrêter et de se reposer, sans quoi il peut perturber le sommeil, et réduire le sommeil et les niveaux de sang, ce qui affecte la fertilité. Si vous êtes sensible au bruit, utilisez des bouchons d'oreille. Si vous vous réveillez la nuit pour aller aux toilettes, essayez d'arrêter de boire au moins une heure avant d'aller vous coucher. Un bon sommeil est précieux !

Si vous avez du mal à vous endormir ou que vous vous réveillez pendant la nuit ou à cinq heures du matin, alors cela signifie sûrement que votre esprit ne se repose pas et est anxieux. Essayez de vous détendre avant d'aller au lit. Ne regardez pas la télé et n'utilisez pas votre téléphone, ordinateur ou tablette, au moins une heure avant d'aller vous coucher, car de nombreuses stimulations peuvent vous maintenir éveillé, notamment la lumière bleue. Lisez plutôt un roman, écoutez de la musique ou faites du yoga pour éliminer le stress de la journée. Cela vous aidera à vous détendre, ce qui facilitera votre sommeil.

Bain ou douche

Plus souvent qu'autrement, les femmes préfèrent prendre des bains chauds tandis que les hommes préfèrent les douches chaudes. Il est déconseillé de prendre un bain après l'ovulation, car la chaleur autour de l'utérus peut faire que l'embryon fécondé se détache de la paroi utérine, provoquant ainsi une fausse couche précoce. Cependant, il n'y a pas de problème à prendre un bain avant l'ovulation, mais pas après. Les hommes doivent également être prudents concernant la chaleur à laquelle ils se soumettent, notamment dans la zone de l'aine. Les testicules d'un homme sont à l'extérieur de leur corps afin de les garder plus froids pour une production optimale de spermatozoïdes. Une chaleur excessive dans la zone de l'aine affecte la production de spermatozoïdes, leur mobilité, ainsi que l'ADN dans la tête des spermatozoïdes. C'est pour cette raison que les hommes devraient complètement éviter de prendre des bains et devraient uniquement prendre des douches chaudes à la place. Ils devraient également éviter les saunas et les jacuzzis, pour la même raison.

Avoir les cheveux mouillés fait perdre de la chaleur (yang) à partir de la tête. Nous avons des cheveux sur la tête pour nous protéger contre le soleil et pour garder la chaleur à l'intérieur. Séchez immédiatement vos cheveux après les avoir lavés et ne sortez jamais avec les cheveux mouillés. Avoir les cheveux mouillés peut réduire la température du corps, réduire la circulation sanguine et entraîner une utilisation importante des réserves d'énergie par le corps pour vous garder au chaud, alors que cette énergie pourrait être utilisée pour votre fertilité. Avoir froid peut également affecter la thyroïde, et entraîner une infertilité liée à la thyroïde, ainsi que la distribution de l'hormone folliculostimulante (FSH) aux ovaires.

Activité physique

Il est bon, aussi bien pour la fertilité masculine et féminine, de pratiquer régulièrement une activité physique. Je vous recommande environ 30 minutes d'activité cardio (non traumatisante), comme le vélo, l'aviron ou le cross-training, trois fois par semaine. Cela aide à réguler l'énergie et la circulation sanguine, et à réduire les hormones du stress, comme la cortisone, provenant de l'organisme, et qui peut causer de l'infertilité. Les sports à impact comme la course à pied, le tennis et le badminton peuvent faire qu'un embryon implanté se détache de la paroi utérine et provoque une fausse couche. Des exercices plus doux, qui aident le corps à se détendre, doivent être associés à des activités cardio. Par exemple, les exercices yoga ou du Pilate avec du cardio trois fois par semaine.

Il n'est pas bon, aussi bien pour la fertilité masculine et féminine, de pratiquer une activité physique excessive. Être mince signifie juste que vous êtes mince, cela ne signifie pas que vous êtes en bonne santé. Il s'agit d'une idée erronée dans la culture occidentale. De récentes recherches ont démontré que les femmes qui font trop d'activités physiques ont moins d'ovules disponibles [107]. L'activité physique utilise de nombreuses ressources de l'organisme, le qi, le sang, le yin et le jing, et en laisse moins pour la fertilité.

Souvent, les personnes font du sport pour se donner plus d'énergie. Cela fonctionne, car le cœur pompe du sang autour du corps, ce qui régule son débit et permet à l'organisme de nettoyer tout problème éventuel, mais cela ne vous donne pas réellement plus d'énergie, cela lui permet juste de mieux circuler autour du corps, en le régulant, ce qui vous fait sentir que vous avez plus d'énergie. Seule une activité comme le qi gong peut réellement vous donner plus d'énergie. Autrement, l'énergie provient d'un bon sommeil et d'une bonne alimentation.

Mode de vie sédentaire

De nouvelles recherches ont démontré que les hommes qui passent plus de temps assis à regarder la télé ont des taux de testostérone inférieurs et un nombre moins important de spermatozoïdes [128]. Cela est probablement dû à la chaleur excessive qui se forme autour des testicules du fait d'être ainsi, sans flux d'air pour les rafraîchir. Cela peut être un réel problème pour les joueurs de jeux vidéo. Je recommande aux hommes de limiter leur utilisation d'Internet pour les jeux vidéo et de ne s'asseoir pendant seulement quelques heures successives.

Les femmes qui ont un mode de vie sédentaire sont plus à risque d'être en surpoids, notamment au niveau de leur abdomen, ce qui, en médecine chinoise, peut provoquer de la stagnation et ralentir la régulation de la circulation sanguine à l'utérus et des hormones de fertilité aux ovaires, ce qui provoque de l'infertilité et un SOPK.

Rythme

Aujourd'hui, le rythme de vie moderne n'aide en rien la fertilité. Plus vite nous nous déplaçons ou nous faisons des choses, plus nous utilisons de l'énergie. C'est comme avoir une voiture rapide : une voiture avec un moteur plus puissant et plus de cylindres utilise plus d'essence (énergie), tandis qu'une voiture avec un plus petit moteur et moins de cylindres utilise moins d'énergie. En nous déplaçant à un rythme rapide, nous utilisons de l'énergie et du sang qui pourraient entraîner une réduction des taux de leptine, ce qui affectera la régulation des hormones libérées par l'hypothalamus. Si nous nous déplaçons à un rythme plus lent et que nous sommes plus patients, nous utilisons moins d'énergie et nous sommes capables de la conserver pour notre fertilité.

Consommation de drogues

Les hommes ne devraient pas consommer de drogues illégales comme de la cocaïne, du crack, de la MDMA ou du THC au moins six mois avant d'essayer de concevoir, car ces drogues endommagent l'ADN des spermatozoïdes. Elles vident le jing (essence) en médecine chinoise [129] [130], ce qui altère également la qualité de l'ovule chez les femmes.

Les hommes et les femmes devraient renoncer à la cigarette, y compris à la cigarette électronique, car la nicotine altère la qualité du sperme et peut empêcher une femme d'ovuler et peut entraver l'implantation de l'embryon dans la paroi utérine [68] [69].

Je recommande aux hommes et aux femmes de limiter leur consommation d'alcool chaque semaine à un maximum de deux verres de vin rouge (125 ml/1,4 unité par verre).

Vêtements

Lors d'un traitement pour la fertilité, les vêtements et leur impact sur la fertilité sont rarement examinés. Dans le monde actuel, nous sommes souvent isolés de l'environnement de la Terre. Nous regardons par la fenêtre de nos maisons chauffées et essayons de prévoir la température qu'il fera dehors.

Porter des vêtements adaptés selon la saison peut fortement améliorer votre fertilité. Des recherches ont démontré qu'une exposition au froid affecte les taux de FSH aux ovaires [11]. Lorsque la température extérieure est inférieure à 10 °C (50 °F), il est mieux pour votre santé et votre fertilité de porter des sous-vêtements thermiques pour garder la chaleur, notamment au niveau des jambes. La plupart des personnes vont porter trois ou quatre couches au niveau de la partie supérieure de leur corps, mais seulement une couche au niveau des jambes ! Les jambes comportent nos groupes musculaires les plus importants et lorsqu'elles se refroidissent cela peut affecter la circulation du sang et les hormones qu'il contient.

Il est important de garder la chaleur de votre utérus et de le protéger contre le froid. Vous ne laisseriez pas les fenêtres ou les portes ouvertes dans la chambre du bébé pour laisser entrer le froid, alors pourquoi le feriez-vous avec votre utérus ? Lorsqu'il fait froid, porter des sous-vêtements thermiques est comme isoler votre maison contre les pertes de chaleur (énergie), en gardant votre utérus et en faisant de lui un foyer parfait pour votre bébé. Vous pouvez appliquer une bouteille d'eau chaude sur votre bas ventre avant l'ovulation afin de favoriser la circulation du sang jusque vos follicules et votre utérus. Après l'ovulation, n'appliquez pas de chaleur sur le bas de votre ventre ; appliquez-la plutôt sur le bas de votre dos si vous avez froid, ce qui favorise votre yang et vous gardera au chaud.

Les gens tombent malades en hiver, car le froid ralentit la circulation sanguine, ce qui fait que le système immunitaire est moins efficace pour combattre les virus, exactement comme une ambulance coincée dans les bouchons. Avec l'arrivée de la « médecine moderne » au cours du dernier siècle, les personnes sont désormais habituées à porter moins de vêtements par souci de mode et donc à prendre de l'acétaminophène (paracétamol) ou des antibiotiques lorsqu'ils sont malades. Ce n'est bon ni pour votre santé ni pour votre fertilité. Ne pas porter suffisamment de vêtements provoque une perte d'énergie qui aurait pu être autrement utilisée pour augmenter les taux de leptine, et permettre une bonne régulation des hormones et une meilleure fertilité.

Si vous avez trop chaud, cela peut également faire de votre utérus un environnement inhospitalier pour que votre bébé s'y loge pendant neuf mois, ce qui peut causer une fausse couche ou un travail prématuré. Si vous avez trop chaud, vous devez changer votre alimentation pour refroidir et ne pas exposer votre corps à trop de chaleur, notamment par de l'activité physique, du stress, des saunas ou des bains de soleil.

Les hommes ont tendance à être plus chauds que les femmes et leurs testicules peuvent être affectés par un excès de chaleur. Ils devraient porter des sous-vêtements et des pantalons amples qui permettent à l'air de circuler.

Chaussures

Il ne semble pas y avoir un lien évident entre les chaussures et la fertilité, mais choisir des chaussures adaptées peut avoir un impact important sur notre santé et votre fertilité. La régulation de la température des pieds est une manière simple de réguler la température de votre corps. Avoir des pieds chauds signifie avoir un corps chaud ; avoir des pieds froids signifie avoir un corps froid ! Pourtant, en hiver, les personnes ne portent pas toujours des chaussures couvertes pour garder leurs pieds au chaud. Comme je l'ai déjà dit, le sang est un liquide ; il est affecté par la température. Si vous avez les pieds froids, cela refroidira le corps et ralentira la circulation sanguine autour du corps, notamment au niveau de l'utérus, perturbant ainsi la régulation des hormones et la fertilité.

Je reproche souvent à mes patients de venir dans ma clinique en portant des baskets, des escarpins des chaussures bateau pendant l'hiver. Car la semelle de la chaussure n'est pas suffisamment épaisse pour protéger le pied contre le froid du sol, ce qui fait que le pied devient froid. À la place, il est préférable de porter des bottes en hiver pour protéger les pieds contre le froid du sol. Les baskets sont souvent fabriquées en maille, ce qui permet à l'air d'entrer dans la chaussure et de refroidir le pied lors d'un effort physique. En hiver, elle laisse l'air froid rentrer, ce qui refroidit trop le pied et perturbe la circulation sanguine. Portez des baskets uniquement lorsque vous faites sport à l'intérieur en hiver à l'extérieur l'été.

Il est également important de garder vos pieds au chaud lorsque vous êtes à l'intérieur, notamment en hiver ou dans des bâtiments froids ou avec des sols froids. Porter des chaussettes et des chaussons à la maison favorisera la circulation sanguine autour du corps et améliorera la régulation des hormones et votre fertilité. Si vous souffrez de pieds très froids, je vous recommande de faire des bains de pieds chauds tous les jours pour favoriser et améliorer la circulation sanguine.

Don de sang

Le don de sang joue un rôle important dans la société actuelle, car il permet d'aider des personnes moins chanceuses et il cela devrait être applaudi. Sans le don de sang, de nombreuses personnes mourraient. Cependant, lorsque vous essayez d'avoir un bébé, il est fondamentalement important de conserver et de produire du sang pour le traitement de l'infertilité. Les femmes perdent du sang tous les mois et doivent en reproduire. Mais à cause d'une vie stressante, de nos carrières, d'une activité physique excessive, de nos activités sociales et d'une mauvaise alimentation, les niveaux de sang sont souvent inférieurs à ce qu'ils devraient être. Lorsqu'une femme essaye d'avoir un bébé, elle ne peut pas se permettre de perdre du sang, car celui-ci est nécessaire pour sa fertilité, pour la croissance du placenta et pour son bébé. Les donneurs de sang ont plus de risque de développer une insuffisance en fer, ce qui peut perturber la fertilité et une grossesse [119]. C'est pour cette raison que je ne recommande pas aux femmes qui essayent d'avoir un bébé de donner du sang. Cependant, dans la majorité des cas, il n'y a pas de problème pour que les hommes donnent du sang lorsqu'ils essayent d'avoir un bébé, car ils ne perdent pas du sang tous les mois.

Faire un régime

Souvent, lorsque les femmes viennent me voir pour la première fois, elles disent qu'elles veulent perdre du poids et avoir un bébé. Il est parfois nécessaire de perdre du poids lorsque le rapport entre la taille et les hanches est supérieur à 0,8, car cela améliore la fertilité. Dans de nombreux cas, il est préférable que cette perte passe par de l'exercice physique et une bonne alimentation. Il n'est pas conseillé de faire un régime, car cela épuise le corps et réduit les taux de LH et de leptine, ce qui peut altérer la fertilité. Suivez plutôt ces conseils simples pour perdre du poids :

- Il a été démontré par des études que l'acupuncture aide à perdre du poids [131].

- Éliminer le gluten – cela vous aidera à perdre rapidement du poids, car le gluten peut perturber le fonctionnement de la rate, en l'épuisant, ce qui entraîne une prise de poids.
- Éliminer les sucres raffinés de votre alimentation.
- Ne pas manger trop tard, c'est-à-dire après 19 h.
- Avoir une alimentation équilibrée (comme indiqué dans le chapitre onze).
- Manger des aliments riches en cuivre, car ils sont importants pour le métabolisme des graisses [132]. Les aliments riches en cuivre comprennent les céréales complètes, les haricots, les noix, les pommes de terre, les légumes à feuilles vert foncé et les pruneaux.
- Faites du sport (cardio) trois fois par semaine, mais pas plus.

Si une femme fait un régime et qu'elle tombe enceinte, la grossesse est à risque, car le corps est dans un état fatigué. Dans ces cas, l'acupuncture et les herbes médicinales chinoises sont très importantes pour aider la femme et le bébé, notamment pendant les 12 premières semaines.

Améliorer votre cycle menstruel

L'amélioration de votre cycle menstruel est l'aspect le plus important du traitement de l'infertilité pour une femme. Il s'agit du cœur de la médecine chinoise et c'est un élément négligé par la médecine occidentale. En améliorant votre cycle menstruel, cela favorise la croissance et la maturation de l'ovule et son implantation dans la paroi de l'utérus. Cela réduit également le risque d'une fausse couche précoce en assurant une circulation sanguine adaptée à l'utérus ainsi que la régulation des hormones.

Voici plusieurs étapes que vous pouvez suivre pour améliorer votre cycle menstruel :

1. Reposez-vous et ne faites pas d'exercice physique lorsque vous avez vos règles, car cela peut provoquer une insuffisance en sang.

2. Réduisez la quantité de produits cosmétiques que vous utilisez à seulement deux ou trois. Par exemple, utilisez uniquement du déodorant et une crème pour le visage/les mains et éliminez le rouge à lèvres, le vernis à ongles et le parfum. Si vous n'êtes pas certaine des composants des cosmétiques et que vous ne savez pas si leur utilisation est conseillée, vous pouvez télécharger sur votre téléphone une application qui vous le dira. Dans l'app store, recherchez « Think Dirty » (en anglais), « Healthy Living » (en anglais) ou Yuka (en français).

3. Vous coucher plus tôt sera favorable pour le niveau d'énergie lorsqu'il est faible pendant vos saignements menstruels. L'idéal est de se coucher avant 22 h et de dormir sept à huit heures.

4. Lorsque vous avez envie d'aliments sucrés pendant vos règles, cela est dû au fait que votre corps a besoin d'énergie rapide, car vous perdez de l'énergie par le sang. Cela peut indiquer que vous avez une insuffisance en sang. Augmentez votre apport en fer et en protéines, et reposez-vous.

5. Observez vos saignements mensuels. Sont-ils rouge foncé ou clair ? Y a-t-il des caillots ? S'ils sont rouge foncé avec des caillots, il s'agit d'une stagnation de sang, car il ne circule pas librement. Cela peut être causé par votre frustration de ne pas être enceinte ou par une exposition au froid. Pratiquez la pleine conscience et utilisez une bouteille d'eau chaude sur votre ventre pendant les saignements. Faites de nouveau connaissance avec votre corps !

6. Si vous avez des douleurs, utilisez une bouteille d'eau chaude ou de l'acupuncture plutôt que des analgésiques pour soulager l'inconfort. En médecine chinoise, la douleur est causée par la stagnation La chaleur favorise la circulation du sang, car il s'agit d'un liquide, ce qui aide donc à empêcher la stagnation. C'est ainsi que l'acupuncture aide à soulager la douleur. Les analgésiques ont des effets indésirables qui peuvent altérer la fertilité.

7. Utilisez des cups ou des serviettes hygiéniques plutôt que des tampons – désolé ! L'utilisation d'un tampon risque d'entraîner la remontée du sang plutôt que son écoulement. Cela peut provoquer des résidus de sang, qui forment une stase du sang dans l'utérus. Une stase du sang dans l'utérus peut provoquer des problèmes lors de la croissance de la nouvelle muqueuse de l'utérus ; de même qu'une obstruction des spermatozoïdes arrivant jusqu'à l'ovule. Les résidus de sang peuvent également provoquer une endométriose, des polypes et des fibromes.

8. Votre ventre doit toujours être couvert afin qu'il ne soit pas exposé au froid et qu'il reste chaud. Cela favorisera l'écoulement du sang et permettra à votre utérus d'être confortable et chaud pour que votre bébé s'y loge.

9. Si vous trouvez que vous êtes plus sensibles aux foules ou à la douleur pendant vos règles, cela peut indiquer un manque d'énergie. Nous avons besoin d'une certaine quantité d'énergie pour supporter les gens et tolérer la douleur. Prenez du ginseng et des compléments en fer, et optimisez votre alimentation (voir les chapitres 11 et 12 pour plus d'informations à ce sujet).

10. Si vous souffrez de symptômes prémenstruels avec des crampes, douleurs, SPM et seins sensibles, cela indique que vous êtes frustrée. Trouvez un endroit calme et essayez de vous détendre, de méditer ou de faire de la méditation consciente, ou recherchez un acupuncteur.

11. Ayez conscience que les changements de fuseaux horaires, par exemple du fuseau de Greenwich (GMT) à l'heure du Pacifique (PST), peuvent affecter la durée de votre système menstruel ainsi que la date d'ovulation.

12. Recevez un traitement d'acupuncture au moins une fois par semaine. Vous pouvez également avoir besoin d'herbes médicinales chinoises.

Améliorer la qualité de l'ovule

La croissance d'un ovule, qui se déroule en 85 jours, comporte trois étapes. Les trois étapes successives de la croissance d'un ovule sont :

1. Phase de multiplication.
2. Phase de croissance.
3. Phase de maturation [40].

Pendant chacune de ces étapes, le développement de l'ovule, et donc sa qualité, peuvent être affectés par les facteurs suivants :

- Taux de leptine, qui régule les hormones de l'hypothalamus, de l'hypophyse et de fertilité comme la FSH et la LH. La leptine correspond au niveau d'énergie. Conserver votre énergie permettra d'augmenter les taux de leptine, d'améliorer la régulation des hormones et la qualité de l'ovule.

- Glucides complexes, qui sont nécessaires pour que l'hormone FSH active la croissance du follicule et favorise sa maturation, l'ovulation et la fécondation successive [133] [134]. Il est donc important pour la qualité de l'ovule, de s'assurer que la femme mange de nombreux glucides complexes, environ 250 à 350 g par jour, voir la page 187.

- Une exposition à des substances chimiques artificielles contenues dans les cosmétiques, le tabac, les emballages et les aliments perturbe les hormones dans l'organisme et la qualité de l'ovule (voir le chapitre quatre pour plus d'informations à ce sujet).

- Pollution de l'air par les transports. Portez un masque contre la pollution atmosphérique ou évitez les routes principales avec un trafic important ou le métro.

- Carence en nutriments, vitamines et minéraux. Prenez des compléments alimentaires pour la grossesse de bonne qualité (voir le chapitre douze).

- Stress, activité physique excessive, travail de nuit ou soulever des objets lourds. Réduisez le stress, ne travaillez pas la nuit et pratiquez la pleine conscience, la méditation ou le yoga.

- Prise d'acétaminophène (paracétamol) ou d'aspirine qui peut affecter l'ovulation. Ne prenez pas d'analgésiques. Utilisez plutôt des baumes, des gels, des patchs chauffants ou de l'acupuncture[135].

Afin d'améliorer la qualité de vos ovules :

- Évitez les aliments qui contiennent du soja et de la caféine.
- Évitez les substances qui contiennent du cadmium et du mercure (voir la page 168–169 pour plus d'informations à ce sujet).
- Buvez l'eau filtrée du robinet. Ne réutilisez pas les bouteilles plastiques.
- Mangez des quantités suffisantes de protéines, de glucides complexes et d'acides gras essentiels (voir le chapitre dix pour plus d'informations à ce sujet).
- Suivez mes régimes alimentaires pour les femmes et les hommes (voir le chapitre onze).
- Suivez un traitement d'acupuncture toutes les semaines.
- Assurez-vous que vos taux de calcium sont suffisants dans votre alimentation, car il favorise la maturation de l'ovule. Parmi les bonnes sources de calcium, on retrouve : les amandes, les noix du Brésil, les noisettes, le varech, l'algue nori, le persil, le quinoa, les sardines et les graines de tournesol.
- Assurez-vous de dormir de 7 à 8 heures par nuit.
- Réduisez l'utilisation des cosmétiques à seulement deux articles, c'est-à-dire un déodorant et une crème pour le visage/les mains.
- Prenez un antioxydant puissant, comme la mélatonine (3 mg) avant de vous coucher pour protéger la qualité de l'ovule.
- Prenez quotidiennement des herbes médicinales chinoises (voir le chapitre quatorze).
- Prenez quotidiennement des compléments comme de la DHEA (25 à 75 mg), de la coenzyme q10 (600 mg) et de la gelée royale (1 000 mg).

Améliorer la qualité des spermatozoïdes

L'amélioration de la qualité des spermatozoïdes peut être largement obtenue en modifiant l'alimentation d'un homme. Il a été démontré qu'éliminer la viande, le piment, l'alcool (que la plupart des hommes consomment en abondance) et le lait de vache, et que les remplacer par du poisson, des algues (spiruline et chlorella) et de l'eau améliore la qualité du sperme. L'acupuncture et les herbes médicinales chinoises peuvent également améliorer la qualité des spermatozoïdes.

Les hommes devraient éviter toute chaleur autour de la zone de l'aine, et donc éviter les ordinateurs portables sur les genoux, les sous-vêtements serrés, les saunas et les bains de soleil. Les hommes doivent également éviter le stress et les longues heures de travail, et devraient également éviter de se coucher tard (après 22 h). Les hommes doivent manger de nombreux aliments avec des antioxydants, car ils protègent les spermatozoïdes contre les dommages causés par les radicaux libres, et doivent éviter les substances qui contiennent du cadmium, du plomb et du mercure (voir pages 167–169). Parmi les compléments qui peuvent améliorer la qualité du sperme et qui doivent être pris quotidiennement, on retrouve :

- coenzyme q10 (600 mg)
- acides gras essentiels : omega-3 (14 g)
- l-arginine (15 g)
- lycopène (5 à 10 mg)
- sélénium (200 mcg)
- vitamine C (1 g) [136]
- vitamine E (100 à 400 mg)
- zinc (66 mg) [137]

Les hommes doivent également éviter des pertes de sperme excessives, car cela peut fatiguer l'organisme. Dans l'idéal, le sperme doit être éjaculé uniquement lorsque vous essayez d'avoir un bébé au moment de l'ovulation.

Améliorer l'implantation

L'implantation est contrôlée par plusieurs facteurs : l'embryon, le système immunitaire de la mère, le facteur inhibiteur de leucémie (LIF) et les produits avancés de la glycation (AGE). Le LIF est une cytokine (messager immunitaire) qui aide à réguler la fonction immunitaire dans l'utérus, tandis que les AGE sont des protéines ou des lipides qui se lient aux sucres, ce qui peut rendre la muqueuse de l'utérus inhospitalière pour un embryon.

- S'assurer que l'embryon est de bonne qualité (voir ci-dessus) favorise l'éclosion de l'embryon et le début de son implantation dans la paroi utérine de la mère.

- L'implantation a lieu uniquement pendant la période limitée de la « fenêtre d'implantation », une période de 4 à 5 jours pendant laquelle l'utérus est réceptif, entre le 20e et le 24e jour d'un cycle menstruel normal [62]. Le système immunitaire de la mère diminue (les taux de TH1 baissent) après l'ovulation, ce qui permet à l'embryon de s'implanter [62]. Cependant, si les taux de la cellule immunitaire TH1 sont supérieurs à la normale dans l'organisme de la femme, l'embryon ne pourra pas s'implanter.

- L'acupuncture peut réguler les taux de TH1/TH2 et augmenter les taux de LIF, qui sont tous les deux nécessaires pour une implantation normale [62] [64]. Être détendu, et ne pas être stressé peut également réduire les facteurs immunitaires qui peuvent perturber l'implantation de l'embryon.

- Manger de nombreux acides gras essentiels, comme les oméga-3, aide à réguler la fonction immunitaire, permettant ainsi à l'embryon de s'implanter dans la paroi de l'utérus [138].

- Consommer moins d'aliments et de liquides contenant du sucre peut réduire les taux d'AGE, qui perturbent l'implantation [1].

- Prendre des compléments de ginseng peut augmenter les taux de TH2, ce qui protège l'implantation d'un embryon dans la muqueuse de l'utérus [336].

Chapitre huit

Préparation de votre esprit et de vos émotions

Nous avons beaucoup parlé du corps et de la fertilité, mais l'esprit et les émotions peuvent jouer un rôle tout aussi important dans la fertilité. L'esprit a évolué pour nous garder en vie, c'est notre outil de survie le plus important. Il nous aide à prévoir et à résoudre des problèmes, ce qui nous a aidés à survivre il y a des milliers d'années dans la vie sauvage. Il n'aime pas les surprises ; cela le rend agité, ce qui se manifeste par de l'anxiété. Il préfère que la vie soit prévisible, cela le fait se sentir en sécurité et c'est pourquoi il aime le contrôle. Dans le monde actuel, nos esprits sont surexploités. Nous nous inquiétons tous de ce qu'il va se passer et essayons de faire des plans pour notre futur, notre formation, notre carrière, notre retraite, etc. Pour la plupart des personnes, leur esprit est concentré sur le contrôle du futur.

Nos émotions vivent dans le présent. Elles réagissent à ce que nous pensons de notre vie, ce qu'on nous a dit est la vérité. Nos émotions remontent constamment la surface, elles se mélangent avec nos pensées et les traumatismes ancrés dans notre corps dans le passé. Les émotions sont au cœur de notre envie d'avoir un bébé. Vouloir un bébé révèle un besoin émotionnel très profondément ancré. Les émotions peuvent être fortes ou plus faibles pendant le cycle menstruel lorsque l'on essaye de concevoir naturellement. Par exemple, de nombreuses femmes n'ont pas le moral lorsque leur cycle menstruel commence, car cela signifie qu'elles ne sont pas enceintes. Elles se reprennent ensuite et pensent de nouveau positivement à l'approche de l'ovulation, et se disent « Ce sera pour ce cycle ! ». Lorsque l'ovulation a eu lieu, les sentiments d'anxiété et de doute s'installent avec des questions telles que « Est-ce que je suis enceinte, ou pas ? », qui précèdent la fin du cycle menstruel.

Faire face à des problèmes de fertilité peut provoquer beaucoup d'anxiété. L'anxiété, comme le stress, est une émotion négative qui est peu utile et qui ne fait que vider le corps de ces importantes réserves en énergie et en sang, le rendant plus faible, ce qui altère la fertilité. Plus vous êtes anxieuse, plus vous « dépensez » de l'énergie et plus votre fertilité sera mauvaise. Il est donc important de contrôler votre esprit.

En médecine chinoise, chaque organe interne est associé à une émotion particulière : un bouleversement émotionnel, une colère et une frustration affecteront l'organe du foie ; s'inquiéter endommagera la rate ; la peur affaiblit les reins ; et l'anxiété le cœur.

Il est difficile de ne pas être émotif lorsque l'on essaye d'avoir un bébé. Souvent, les gens vous diront : « Détends-toi et laisse les choses se faire ». Si seulement c'était aussi simple ! La plupart des personnes ont du mal à se détendre dans le monde moderne actuel. Au lieu d'essayer de vous forcer à vous détendre et de contrôler vos émotions, ce qui est très difficile, je vous recommande plutôt de vous amuser. Regarder des comédies, sortir pour le déjeuner ou le dîner, aller au cinéma, faire du shopping avec des amis, etc., tout cela vous permet de vous détourner du stress et de l'anxiété, et de remettre de la joie dans votre vie, et la joie est l'opposé de l'anxiété. Le bonheur aide le corps à se détendre ce qui, à son tour, favorise le flux d'énergie et de sang dans le corps. Cela aide à réguler les hormones et le cycle menstruel, et améliore la fertilité. Des études ont démontré qu'un traitement d'acupuncture peut réduire le stress lié à l'infertilité [139].

Enfin, les études ont démontré ce que les philosophies orientales savent depuis des siècles, c'est-à-dire que ces stress et ces émotions peuvent être transmis à nos enfants par nos gènes [140]. Cela agit ensuite comme un trouble émotionnel, dont l'enfant hérite et qu'il est chargé de résoudre afin d'avoir une vie heureuse. Résoudre vos émotions négatives avant d'avoir un bébé offrira à votre enfant un avantage, une vie plus simple, avec moins de problèmes émotionnels sur lesquels il devra travailler.

La plupart des personnes qui essayent de concevoir commenceront par prendre des compléments pour nourrir leur corps et améliorer leur fertilité, et négligeront leur esprit et leurs émotions. Si l'esprit et les émotions ne sont pas maîtrisés, ils consommeront de l'énergie et du sang, ce qui affaiblira l'organisme, et pourrait réduire les taux de leptine et perturber la régulation des hormones, malgré la prise de compléments pour l'énergie et le sang. Afin d'améliorer la fertilité, il est important de préparer votre esprit et vos émotions tout autant que votre corps. Il est souvent plus difficile de préparer l'esprit et les émotions, car nous avons tendance à ne pas en avoir conscience. Parler de ce que nous ressentons ou de nos peurs fait partie de la manière de préparer nos esprits et nos émotions et d'améliorer notre fertilité. Cela peut-être avec des amis, de la famille, sur des forums en ligne, avec votre docteur, votre acupuncteur ou un professionnel formé, comme un thérapeute spécialisé en fertilité. Après avoir parlé de vos émotions négatives, après les avoir exprimées, leur avoir donné de l'espace et les avoir affrontées, elles vont disparaître et ne continueront pas de vider l'énergie vitale et le sang de votre organisme, qui pourraient autrement être utilisés pour votre fertilité.

Vous n'êtes pas votre esprit ; vous êtes la conscience qui repose derrière l'esprit. En prenant du recul mentalement et en observant ce à quoi vous pensez, vous pouvez identifier des pensées qui peuvent être bloquantes pour avoir un bébé. Par exemple, les modèles de pensée négative, l'inquiétude et l'anxiété sont des maladies de l'esprit. Ces maladies provoquent ensuite des changements hormonaux au niveau physique, ce qui peut provoquer de l'infertilité.

Prendre du recul sur vos pensées et les observer demande du temps et de l'entraînement. De la même manière que vous devez entraîner vos muscles à la salle de sport, vous devez faire la même chose avec votre esprit, mais au lieu de faire grandir votre esprit, comme on souhaite développer un muscle à la salle de sport, vous devez faire l'opposé et le rendre plus petit. Pour cela, vous devez utiliser différentes techniques, comme la méditation, la pleine conscience, le yoga, le tai-chi ou tout simplement marcher dans la nature. Vous pouvez ensuite identifier tout schéma de pensée négative que vous pourriez avoir et l'observer afin de connaître son origine et de le modifier. Par exemple, un schéma de pensée négative concernant votre infertilité peut être ancré dans une croyance selon laquelle vous n'êtes pas suffisamment bonne pour être parent ou que vous n'êtes pas prête d'un point de vue émotionnel ou financier.

Votre esprit est comme un jardin : ce que vous plantez (pensées) correspond à ce que vous faites pousser (sentiments). Éliminer les croyances et les pensées négatives est identique au fait d'éliminer les mauvaises herbes de votre jardin. Mieux vous connaître et changer les schémas de pensée négative pour devenir une meilleure personne, et donc un meilleur parent, est l'un des avantages de se battre contre l'infertilité.

Réduire le stress, renforcer vos forces et vous amuser !

Le stress est l'une des principales causes de l'infertilité [19] [141] [142] [143] [144] [145]. Cela crée de la frustration, de l'amertume et même de la colère, ce qui augmente le taux de cortisol dans l'organisme, et qui perturbe l'équilibre normal des hormones de fertilité. Cela affecte ensuite le foie et provoque des cycles mensuels irréguliers, et endommage ainsi la fertilité.

Du stress prolongé (plus que quelques heures) affaiblit l'organisme. Comme nous l'avons vu, le corps a trois niveaux de stress :

1. La phase d'alarme (niveau 1).
2. La phase de résistance (niveau 2).
3. La phase d'épuisement (niveau 3) [30].

La plupart des personnes vivent dans la phase de résistance (niveau 2). La phase de résistance provoque une augmentation de la libération de l'hormone surrénalienne (glucocorticoïdes), ce qui entraîne une augmentation des besoins en énergie et réduit les réserves de lipides ainsi que les taux de leptine. Les lipides sont composés des graisses et des huiles, et sont yin par nature. Ils forment les fondements d'une bonne santé et d'une bonne fertilité. Il est donc important d'avoir une alimentation riche en incidents essentiels, comme ceux provenant des poissons gras de la graine de lin, afin de maintenir des taux élevés de lipides et d'atténuer les effets secondaires du stress. Il est souvent recommandé de manger beaucoup de protéines pour la fertilité, mais cela n'est pas suffisant. Des niveaux élevés d'oméga-3 sont tout aussi importants. Ils favorisent également la régulation du système immunitaire ainsi que l'implantation.

Un stress prolongé peut perturber votre système immunitaire, provoquer une augmentation des taux de cortisol, ce qui réduit le nombre de cellules TH2. Les cellules TH2 sont importantes pour aider un embryon à s'implanter dans l'utérus [145]. Du stress chronique peut provoquer la libération prolongée de cortisol, contre laquelle les leucocytes mettent en place une réponse contre-régulatrice en effectuant une régulation négative de leurs récepteurs au cortisol. Cette régulation négative réduit la capacité des cellules à répondre aux signaux anti-inflammatoires et permet aux processus inflammatoires provoqués par la cytokine de se développer, augmentant ainsi la concentration des cellules TH1. L'augmentation du nombre de cellules TH1 peut empêcher l'embryon de s'implanter dans la paroi utérine.

Acupuncture est un très bon moyen de réduire le stress en régulant les taux de la cortisone, qui est l'hormone du stress, et en régulant l'hypothalamus, qui régulent tous les deux les hormones de fertilité et le cycle menstruel [146]. L'association du traitement d'acupuncture et du fait de s'allonger sur la table de traitement encourage les personnes à se détendre. Avec la chaleur et la musique de relaxation, la personne entre dans un état profond de relaxation. Dans cet état, le corps n'est plus en phase de résistance et peut se laisser aller, et a ainsi une chance de guérir et de revenir à un état d'équilibre.

Lorsqu'elles essayent d'avoir un bébé, la plupart des femmes seront proactives ; elles vont faire des recherches et tout essayer pour avoir un bébé. Cependant, essayer de manière excessive peut provoquer du stress et de l'anxiété, augmentant ainsi le taux des hormones du stress, ce qui provoque une irrégularité des cycles menstruels et utilise également une quantité importante d'énergie qui aurait pu être utilisée pour la fertilité. Je dois parfois dire à mes patientes de ne pas trop essayer, et de se détendre. S'amuser permettra de réduire le stress, d'améliorer la circulation sanguine, d'améliorer votre cycle menstruel et de favoriser la fertilité. Il est important d'essayer toutes les techniques indiquées dans ce livre, et cela augmentera fortement vos chances d'avoir un bébé, mais il faut le faire de manière à ce que cela ne provoque pas de stress. Au-delà, cela peut devenir un obstacle. Lorsque cela se produit, n'oubliez pas de vous laisser aller, détendez-vous et amusez-vous. La circulation de sang et d'énergie est meilleure lorsque vous êtes heureuse. Et si le sang circule mieux, vos hormones circuleront mieux et votre fertilité sera améliorée.

Tableau de visualisation

Vous pouvez utiliser un « tableau de visualisation » pour aider votre fertilité. Un tableau de visualisation est un tableau sur lequel vous placez des images positives que vous regardez tous les jours, par exemple un test de grossesse positif, un bébé, vous et votre partenaire portant bébé, un berceau, une poussette, etc. Regarder ces images tous les jours vous permettra de les apporter dans votre vie, de les accepter comme une part de votre réalité et qu'ils sont vrais pour vous.

Les tableaux de visualisation sont également un moyen utile de voir à l'intérieur de vous-même et de trouver des blocages émotionnels que vous pourriez avoir concernant le fait d'avoir un bébé. Par exemple, si vous regardez votre tableau de visualisation et que vous n'y croyez pas, tracez ensuite l'origine de cette pensée négative et faites-y face pour la changer. Vous pouvez le faire en vous asseyant dans une pièce calme et en analysant vos pensées, observez-les et voyez où elles vous mènent.

Ce que nous pensons est déterminé par ce que nous ressentons sur nous-mêmes et ce à quoi nous croyons. Si nous pensons que nous ne sommes pas assez bonnes ou que nous sommes en échec, le corps écoutera cette pensée et fera en sorte qu'il en soit ainsi. Dans le cadre de la médecine chinoise, croire que vous êtes un échec que vous n'êtes pas suffisamment bon réduit vos niveaux d'énergie, provoquant ainsi une réduction de production d'énergie et de sang, fait stagner le qi dans le foie ce qui provoque une stase du sang, et qui conduit à des règles irrégulières, ce qui est douloureux et altère le qi dans les reins, ce qui affecte la qualité de l'ovule et des spermatozoïdes. Croyez en vous-même !

Être positif

En général, les schémas de pensée négative proviennent d'une croyance négative que nous avons sur nous-mêmes, par exemple « je ne suis pas assez bon » ou « je ne le mérite pas ». Ces croyances sont ancrées dans la peur et non dans l'amour de nous-mêmes. Pour changer cela, vous pouvez utiliser des affirmations positives telles que « je m'aime » ou « je suis enceinte » ou « je me laisse aller » si vous êtes stressée. Prenez maintenant cinq minutes pour pratiquer l'une de ces techniques.

Prenez une grande inspiration et dites « Je » puis expirez et dites l'une des affirmations ci-dessus, par exemple « suis enceinte ». La respiration est un outil pratique pour les affirmations, car l'inspiration correspond à l'état de vouloir vivre ici sur cette planète tandis que l'expiration forme l'abandon à la croyance que vous avez prononcée.

Les recherches ont démontré que les femmes qui sont négatives concernant leur fertilité ont plus de risque de vivre un échec [147]. Il est important de réduire votre exposition aux influences négatives, et cela signifie ne pas passer du temps avec des personnes négatives, ni regarder des films d'horreur ou des documentaires négatifs, et ne pas regarder ni lire des informations négatives. Regardez plutôt des comédies, des informations positives, ou lisez des romans joyeux qui permettent à votre esprit d'arrêter de toujours penser à des choses négatives et de vous mettre dans un état d'esprit positif.

Chapitre neuf

Optimisation de votre environnement

Nous sommes de plus en plus conscients de notre impact sur l'environnement, mais nous réfléchissons rarement à la manière dont cela impacte notre capacité à concevoir. Tout est lié l'un à l'autre. Par exemple, le plastique qui pollue nos océans affecte également nos hormones, en causant de l'infertilité. Comprendre de quelle manière notre environnement affecte notre fertilité vous aidera à comprendre comment cela affecte la nature. Nous faisons partie de la nature. Si nous endommageons la nature, nous nous endommageons nous-mêmes.

Réduire votre exposition aux substances chimiques

Nos corps sont entourés par environ 80 000 produits chimiques, des parfums dans les savons, shampooings et parfums, au maquillage et aux produits nettoyants, ainsi que les produits sanitaires comme les tampons [148]. Sans le savoir, cela affecte notre santé et notre fertilité. Il est préférable pour notre fertilité et celle de notre futur bébé de limiter la quantité de substances chimiques dans notre maison (y compris notre jardin) et dans notre organisme. Par exemple, il est préférable que le sol soit naturel dans votre maison plutôt que d'avoir des tapis, qui contiennent des substances chimiques antitaches.

Vous trouverez ci-dessous les substances chimiques dont l'effet nocif sur la fertilité masculine et féminine a été démontré. Ces listes ne sont pas définitives, car il faut encore analyser les effets sur la santé reproductive de l'être humain de la plupart des 80 000 substances chimiques présentes dans notre environnement.

Substances chimiques qui affectent la fertilité féminine

Il a été démontré par des études que ces substances chimiques altèrent la fertilité féminine :

- 8-prénylnaringinine
- aniline
- anthraquinones
- BPA
- BPS
- DDE
- DDT
- deoxymiroestrol
- dibenzofuranes
- hexachlorobenzène
- miroestrol
- octaméthylcyclotétrasiloxane
- organophosphates
- PAH
- parabènes
- particules fines ($PM_{2.5}$)
- PCB
- PFC
- PFOA
- PFOS
- phtalates
- polychlorobiphényles
- polychlorobenzodioxines

Substances chimiques qui affectent la fertilité masculine

Il a été démontré par des études que ces substances chimiques altèrent la fertilité masculine :

- aniline
- APE
- DDD
- DDE
- DDT
- parabènes
- PBDE
- PCB
- PFC
- PFOA

- PFOS
- phtalates
- THC
- vinclozoline

Connaître vos plastiques

L'utilisation du plastique est un problème de plus en plus grave, pas uniquement pour l'environnement, mais également pour la fertilité masculine et féminine. Les plastiques sont catégorisés selon leurs contenus et leur recyclabilité. Le numéro du symbole de recyclage est le code qui indique le type de plastique qui a été utilisé pour produire le produit. Il est généralement considéré que les plastiques avec les symboles de recyclage 2, 4 et 5 peuvent être utilisés (voir ci-dessous). Évitez les plastiques avec les symboles de recyclage 3 et 6. Les plastiques avec le symbole de recyclage 7 peuvent être utilisés uniquement s'ils indiquent également « PLA » ou si le symbole d'une feuille est présent. Le symbole de recyclage 1 peut être utilisé, mais il ne devrait pas l'être plus d'une fois (ne remplissez pas des bouteilles en plastique par exemple). Tenez les conteneurs en plastiques éloignés de la chaleur et du soleil, car cela pourrait provoquer la libération des substances chimiques qu'ils contiennent dans vos aliments et vos liquides. Essayez toujours d'acheter des aliments qui ne sont pas préemballés dans du plastique et utilisez des sacs en papier pour emballer les fruits et les légumes.

Codes du plastique

1. Polyéthylène téréphtalate (PETE ou PET) : comprend les bouteilles de boissons gazeuses et les bouteilles d'eau en plastique transparent. Ils peuvent généralement être utilisés, mais vous ne devez pas les réutiliser.

2. Polyéthylène haute densité (PEHD) : comprend les bouteilles de lait opaques, les bouteilles de détergent, les bouteilles de jus de fruits, les barquettes de beurre et les flacons des produits de toilette. On considère généralement qu'ils peuvent être utilisés.

3. Chlorure de polyvinyle (PVC) : comprend le cellophane (film alimentaire), les bouteilles d'huile de cuisson et les tuyaux. Ne cuisinez pas des aliments dans ces plastiques et essayez de limiter leur utilisation sur tout type d'aliments (utilisez du papier ciré, du papier sulfurisé ou des conteneurs en verre au lieu du cellophane). Évitez-les dès que cela est possible !

4. Polyéthylène basse densité (PEBD) : comprend les sacs d'épicerie, certains cellophanes, les bouteilles compressibles et les sacs à pain. On considère généralement qu'ils peuvent être utilisés.

5. Polypropylène (PP) : comprend la plupart des pots de yaourt, les sachets de thé, les bouteilles d'eau avec un effet opaque, les flacons des médicaments, et les bouteilles de sirop et de sauce. On considère généralement qu'ils peuvent être utilisés.

6. Polystyrène/styromousse : comprend les plaques de mousse, les gobelets et les matières d'emballage. Ne cuisinez pas des aliments et ne placez pas des aliments chauds sur ces plastiques. Évitez-les dès que cela est possible !

7. Tous les autres plastiques qui ne sont pas compris dans les autres catégories et avec des mélanges de plastique 1 à 6 sont étiquetés par un 7. L'acide polylactique (PLA) est un plastique composé à partir de herbes et qui est également étiqueté par un 7. Les plastiques PLA ne contiennent pas de BPA, qui sont mauvais (voir ci-dessous). Aucune préoccupation n'a été soulevée concernant le plastique PLA avec les aliments. Il est difficile de dire la différence entre un plastique PLA numéro 7 et un plastique numéro 7 contenant du BPA. Ne cuisinez pas des aliments dans des plastiques qui ne sont pas PLA, et évitez d'utiliser ces plastiques autour de tout type d'aliment. Les fontaines à eau des entreprises ont tendance à utiliser des bouteilles en plastique réutilisables fabriquées en polycarbonate, numéro 7, qui contiennent du BPA. Évitez-les dès que cela est possible !

BPA

Le bisphénol A (BPA) a été synthétisé pour la première fois en 1891, comme œstrogène de synthèse. Il est maintenant utilisé pour fabriquer des plastiques durs, du papier couché (tickets de caisse) et pour doubler les conserves et les couvercles des aliments et des boissons [85]. Le BPA peut perturber les hormones masculines et féminines et un lien a été établi avec l'autisme. Parmi les produits qui peuvent contenir des BPA, on retrouve :

- gobelets en plastique, ustensiles de cuisine en plastique et assiettes en plastique
- couteaux, fourchettes et baguettes en plastique
- bouteilles d'eau, gobelets et récipients pour aliments
- robots de cuisine et mixeurs (récipients en plastique et conserves)
- aliments en conserve (le BPA est dans les doublures de presque chaque conserve)
- gobelets des boissons chaudes à emporter, par exemple du café (le BPA est dans la doublure)

Voici comment éviter de vous exposer aux BPA :

- Évitez les plastiques avec les numéros de recyclage 3, 6 ou 7.
- Évitez les bouteilles d'eau en plastique. Utilisez l'eau filtrée du robinet et remplissez des bouteilles d'eau réutilisables en métal ou en verre.
- Couvrez les aliments avec du papier sulfurisé plutôt que du cellophane (film plastique) ou du papier aluminium [331].
- Ne buvez pas de boissons chaudes dans des gobelets à emporter.
- Ne chauffez aucun plat en plastique et ne les réchauffez pas au micro-ondes.
- Ne versez aucun liquide chaud dans du plastique.
- Ne versez aucun liquide chaud dans des récipients en plastique.
- Réduisez votre utilisation d'aliments en conserve.

- Utilisez des contenants en verre, en porcelaine ou en acier inoxydable pour contenir et conserver les aliments.

Climatisation

La plupart des bureaux ou des bâtiments commerciaux sont climatisés. Les personnes négligent souvent les climatiseurs et leur impact sur la santé et la fertilité. Si vous connaissez quelqu'un qui est assis dans un bureau sous un climatiseur, il y a de fortes chances que cette personne ait été malade une douzaine de fois. Le vieux dicton « Évitez les courants d'air pour ne pas prendre froid » est toujours vrai aujourd'hui. Et nous attrapons un rhume lorsque nous avons froid. Le froid affaiblit l'organisme, car il doit utiliser de l'énergie (qi) pour nous garder au chaud. Le froid provoque le ralentissement de la circulation sanguine. Le ralentissement de la circulation sanguine altère également la régulation des hormones de fertilité qui sont transportées dans l'organisme. Une utilisation trop importante de l'énergie pour rester au chaud réduit les quantités d'énergie et de sang disponibles pour la fertilité, réduit les taux de leptine et peut refroidir excessivement l'utérus. Un utérus froid peut conduire à une infertilité inexpliquée, une endométriose, une adénomyose (lorsque la muqueuse de l'utérus infiltre la paroi musculaire de l'utérus) et des fausses couches répétées.

Cela se produit de la même manière lorsque la climatisation est réglée sur une température maximale. Cela peut provoquer un fonctionnement irrégulier de la thyroïde, une transpiration excessive, avec une perte de yin, de l'agitation et de l'irritabilité, ce qui peut affecter le cycle menstruel.

Réduire votre exposition à la pollution atmosphérique

Selon l'Organisation mondiale de la santé (OMS), plus de 90 % de la population mondiale vit dans des zones où la pollution atmosphérique dépasse les recommandations en matière de sécurité[149]. De plus en plus de recherches indiquent les effets néfastes de la pollution atmosphérique sur notre santé. Il est bien connu que la pollution atmosphérique perturbe le système respiratoire et provoque chez les personnes le développement de problèmes respiratoires, comme de l'asthme, mais il est moins connu que la pollution atmosphérique altère la fertilité.

Les recherches démontrent aujourd'hui de quelle manière une exposition aux particules fines, retrouvées sous le symbole $PM_{2.5}$, altère la fertilité masculine et féminine [150] [151] [152]. Ces particules proviennent de l'industrie lourde, de la combustion de carburants fossiles et des émissions des gaz d'échappement des véhicules, notamment le diesel.

Les hommes qui sont exposés à la pollution atmosphérique ont plus de risque de développer un stress oxydatif (voir page 83). Les spermatozoïdes sont très sensibles au stress oxydatif, qui cause des dommages sur l'ADN logé dans la tête des spermatozoïdes. Cela provoque des anomalies chromosomiques chez le fœtus, ainsi qu'une augmentation des fausses couches et des malformations congénitales.

Les femmes qui sont exposées à la pollution atmosphérique présentent une altération du fonctionnement des cellules TH2, ce qui peut avoir un impact sur l'implantation et la fertilité (voir page 59). Une exposition à la pollution liée à la circulation routière peut réduire la fertilité féminine, le pourcentage de grossesse et le compte des follicules antraux (CFA) [153].

Il est donc préférable d'éviter de vous exposer à la pollution atmosphérique lorsque vous essayez d'avoir un bébé ou lorsque vous êtes enceinte. Évitez de marcher à proximité des routes très fréquentées, de rester à des croisements, d'utiliser le métro ou de respirer tout type de fumées de combustion (cigarette, barbecue, incendie). Si vous ne pouvez pas éviter une exposition à la pollution atmosphérique, vous pouvez vous protéger de trois manières :

1. Les premiers résultats de certaines recherches montrent que des doses élevées de vitamine D, B_9 (2,5 mg), B_6 (50 mg) et B_{12} (1 mg), pourraient réduire les effets néfastes de la pollution atmosphérique sur l'organisme [151].

2. Portez un masque contre la pollution atmosphérique. Il y en a un certain nombre sur le marché, pour tous les goûts et tous les styles, qui présentent tous un degré de filtration de niveau militaire.

3. Changez votre voiture pour une voiture qui est plus écologique, c'est-à-dire un véhicule sans moteur diesel et avec une forme de propulsion électrique.

Réduire votre exposition aux métaux lourds

Une exposition aux métaux lourds peut altérer la fertilité masculine et féminine et causer des malformations congénitales. Les métaux lourds peuvent augmenter le nombre de radicaux libres dans l'organisme, ce qui endommage les spermatozoïdes et les ovules et affecte l'implantation. On estime depuis longtemps que la moitié des cas d'infertilité masculine avec une étiologie inconnue pourrait être attribuée à une exposition à différents métaux lourds [154]. Les métaux lourds les plus importants pouvant affecter la fertilité sont énumérés ci-dessous.

Cadmium (Cd)

Le cadmium, un métal lourd, est un polluant fréquemment retrouvé dans les processus industriels modernes, par exemple la combustion de carburants fossiles et la fabrication nickel-cadmium. Le cadmium est absorbé en quantités importantes dans la fumée de cigarette et dans les crustacés, par exemple les huîtres. Une seule cigarette contient 2,8 μg de cadmium [155].

Le cadmium est connu pour avoir de nombreux effets indésirables sur la santé des personnes, en ciblant notamment les reins, le foie ainsi que les artères et les veines, ainsi que pour induire un stress oxydatif (radicaux libres). Les concentrations de cadmium dans les ovaires augmentent avec l'âge et ont été associées à un échec du développement de l'ovule entre la face primaire et secondaire, une absence d'ovulation, un échec d'implantation, une perte de grossesse précoce et des malformations congénitales [156].

Les cellules de Leydig, qui sont retrouvées dans les testicules des hommes et qui produisent la testostérone nécessaire pour la production de spermatozoïdes, sont très sensibles au cadmium [154]. Le cadmium a un effet toxique important sur les spermatozoïdes et peut affecter l'intensité des spermatozoïdes, leur mobilité, leur viabilité et leur morphologie [154]. Une carence traditionnelle en éléments essentiels, par exemple en zinc, peut aggraver les effets du cadmium [154].

Plomb (Pb)

Le plomb peut être retrouvé dans toutes les parties de notre environnement, l'air, le sol, l'eau et même à l'intérieur de nos maisons dans une grande variété de produits différents, notamment les peintures, les céramiques, les tuyaux et les matériaux de plomberie, les piles, les cartouches et même les produits cosmétiques. La plupart de notre exposition provient des activités humaines, notamment la combustion de carburants fossiles et l'utilisation antérieure d'essence plombée et de certains types de dispositifs industriels.

Le plomb est un métal toxique très connu qui peut endommager la santé humaine. Des études ont démontré qu'il pouvait altérer le sperme des hommes, et conduire à une réduction de la fertilité, à des malformations congénitales et à un retard de conception [157]. Chez la femme, une exposition au plomb peut augmenter le risque de fausse couche [158]. Le plomb peut s'accumuler dans nos organismes au cours du temps, où il est stocké dans les os avec le calcium. Pendant la grossesse, le bébé prend la moitié du calcium de la mère et est exposé au plomb stocké [158].

Mercure (Hg)

Il a été démontré que de faibles doses de mercure réduisent l'infertilité masculine et féminine [159]. Le mercure est retrouvé dans des poissons en haut de la chaîne alimentaire, comme le thon, l'espadon, le thazard, le homard, le maquereau espagnol, le voilier, le mérou et le requin. La recherche a démontré qu'une alimentation riche en ses poissons correspondait à une réduction de la fertilité chez les hommes[160]. Des taux élevés de mercure sont également retrouvés dans l'air dans la fumée de goudron et la pluie acide. Des taux élevés de mercure réduisent l'absorption de zinc, qui altère la production des spermatozoïdes. Du bétail gardé dans une zone où l'eau souterraine est contaminée par du mercure peut le transmettre aux humains par leur viande[161]. Chez les femmes, il a été démontré que le mercure altère les niveaux des lymphocytes et des cellules NK, ce qui provoque une infertilité de type immunitaire[161].

Réduire votre exposition aux ondes électromagnétiques (OEM)

Dans le monde moderne actuel, nous sommes constamment bombardés d'OEM, provenant de la radio, de la téléphonie mobile, des dispositifs sans fil, etc. Les recherches ont démontré un lien entre l'augmentation de la téléphonie mobile (cellulaire) et la réduction de la fertilité masculine[162] [163]. Les analyses réalisées sur le sperme des utilisateurs de téléphone portable indiquent une réduction du nombre de spermatozoïdes, de leur mobilité, de leur viabilité et de leur morphologie normale. Plus l'utilisation du téléphone portable était importante, plus le sperme était endommagé. Cela peut être causé par plusieurs mécanismes :

1. Un effet spécifiquement causé par les OEM.

2. Un effet thermique moléculaire (chaleur provenant du téléphone trop élevée autour de la zone de l'aine).

3. Sensibilité des cellules de Leydig, qui produisent la testostérone, aux OEM.

4. Réduction de mélatonine, un antioxydant, liée aux OEM, peut prédisposer les spermatozoïdes à du stress oxydatif réactif (radicaux libres).

Chez les femmes, les téléphones portables peuvent altérer le fonctionnement de la thyroïde, ce qui provoque des taux irréguliers de TSH, pouvant conduire à de l'infertilité[164].

Des études ont démontré que les hommes qui utilisent un ordinateur portable connecté à internet par WiFi pour naviguer sur le net pendant plus de quatre heures par jour peuvent présenter une réduction importante de la mobilité progressive des spermatozoïdes avec une augmentation des spermatozoïdes non mobiles et une augmentation importante de la fragmentation de l'ADN des spermatozoïdes [165], ce qui conduit à de l'infertilité et à des fausses couches répétées. Cela peut être un problème pour les hommes qui travaillent dans des bureaux et qui passent leur temps libre à jouer sur ordinateur. Les niveaux des OEM vont probablement augmenter avec l'introduction de la 5G.

Vous pouvez vous protéger des OEM en réduisant votre utilisation des gadgets qui émettent des OEM ou en achetant des dispositifs qui les neutralisent, c'est-à-dire des pierres semi-précieuses comme la tourmaline [166].

Réduire votre exposition aux médicaments

La plupart des personnes ne sont pas conscientes qu'une utilisation fréquente de médicaments peut altérer la fertilité. Il est important de savoir lesquels peuvent limiter la fertilité et quelles sont les alternatives à utiliser à la place.

Analgésiques

Les analgésiques comme l'acétaminophène (paracétamol), l'acide acétylsalicylique (aspirine) et les anti-inflammatoires non stéroïdiens (AINS, comme l'ibuprofène et l'indométacine) peuvent perturber la fertilité masculine et féminine. Chez les hommes, le paracétamol, l'aspirine et l'indométacine réduisent la quantité de testostérone produite, ce qui affecte ensuite la production de spermatozoïdes [167]. Les études ont démontré que l'ingestion de paracétamol affecte la fertilité masculine en retardant la grossesse [86].

Chez les femmes, les anti-inflammatoires non stéroïdiens (AINS) et l'aspirine ont des effets néfastes sur la régulation des hormones (GnRH), sur l'ovulation et la fécondation [168] [169]. Par exemple, le diclofénac était le plus grand inhibiteur d'ovulation par rapport au naproxène et à l'étoricoxib. Le paracétamol peut empêcher l'ovulation chez une femme [89]. Les médicaments comme l'aspirine et les AINS peuvent réduire de 75 % la production de mélatonine par la glande pinéale [170], ce qui peut altérer la qualité de l'ovule et des spermatozoïdes.

C'est pour cette raison que je recommande aux femmes qui essayent d'avoir un bébé de ne pas prendre d'analgésiques. Si vous souffrez de douleurs et que vous avez besoin de vous soulager, l'acupuncture est très efficace pour soulager la douleur et n'a aucun effet secondaire négatif [171]. En alternative, vous pouvez appliquer localement des gels ou des baumes pour soulager une douleur localisée. Dans tous les cas, demandez conseil à votre médecin.

Antidépresseurs

Les recherches ont démontré que l'utilisation de médicaments comme les inhibiteurs sélectifs de la recapture de la sérotonine (ISRS) un mois avant la conception peut augmenter le risque pour le bébé de développer des malformations congénitales [172]. Lorsqu'ils sont pris pendant la grossesse, les ISRS peuvent augmenter le risque que le bébé soit autiste ou qu'il présente une malformation congénitale ou un trouble du langage ou de la parole [173] [174] [175] [176] [177] [178] [179] [180] [181] [182].

Si vous souffrez d'anxiété ou de dépression, l'acupuncture et les herbes médicinales chinoises sont très efficaces pour réduire ces états sans aucun effet secondaire et elles peuvent être poursuivies en toute sécurité pendant la grossesse [183]. Il faut toujours et avant tout consulter votre médecin traitant.

Antiépileptiques

Les antiépileptiques comme le valproate de sodium peuvent provoquer des malformations congénitales et augmenter le risque pour un enfant de développer un spectre autistique [184] [185] [186] [187]. Consultez votre médecin traitant avant de prendre du valproate de sodium.

Statines

Les médicaments comme les statines peuvent également réduire les taux de la coenzyme Q10 dans l'organisme, ce qui réduit la qualité des spermatozoïdes et de l'ovule [332] [333] [334].

Liste pour améliorer sa fertilité ☑

Voici un résumé des choses que vous pouvez faire pour améliorer votre fertilité :

- ☐ Soyez positive et utilisez un tableau de visualisation.
- ☐ Vérifiez le rapport entre votre taille et vos hanches pour voir si votre poids est correct.
- ☐ Ne faites pas de régime ; faites de l'exercice physique si vous avez besoin de perdre du poids.
- ☐ Ne prenez pas de bain après l'ovulation ; prenez plutôt des douches.
- ☐ Ne soulevez pas des charges lourdes.
- ☐ Ne fumez pas et ne prenez pas des drogues illégales.
- ☐ Ne travaillez pas de nuit.
- ☐ Ne buvez pas plus de deux verres de vin rouge par semaine (125 ml/1,4 unité par verre).
- ☐ Faites du sport (cardio) deux à trois fois par semaine, ainsi que des exercices doux comme du yoga, du Pilates, du tai-chi et du qi gong.

- [ ] Allez vous coucher vers 22 h et dormez au moins sept à huit heures.
- [ ] Suivez toutes les semaines un traitement d'acupuncture et prenez tous les jours des herbes médicinales chinoises.
- [ ] Écoutez votre corps ; il est le mieux placé pour savoir comment faire.
- [ ] Les hommes ne devraient pas rester assis pendant plus de quelques heures.
- [ ] Pratiquez la pleine conscience ou la méditation.
- [ ] Réduisez votre exposition à la climatisation.
- [ ] Réduisez votre exposition à la pollution atmosphérique ou portez un masque.
- [ ] Réduisez votre exposition aux substances chimiques et aux métaux lourds
- [ ] Réduisez votre exposition à la négativité.
- [ ] Réduisez votre exposition au plastique.
- [ ] Réduisez votre stress en vous amusant.
- [ ] Réduisez votre consommation d'analgésiques, d'antidépresseurs, d'antiépileptiques et de statines (consultez toujours et avant tout votre médecin traitant).
- [ ] Réduisez votre utilisation des technologies, par exemple les téléphones mobiles (cellulaires, les tablettes, les ordinateurs portables (OEM).
- [ ] Ralentissez votre rythme de vie.
- [ ] Portez des vêtements et des chaussures adaptés à la saison.
- [ ] Les femmes doivent éviter de donner du sang.

Quatrième partie

Optimisation de votre régime alimentaire

Nous avons tous déjà entendu la phrase « Nous sommes ce que nous mangeons », mais qu'est-ce que cela signifie par rapport à la fertilité ? Les Chinois ne regardent pas les aliments seulement comme quelque chose à manger, mais comme une source d'énergie et un médicament. La santé et une bonne fertilité sont le produit d'une accumulation et d'une circulation suffisante d'énergie dans l'organisme. Puisque les aliments sont considérés comme la plus importante source d'énergie que nous absorbons chaque jour, faire le bon choix des aliments et des heures est une méthode importante de gestion de l'énergie pour être en meilleure santé et améliorer votre fertilité.

Chapitre dix

Thérapie alimentaire chinoise

Pendant des siècles, les Chinois ont ajouté certains aliments à leur cuisine afin d'améliorer leur santé. L'alimentation correspond à la santé. La médecine ne correspond pas à la santé : c'est se soigner. Les Chinois estiment qu'un estomac heureux entraîne un corps sain, car si l'estomac est heureux alors il produira de bonnes quantités d'énergie et de sang pour les besoins du corps.

L'estomac doit être équilibré à la bonne température pour une digestion optimale. C'est pour cela qu'il existe un vieux dicton chinois qui dit « Vous devez mâcher vos liquides et avaler vos aliments », ce qui signifie qu'en mâchant vos liquides, ils deviennent à la même température que votre corps avant d'atteindre l'estomac, pour éviter tout dommage provoqué par le froid ; et que si vous avalez vos aliments, alors ils ont été suffisamment mâchés pour que l'estomac puisse dépenser moins d'énergie pour les traiter. Un estomac heureux est un corps heureux !

C'est pourquoi les Chinois évitent les aliments froids qui peuvent endommager l'estomac, comme les glaçons, les glaces, les salades, les smoothies et d'autres aliments crus. C'est pourquoi vous ne verrez jamais de salades sur le menu d'un restaurant chinois. Ces aliments sont froids et non cuisinés, ce qui fait que l'estomac travaille plus pour les traiter, ce qui l'affaiblit. L'inverse est également vrai : si l'estomac est trop chaud, il projettera des sucs gastriques vers le haut, comme un volcan en éruption, ce qui provoquera des brûlures d'estomac (reflux acide). Dans ce cas, l'estomac doit être refroidi en mangeant moins d'aliments chauds, épicés ou gras et en mangeant des aliments rafraîchissants comme de la menthe ou du yaourt.

Les aliments peuvent être regroupés selon plusieurs natures : « chaud », « froid », « humide » ou « tonique ». Les herbes qui mettent plus de temps à pousser, comme les carottes, les panais et les choux, sont plus chauffantes que celles qui poussent rapidement, comme la laitue, les courges, les radis et les concombres, qui sont refroidissantes [188]. Les toniques sont des aliments qui augmentent l'énergie (qi) pour favoriser la santé générale ainsi que le bien-être, et améliorent les taux de leptine, ce qui aide à améliorer les taux hormonaux. Les aliments humides comprennent les produits laitiers, le fromage, la crème, le gluten et les aliments riches qui font travailler plus fortement le système digestif.

Lorsqu'une personne présente un déséquilibre, elle peut y remédier en mangeant l'aliment opposé, par exemple des aliments froids (yin) pour trop de chaleur (yang) ou des aliments chauds (yang) pour trop de froid (yin). Si une personne a de l'humidité ou est faible, elle ne devrait pas manger d'aliments toniques. L'objectif d'une bonne alimentation est d'équilibrer votre yin et yang et de stimuler vos niveaux d'énergie et de sang. Lorsqu'ils sont équilibrés et que vos niveaux d'énergie sont meilleurs, votre corps sera dans une situation favorable pour tomber enceinte et poursuivre une grossesse en bonne santé.

Les Chinois croient au fait de manger des aliments similaires pour leurs problèmes de santé. Par exemple, des œufs pour améliorer la qualité des ovules (des œufs de poule, des œufs de canard, du caviar, etc.) de même que du vin rouge et du jus de betterave pour améliorer le sang, car il ressemble au sang.

La plupart des personnes peuvent utiliser le traitement alimentaire avec un mode de vie optimisé et des compléments pour améliorer leur fertilité. Pour les hommes et les femmes qui sont plus âgés ou plus faibles, cela peut prendre plus de temps de corriger les problèmes de santé avec ces mesures. Dans de telles circonstances, les herbes médicinales chinoises peuvent être utilisées pour accélérer le processus d'équilibre du yin et du yang et stimuler les niveaux d'énergie et de sang.

Des études ont observé une amélioration sensible du pourcentage de grossesse chez les femmes qui devaient suivre des conseils concernant leur alimentation et leur mode de vie ainsi que des stratégies d'adaptation pour gérer leur infertilité [189]. Elles sont tombées enceintes et ont également perdu du poids, leur anxiété et leur dépression étaient réduites et leur estime était améliorée, ce qui correspond à des aspects importants du traitement de la fertilité en médecine chinoise.

L'alimentation idéale

Optimiser votre alimentation ne signifie pas manger uniquement des aliments de bonne qualité pour la fertilité, mais également manger régulièrement, lorsque vous avez faim et non pas sur le pouce. Vous devez réfléchir à la manière d'optimiser tous les repas et toutes les boissons que vous prenez. Chaque élément compte et est important pour aider votre fertilité :

- Évitez les aliments transformés et préparés.
- Ne congelez pas la viande ni les aliments – cuisinez et mangez des produits frais.
- Ne réchauffez pas des aliments ou des boissons au micro-ondes, car il leur resterait peu d'énergie et ils pourraient irriter le tube digestif (voir page 193).
- Mangez des aliments biologiques.

Tous les types d'aliments sont classés selon leur qualité. La qualité de notre alimentation peut affecter notre santé et notre fertilité. Si vous souhaitez une bonne fertilité, vous devez alors nourrir votre organisme avec des aliments de bonne qualité. Les personnes choisissent souvent les aliments les moins chers, en pensant qu'ils ont l'air similaires et qu'ils doivent donc être identiques, mais ce sont uniquement les mêmes apparences. Après une analyse plus approfondie, les aliments sont très différents. Par exemple, la viande dans un magasin peut être très différente de la viande dans un autre magasin. Les viandes qui ne sont pas biologiques contiennent une multitude d'impuretés qui peuvent altérer la fertilité masculine et féminine. Vous obtenez ce que vous payez, le fait de payer un peu plus pour des aliments de meilleure qualité permettra d'améliorer considérablement votre santé et vos chances d'avoir un bébé. Il ne faut pas lésiner sur l'alimentation si vous souhaitez être en bonne santé, car un dicton anglais dit : « Payez le fermier maintenant ou payez le docteur plus tard ».

Une alimentation occidentale classique a tendance à être riche en sucre et en gluten, qui sont difficiles pour le système digestif, ce qui l'affaiblit et le rend plus lent. Ces aliments réduisent les quantités d'énergie et de sang produites, ce qui rend l'organisme et la fertilité plus faibles. L'alimentation idéale est une alimentation paléo, à partir de laquelle nous avons évolué il y a des millions d'années pour manger. Une alimentation paléo comprend tous les aliments dans leur forme naturelle, comme présentés par la nature, sans aucun élément fabriqué par l'homme, par exemple du pain, des pâtes, du sucre raffiné, etc. Nous devrions plutôt manger de la viande, du poisson, des graines, des fruits et des légumes frais, et manger des glucides à faible indice glycémique (IG) comme le quinoa, l'avoine, le riz complet et les patates douces.

La plupart des personnes mangent avec leurs yeux et leurs bouches au lieu de manger avec leur estomac. Tous les aliments qui sont plus longs à digérer, comme le gluten, sont mauvais pour l'estomac.

Des recherches ont démontré que les personnes sensibles au gluten ont plus de risques de présenter une carence en fer, ce qui peut altérer la fertilité [105]. En médecine chinoise, cela est causé par une rate affaiblie qui ne produit pas suffisamment de sang. Pour une bonne fertilité et une bonne santé, vous devriez manger aussi bien avec votre bouche qu'avec votre estomac. Ainsi, les aliments que vous mangez seront meilleurs pour votre organisme et vous ne le fatiguerez pas. Il n'est pas étonnant que la cuisine chinoise ait évolué pour être bénéfique aussi bien pour la bouche que pour l'estomac. Avez-vous déjà eu faim quelques heures après avoir mangé un plat dans un restaurant chinois ? Cela est dû au fait que l'estomac a pu digérer facilement et qu'il a fonctionné efficacement. Le processus de découverte des aliments qui peuvent être facilement digérés par votre estomac peut prendre du temps, mais les résultats sont super !

On assiste depuis quelques années à une prolifération de nouveaux bars-cafés. En médecine chinoise, les stimulants comme la caféine dans les cafés sont yang par nature et agissent comme des substituts d'énergie, aidant ainsi à transporter le sang. Cependant, ils peuvent dans le même temps endommager le sang, tandis que le sucre présent dans les gâteaux, par exemple, agit comme un substitut en cas de manque de sang (faible taux de sucre dans le sang). Les femmes ont souvent des envies de sucre, particulièrement lorsqu'elles ovulent ou qu'elles ont leurs règles. Si vous avez des envies de café ou de gâteau, votre organisme a réellement besoin de plus d'énergie et de sang, il est possible de prendre du fer et du ginseng à la place. Le café peut réduire la fertilité, c'est pourquoi vous devriez éviter d'en boire si vous essayez d'être enceinte [190] [191]. Il est estimé que le chocolat noir (plus de 85 % de cacao) contient seulement 1,7 % de la caféine présente dans un café, il est donc possible d'en manger !

Les cliniques de fertilité et les nutritionnistes recommandent souvent de prendre des suppléments protéiniques pour améliorer la fertilité, car les protéines sont importantes pour favoriser la croissance du follicule. Selon mes recherches, l'alimentation idéale pour la fertilité est une combinaison de protéines, d'acides gras essentiels, de glucides complexes, de légumes riches en fer et de fruits riches en antioxydants. Ils sont inclus dans les régimes alimentaires indiqués dans le chapitre onze.

Groupes d'aliments

Il existe 10 principaux groupes d'aliments :

1. Glucides.
2. Aliments froids.
3. Graisses.
4. Fibres.
5. Aliments chauds.
6. Protéines.
7. Sucres.
8. Toniques.
9. Vitamines et minéraux.
10. Eau.

Il est important pour la santé et pour la fertilité d'avoir une alimentation équilibrée qui intègre tous ces groupes d'aliments. Cependant, comme nous allons maintenant l'expliquer, certains sont plus importants que d'autres.

Graisses

On nous a toujours dit que les graisses sont mauvaises pour notre santé, mais, en fait, nous avons tous besoin de certaines graisses, mais seulement pas en quantité excessive et aucune des mauvaises. Les mauvaises graisses sont les acides gras trans (huiles hydrogénées) trouvés dans les aliments transformés et les excès de graisse provenant de la viande rouge, qui contiennent tous du cholestérol. Nos organismes ont besoin de cholestérol pour rester en bonne santé ; il aide à transformer la vitamine D dans la peau, il métabolise les glucides et est nécessaire pour la production des hormones de fertilité masculines et féminines [192]. Mais nous n'en avons pas besoin en quantité excessive – pas plus de 200 mg/dL par jour. De préférence, notre alimentation ne devrait pas contenir plus de 10 % de graisse saturée chaque jour. Puisque l'alimentation moderne contient plus de viande rouge et d'aliments transformés, qui contiennent des acides gras trans, de nombreuses personnes peuvent présenter par inadvertance une surdose de mauvaises graisses, provoquant ainsi des taux élevés de cholestérol et de l'infertilité.

Pour réduire les effets des graisses sur notre organisme, nous pouvons augmenter notre consommation de lipotropes. Les lipotropes augmentent la production de lécithine par le foie, ce qui limite les taux de cholestérol. Les lipotropes comprennent la méthionine, la chioline, l'inositol et la bétaïne, et sont retrouvés dans une large variété d'aliments, comme les noix du Brésil, la dinde, le poulet, les œufs, les yaourts, etc. Soyez vigilante lorsque vous choisissez des aliments qui indiquent qu'ils sont faibles en matières grasses ou qu'ils ne contiennent pas de graisse, car souvent, les fabricants remplacent les bonnes graisses par des produits qui sont pires pour votre santé – du sucre raffiné !

Sucre

Le sucre est devenu le « méchant » du quartier, prenant ainsi la place des graisses. Les sucres naturels, par exemple ceux retrouvés dans les fruits, sont en réalité bons pour l'organisme et aident à alimenter les muscles, les nerfs et le cerveau. Le problème vient de la forme raffinée du sucre. De nombreuses personnes ont des envies de sucre raffiné, que l'on retrouve dans les aliments comme les gâteaux, les biscuits, les bonbons et les boissons gazeuses. Avoir envie de sucre est comme une addiction et agit sur le cerveau de la même manière que la cocaïne [193]. Le sucre raffiné passe rapidement et en grande quantité dans la circulation sanguine, ce qui fait l'effet d'un choc sur l'estomac et le pancréas. Le système digestif est ainsi affaibli et les aliments ne peuvent pas être correctement digérés. Cela conduit à un déséquilibre du sucre dans le sang, puis à des envies incontrôlables de sucre.

Si vous avez des envies de sucre raffiné, il est probable que votre organisme soit fatigué et en carence, et qu'il veut de l'énergie rapide. Au lieu de lui donner du sucre, faites une sieste, réduisez vos dépenses énergétiques, mangez plus d'aliments riches en fer et en protéines et prenez du ginseng et des compléments en fer (voir pages 216 et 217). Il est préférable pour l'organisme d'avoir plus d'énergie que d'avoir plus de sucre. Manger trop de sucre peut créer de la chaleur (yang en excès) et affaiblir les niveaux de yin, endommageant ainsi la fertilité. Avoir une alimentation riche en sucres raffinés et transformés perturbera également les taux d'insuline. Des taux élevés d'insuline peuvent augmenter les taux de testostérone dans l'organisme, et causer un syndrome des ovaires polykystiques (SOPK). De nouvelles recherches ont démontré que manger trop de sucre altère la muqueuse de l'utérus, ce qui la rend inhospitalière pour un embryon qui essaye de s'implanter dans la paroi utérine [1].

Acides gras essentiels

Les acides gras essentiels (AGE) sont un groupe d'huiles appelées acides gras polyinsaturés (AGPI) à longue chaîne. On les retrouve dans deux types : les oméga-3 (acide linolénique) et oméga-6 (acide linoléique). Les oméga-9 ne sont pas considérés comme des acides gras essentiels, car notre organisme peut les produire à partir des oméga-3 ou des oméga-6. Nos organismes ne peuvent pas produire des oméga-3 ni des oméga-6, c'est pourquoi nous devons les apporter par notre alimentation.

L'alimentation occidentale moderne a tendance à surdoser les oméga-6, mais à sous-consommer les oméga-3. Des études ont démontré que les hommes qui ont plus d'oméga-6 que d'oméga-3 dans leur organisme présentent une réduction de la qualité des spermatozoïdes [194]. Les oméga-6 sont principalement retrouvés dans les huiles végétales comme les huiles de tournesol les huiles de maïs, où la quantité d'oméga-3 la plus élevée est retrouvée dans certains types de poissons, de graines et de légumes verts, par exemple :

- anchois
- morue noire
- céréales grasses (riz, seigle, avoine, maïs, sarrasin, millet)

- blette
- graines de chia
- graines de lin
- chanvre
- hareng
- chou frisé
- persil

- pilchard
- graines de courge
- truite arc-en-ciel
- colza
- saumon
- sardines
- noix

Du stress prolongé, comme de l'anxiété ou des régimes, peut placer l'organisme dans un état de résistance (niveau 2 de la réponse de l'organisme au stress, voir page 155), et provoquer une réduction des réserves de lipides. Les lipides sont des composants organiques composés de graisse et d'huile qui sont importants pour le fonctionnement de l'organisme et pour la fertilité. Comme la plupart des personnes sont stressées pendant plus de deux heures, ce qui correspond au temps nécessaire pour que le corps entre en phase de résistance, la plupart des personnes sont en insuffisance de lipides et d'AGE (oméga-3). De plus, de mauvaises habitudes de vie peuvent également altérer le métabolisme des oméga-3 dans l'organisme, ce qui détériore la fertilité. Parmi ces mauvaises habitudes, on retrouve :

- une insuffisance en vitamine B_6, zinc et magnésium
- régimes
- consommation excessive d'alcool, d'acides gras trans, de sucre ou de graisses animales
- exposition aux agents polluants
- tabagisme

Les femmes qui ont une carence en AGPI (oméga-3 et -6) dans leur alimentation peuvent avoir un système immunitaire exacerbé qui peut empêcher l'implantation de l'embryon dans la paroi utérine. Des recherches ont démontré que l'huile d'olive, qui est riche en oméga-3 et -6, peut réguler des messagers immunitaires importants, appelés cytokines, notamment les TH1, dont la réduction du nombre permet à un embryon fécondé de s'implanter [138].

Les AGPI comme les oméga-3 sont importants pour une bonne fertilité. Ils contiennent des antioxydants, comme la vitamine E, qui sont nécessaires pour équilibrer les taux des radicaux libres dans l'organisme, qui peuvent altérer les ovules et les spermatozoïdes, et empêcher l'implantation. Les AGE sont utilisés comme source d'énergie pendant la maturation de l'ovule et pendant sa période de descente de la trompe de Fallope avant de s'implanter dans la paroi utérine.

Les AGE sont particulièrement importants pendant la grossesse, car ils sont nécessaires pour le développement du cerveau et des yeux du bébé. La dose journalière recommandée pour les acides gras essentiels est de 14 g. Une cuillère à soupe d'huile de lin par jour, par exemple, contient 8,9 g d'AGE.

Protéines

Les protéines sont importantes pour établir des taux suffisants pour la fertilité, particulièrement chez les hommes et les femmes qui ne mangent pas beaucoup de viande rouge ou qui sont végétariens. Une carence en protéines peut se manifester par une faiblesse au niveau des muscles ou des ongles, une perte de cheveux, une guérison lente, un manque général d'énergie et de force, une mauvaise concentration et une mauvaise stabilité émotionnelle, des infections et des allergies persistantes.

Des cliniques de fertilité recommandent de boire tous les jours de grandes quantités de lait pour son apport en protéines. Cependant, boire beaucoup de lait tous les jours peut altérer le système digestif, ce qui perturbe la fertilité. Vous trouverez ci-dessous une liste des aliments de viande ou autres que la viande qui contiennent plus de protéines que le lait (15 g de protéines pour une portion de 100 g) et qui n'altèreront pas votre système digestif. Les protéines provenant des sources de viande rouge peuvent réduire la fertilité, c'est pourquoi elles ont été exclues de cette liste.

- haricot azuki
- anchois
- achigan
- cabillaud
- œufs
- volaille
- hareng
- varech

- lentilles
- levain naturel
- algue nori
- quinoa
- sardines
- graines de sésame
- épeautre
- graines de tournesol

Les facteurs qui peuvent réduire les protéines comprennent :

- mauvaise alimentation, sucres raffinés, alcool et café
- stress, inquiétude, surmenage et traumatisme

Viande rouge

La viande rouge est bonne pour votre santé et votre fertilité. C'est une source riche en protéines, en fer, en zinc et en vitamine B_{12}. Nous en avons besoin dans notre alimentation, mais pas en quantité excessive. Une consommation excessive de viande rouge peut être mauvaise pour votre santé et votre fertilité. Aux États-Unis, les hormones stéroïdes sexuelles anaboliques sont administrées aux bétails et aux autres animaux pour stimuler leur croissance 60 à 90 jours avant leur abattage [195]. Cette pratique est interdite en Europe depuis 1980. Il a été démontré que les viandes rouges transformées contiennent des concentrations plus importantes de résidus hormonaux par rapport aux autres viandes, ce qui soulève des préoccupations concernant d'éventuelles conséquences sur la santé reproductive des consommateurs.

La meilleure viande rouge est une viande rouge maigre et biologique qui n'a été ni congelée ni transformée ; aussi proche que possible de la nature et une seule portion par semaine. Les recherches ont démontré que manger trop de viande rouge non biologique pouvait altérer la fertilité, car la viande rouge est riche en graisses saturées et pauvre en AGE[195]. Les hommes devraient réduire leur consommation de viande rouge et la remplacer par du poisson et des algues (spiruline et chlorella) pour améliorer la qualité de leur sperme.

Boissons protéinées

Il est important de consommer de nombreuses protéines pour aider la fertilité, car cela favorise la croissance du follicule et aide à maintenir une grossesse. Je recommande de prendre des compléments en protéines entre les repas, par exemple une boisson protéinée avant le déjeuner et une autre après le dîner, lorsque vous essayez d'avoir un bébé. Parmi les compléments en protéines, les protéines de lactosérum sont une bonne solution et sont disponibles dans la plupart des magasins d'aliments de produits naturels.

Glucides

Il existe deux types de glucides : simples ou complexes. Les glucides simples comprennent le sucre blanc et la cassonade, le glucose, le sirop de maïs et les jus de fruits, etc., qui sont mauvais. Les glucides complexes comprennent les céréales complètes, les patates douces, le riz complet, les pommes de terre, les carottes, les brocolis et les haricots verts, etc.

Les glucides complexes contiennent un monosaccharide appelé acide sialique , qui est important pour la croissance de l'ovule, sa maturation, l'ovulation et la fécondation successive[133]. Il est nécessaire que les taux des glucides complexes soient adaptés pour que l'hormone FSH interagisse avec les follicules, ce qui les fait grandir[134]. Il est donc important pour la qualité de l'ovule et de la fertilité de s'assurer que la femme mange de nombreux glucides complexes, environ 250 à 350 g par jour.

Végétarisme

De plus en plus de personnes décident d'être végétariennes, particulièrement à cause des mauvaises conditions de traitement des animaux et de l'introduction d'antibiotiques et de stéroïdes dans la viande. Cependant, il n'est pas simple d'être végétarien. Cela nécessite une alimentation variée pour s'assurer que tous les minéraux et toutes les vitamines sont inclus. La plupart des végétariens n'ont pas une alimentation variée, ils sont affaiblis et présentent une carence en fer et en protéines, ce qui conduit à une mauvaise fertilité. Du point de vue de la médecine chinoise, la plupart des végétariens présentent un manque de sang et de yang. Les végétariens ont tendance à avoir des taux inférieurs en testostérone et en vitamine B_{12}. Cela peut affecter aussi bien la fertilité masculine que féminine.

Si vous êtes végétarienne, vous devez être très attentive à votre alimentation et consommer une large gamme d'aliments de bonne qualité pour maintenir des niveaux élevés d'énergie et de sang, et manger suffisamment de protéines et d'oméga-3 provenant de sources non animales. Cela peut représenter un challenge avec les modes de vie agités que l'on retrouve aujourd'hui et cela peut provoquer à une insuffisance en sang. La moitié des femmes vivant en Inde, où un pourcentage élevé de la population est végétarien, sont anémiées [196].

Le véganisme est également en plein essor, car les préoccupations concernant le climat, le bien-être des animaux et la santé incitent de plus en plus de personnes à suivre un mode de vie basé sur les herbes. Cependant, les véganes peuvent présenter des symptômes plus prononcés que les végétariens. Les véganes présentent souvent des taux inférieurs de DHEA [343]. Des taux supérieurs de DHEA sont meilleurs pour la croissance de l'ovule.

Ils présentent également des taux plus élevés de SHBG, ce qui réduit les taux de testostérone et altère la croissance de l'ovule [344] [345]. Les végétariens et les véganes ont tendance à souffrir de carences en iode [197]. Le point positif est que les végétariens et les véganes ont tendance à avoir des concentrations de mercure moins importantes, car ils ne mangent pas de poisson, ce qui est bon pour leur fertilité.

Caféine

La caféine est similaire au sucre, c'est un stimulant avec des effets secondaires. La caféine aide le sang à circuler, ce qui nous donne une fausse impression d'avoir plus d'énergie, mais cela endommage également le sang dans le même temps. Le café et le thé contiennent de la caféine. La caféine peut augmenter les taux de SHBG, ce qui réduit les taux de testostérone circulante nécessaires pour le développement de l'ovule et des spermatozoïdes [346].

Les hommes ont tendance à boire plus de café que les femmes [198], mais les recherches ont démontré que le café pouvait endommager l'ADN logé dans la tête des spermatozoïdes [191] [199]. Les femmes qui essayent de tomber enceintes ne doivent pas consommer de caféine, car elle réduit l'absorption de calcium qui est nécessaire pour activer l'ovule au moment de la fécondation [200]. Les recherches ont également démontré que la caféine peut augmenter les délais pour qu'une femme tombe enceinte [190]. Il est préférable de prendre du décaféiné, mais des traces de caféine y sont toujours présentes.

Si vous avez envie de café, cela signifie que vous corps a réellement besoin d'énergie. Essayez de remplacer le café par du ginseng lorsque vous êtes fatiguée, remplacez le sucre par des légumes-feuilles et prenez des compléments en fer (voir page 217).

Alcool

On me demande souvent s'il est possible de boire de l'alcool lorsque l'on essaye d'avoir un bébé. Je pense que boire quelques verres de vin rouge (125 ml/1,4 unité par verre) par semaine peut être bénéfique pour la fertilité, mais pas plus. Le vin rouge stimule la circulation du sang. Il aide également à se détendre et à s'amuser, ce qui peut être fortement bénéfique lorsque vous essayez d'avoir un bébé, car la plupart des couples sont stressés. En continuant de boire de l'alcool, vous évitez de vous retrouver dans une situation gênante si vos amis vous demandent pourquoi vous ne buvez pas. Je dirais donc que le vin rouge est bon, car il reproduit la couleur du sang, ce qui forme une partie du traitement alimentaire, qui signifie manger des aliments similaires (voir page 177). Les spiritueux ont tendance à être très yang par nature et les bières sont très lourdes pour la digestion, c'est pourquoi je recommande uniquement le vin rouge. Malheureusement, le vin blanc n'a pas les mêmes effets positifs que le vin rouge sur le sang, je ne recommande donc pas d'en boire.

Les femmes doivent faire attention à ne pas boire trop d'alcool, car cela peut réduire leur fertilité [201]. Les hommes doivent également veiller à ne pas boire trop d'alcool, car cela peut augmenter la quantité de chaleur dans leur corps et perturber la production de spermatozoïdes et l'ADN des spermatozoïdes. Il a été démontré qu'une consommation de 5 à 25 unités d'alcool réduit considérablement la fertilité chez les hommes [202] [203]. Une consommation trop importante d'alcool réduit les taux de testostérone, qui est importante aussi bien pour la fertilité masculine que féminine, bien que ce soit plus important chez les hommes. Une quantité excessive d'alcool provoque une augmentation des taux d'œstrogènes chez les hommes ainsi qu'une perte de libido, un élargissement de la prostate et de la fatigue [69]. Des quantités excessives d'alcool affectent également l'hypophyse et sa libération d'hormones de fertilité chez les hommes [69].

Eau

Il est très important d'être correctement hydraté. Le corps est composé de 55 à 60 % d'eau. Une bonne quantité d'eau permet au sang de circuler de manière fluide et aux tissus d'être nourris. Je recommande de boire 2 litres d'eau par jour. Cela semble beaucoup et boire cette quantité d'eau tous les jours peut demander du temps et de l'entraînement. Si vous travaillez sur un bureau, posez-y une bouteille en verre ou métallique de deux litres et buvez quelques gorgées tout au long de la journée. Vous atteindrez ainsi votre quota quotidien.

Au début, vous aurez probablement l'impression d'aller aux toilettes plus souvent jusqu'à ce que votre corps s'habitue à l'augmentation des liquides. Vous verrez également que plus vous buvez, plus vous avez soif. Cela est dû au fait que l'organisme pense qu'il est arrivé à une oasis après une sécheresse prolongée et qu'il souhaite faire des réserves de liquide. Ne buvez pas directement l'eau du robinet ; filtrez-la d'abord pour éliminer toute trace de produits chimiques et de médicaments qui peuvent altérer votre santé et votre fertilité. Buvez l'eau dans une tasse en verre ou en porcelaine plutôt qu'en plastique.

Aliments chauds

Les aliments chauds peuvent être divisés en deux types : tièdes ou chauds. Les aliments tièdes comprennent l'oignon, l'ail, le gingembre, le wasabi, le paprika et le curcuma. Ces aliments sont souvent bons pour la digestion, car ils aident à garder l'estomac chaud. L'estomac a besoin d'être réchauffé pour faciliter la décomposition des aliments et la digestion. Les aliments chauds comprennent les piments. Manger des piments peut créer une chaleur interne dans l'organisme, ce qui altère les liquides corporels comme la glaire cervicale et le sperme. En Inde, une ancienne légende racontée par les femmes indique : « si un homme veut avoir des enfants, il doit arrêter de manger des piments ». Je recommande aux hommes de ne jamais manger de piments. Les femmes peuvent manger des piments si elles ont très froid.

Aliments froids

Les aliments froids comprennent les salades, les glaçons, les glaces et les aliments et boissons réfrigérés. Dans la culture occidentale, les salades sont considérées comme saines et bonnes pour la santé, car elles sont naturelles et faibles en calories. Cependant, les salades sont froides et crues, ce qui fait que l'estomac travaille plus pour les traiter. Cela affaiblit l'estomac, et altère donc la digestion et réduit la production d'énergie et de sang. Les aliments froids et crus altèrent également le yang [188]. Les glaçons et la glace ont le même effet : ils rendent l'estomac froid et inefficace. L'estomac aime être chaud, c'est pourquoi les aliments comme le gingembre sont appréciés.

En ce moment, une nouvelle tendance alimentaire consiste à boire des jus de produits crus. Les jus crus peuvent stresser l'estomac de la même manière que les salades, ce qui l'affaiblit et provoque une insuffisance de yang. Pour la digestion ainsi que pour les niveaux d'énergie et la fertilité, il est meilleur de boire une boisson tiède au ginseng le matin.

Toniques

Les toniques sont les aliments qui peuvent vous stimuler et aider votre système digestif. Lorsque votre système digestif fonctionne de manière plus efficace, vos niveaux d'énergie seront meilleurs. Le ginseng est un bon exemple d'aliment tonique. Le ginseng vous offre plus d'énergie et peut fortifier le système digestif, facilitant ainsi le métabolisme et la production de sang nécessaire pour l'organisme. Il peut également réguler les taux de leptine, ce qui régule les hormones de fertilité [204] et augmenter les taux de TH2, ce qui protège l'implantation d'un embryon dans la muqueuse de l'utérus [336]. Les probiotiques sont un autre exemple d'aliment tonique. Les probiotiques augmentent le nombre de bonnes bactéries dans l'estomac, ce qui améliore le fonctionnement de l'estomac, la digestion et la fonction cognitive [205].

Micro-ondes

Dans notre monde actuel, les micro-ondes sont devenus la norme pour la plupart des personnes, car ils sont rapides et pratiques. Cependant, les recherches ont démontré que les aliments réchauffés au micro-ondes peuvent contenir des substances chimiques nocives, qui ont pénétré les aliments à partir du contenant en plastique [206] [207].

Je pense que les aliments qui ont été réchauffés aux micro-ondes ont moins de valeur énergétique. Leur énergie a été éliminée et ils manquent de vitalité. Pour faire simple, il s'agit d'aliments morts. Manger régulièrement des aliments passés aux micro-ondes peut conduire à un manque d'énergie, de la fatigue et un estomac affaibli, car la chaleur des aliments passés aux micro-ondes peut irriter et endommager le tube digestif [208] [209].

Les micro-ondes fonctionnent en faisant frotter les atomes des aliments, ce qui génère de la chaleur et cuit les aliments. Cependant, lorsque vous mangez les aliments, les atomes vibrent encore, ce qui affectera les cellules de l'organisme avec lesquels ils entrent en contact. Vous pouvez normalement savoir lorsqu'un aliment a été passé au micro-ondes pour être réchauffé, car votre estomac est inhabituellement chaud après avoir mangé un plat réchauffé au micro-ondes. Je recommande d'éviter de consommer des aliments ou des liquides passés aux micro-ondes lorsque cela est possible et de toujours cuisiner des produits frais.

Aliments qui affectent les taux d'œstrogènes

Il existe plusieurs herbes qui contiennent des œstrogènes à l'état naturel. Ces herbes sont appelées phytœstrogènes. La consommation de ces herbes peut perturber les taux normaux d'œstrogènes dans l'organisme. Les associer à des œstrogènes artificiels signifie que la plupart des personnes présentent un déséquilibre des taux d'œstrogènes. Avoir une quantité trop élevée d'œstrogènes peut affecter la fertilité masculine et féminine. Il existe trois types de phytœstrogènes. Chaque type présente une force de liaison différente avec les récepteurs des œstrogènes dans votre organisme.

1. Coumestanes.
2. Flavonoïdes.
3. Liganes.

Les Asiatiques et les végétariens ont tendance à avoir des taux élevés de phytœstrogènes dans leur organisme [210], ce qui peut être un problème pour la fertilité. Les hommes et les femmes doivent limiter leurs apports en phytœstrogènes. Les femmes doivent éviter les aliments qui contiennent du soja, car cet aliment peut perturber l'ovulation.

Coumestanes

Les coumestanes sont un groupe de phytœstrogènes qui ont un faible effet sur les taux d'œstrogènes dans l'organisme. Les aliments qui contiennent des coumestanes comprennent les pois cassés, les haricots pinto, les haricots de Lima, la luzerne et le trèfle. J'éviterais de manger des trèfles, car ils peuvent causer de l'infertilité chez les femmes [211].

Flavonoïdes

Les flavonoïdes sont classés en six catégories : les flavonols, les flavones, les flavanols, les flavanonols, les flavanones et les isoflavones. Les isoflavones sont le type de flavonoïdes les plus largement consommés. Les isoflavones (qui comprennent la génistéine) peuvent avoir un effet négatif sur la fertilité [210].

Tous les phytœstrogènes peuvent se lier aux récepteurs des œstrogènes (ESR1 et ESR2) et les rendre inactifs, mais plus particulièrement les isoflavones [210]. Cela peut avoir un effet négatif sur la fertilité féminine en perturbant le cycle menstruel et l'épaisseur de la muqueuse de l'utérus, ce qui peut ensuite altérer l'implantation. Parmi les aliments qui contiennent des isoflavones on retrouve : les fruits rouges, le vin, les graines, les noix et d'autres légumineux comme les pois chiches, les pois, les arachides, la luzerne, les haricots mungo et particulièrement le trèfle [210].

La génistéine est notamment retrouvée dans les aliments au soja, comme le lait de soja, le tofu, le miso et le tempeh [191]. De nombreuses personnes ne savent pas que l'on retrouve le soja dans les substituts de viande, les barres énergétiques, les boissons sportives, les succédanés de produits laitiers, certaines céréales, le pain, les gâteaux, les pâtes à tartiner, les glaces, les fromages et les produits infantiles, c'est pourquoi il est important de toujours lire les étiquettes des aliments [210]. Ce sont les Japonais qui consomment la plus grande quantité d'aliments au soja dans le monde, et c'est également au Japon que fécondation *in vitro* (FIV) est la plus utilisée dans le monde [212] [213]. Les produits au soja peuvent réduire le pic de LH nécessaire à la maturation de l'ovule et réduire l'efficacité de la FSH sur l'ovaire [214]. On ne connaît pour l'instant aucun effet indésirable de la consommation de soja chez les hommes [215].

Liganes

Les liganes sont parmi les plus importants phytœstrogènes obtenus de sources alimentaires. Les liganes reproduisent les œstrogènes et se lient faiblement aux récepteurs des œstrogènes, empêchant ainsi certaines actions des œstrogènes. Parmi les aliments qui contiennent des liganes, on trouve : les graines de sésame, les graines de tournesol, les noix de cajou, le tofu, le chou frisé, le chocolat, les poires, les raisons, le kiwi, le pamplemousse, les oranges, les brocolis, le chou blanc, les carottes, les fraises, les pêches, les choux de Bruxelles, les abricots et particulièrement les graines de lin [191]. Les liganes ont un impact limité sur la fertilité masculine et féminine.

Aliments qui affectent les taux de progestérone

Les aliments qui contiennent de l'apigénine peuvent augmenter les taux de progestérone [216] [217], ce qui aide à maintenir la muqueuse de l'utérus et favorise l'implantation. L'apigénine est présente en quantité supérieure dans le thé à la camomille, le céleri, l'achillée millefeuille, l'estragon, le réglisse, le lin, la passiflore, la menthe verte, le basilic et l'origan [218]. Il est préférable de consommer ces aliments après avoir ovulé et non après, car lorsque les taux de progestérone sont élevés, ils arrêtent la production de GnRH par l'hypothalamus, ce qui peut empêcher la croissance du follicule.

Les aliments qui peuvent bloquer la progestérone contiennent des composés de chlorophyllines (légumes verts), d'hespérétine (citrons, oranges, pamplemousse, mandarines et menthe poivrée), d'homocystéine et d'alpha-tocophérol (vitamine E) [219] [220]. Puisqu'une bonne fertilité et une bonne grossesse reposent sur des taux corrects de progestérone, il est préférable de ne pas consommer ces aliments après avoir ovulé.

Aliments qui affectent les taux de testostérone

Il existe plusieurs groupes d'aliments qui peuvent affecter les taux de testostérone. Pour les hommes, il peut être avantageux d'augmenter les taux de testostérone, tandis que pour les femmes avec un SOPK de type obèse, il est préférable de réduire les taux de testostérone.

Des recherches ont démontré que les aliments qui contiennent des composés de bêta-carotène (abricots, patates douces, brocoli, courges, carottes, mangues et pêches), de chlorophyllines (légumes verts), d'acide chlorogénique (café et thé noir), d'homocystéine, de taxifoline (oignons rouges, chardon-Marie) et d'alpha-tocophérol bloquent la dihydrotestostérone (DHT) [219], ce qui est mauvais pour la fertilité, notamment chez les hommes. La DHT est produite par la conversion de testostérone. Chez les hommes, des taux élevés de DHT sont associés à un bon nombre de spermatozoïdes et à une bonne mobilité [221]. La plante tribulus terrestris peut augmenter les taux de DHT et améliorer la fertilité masculine [221].

Les aliments qui peuvent augmenter les taux de testostérone sont les mêmes que ceux indiqués pour la progestérone ci-dessus. L'apigénine affecte les cellules de Leydig, qui produisent la testostérone [222]. La consommation d'aliments avec de l'apigénine est bonne pour les femmes avec de faibles concentrations d'hormone anti-Müllérienne (AMH) ou pour les hommes avec une mauvaise qualité des spermatozoïdes. La viande rouge peut également augmenter les taux de testostérone. Les végétariens doivent s'assurer de consommer suffisamment d'aliments qui contiennent de l'apigénine.

Chapitre onze

Régimes alimentaires pour femmes et hommes

Les régimes alimentaires suivants sont fondés sur les informations indiquées dans le chapitre précédent, afin d'optimiser vos hormones et votre fertilité.

Les aliments doivent être frais et non congelés, et légèrement cuisinés à l'aide d'une cuisinière traditionnelle ou d'un cuiseur vapeur, mais pas au micro-ondes s'il vous plait. Lorsque vous cuisinez des légumes, il est mieux de les cuire à la vapeur jusqu'à ce qu'ils soient croquants et non mous et d'utiliser des plaques électriques ou au gaz pour cuire les viandes. N'utilisez pas de poêle à bois ou de barbecue, car les fumées générées peuvent réduire les taux d'hormone anti-Müllérienne (AMH).

Il est normalement bénéfique d'introduire des aliments qui contiennent des œstrogènes pendant la première partie de votre cycle menstruel puis des aliments qui augmentent les taux de progestérone dans la deuxième partie de votre cycle. Cependant, à cause de l'exposition aux substances chimiques artificielles dans nos vies quotidiennes, la plupart des personnes présentent un déséquilibre des taux d'œstrogènes qui peut provoquer une infertilité masculine et féminine. C'est pourquoi les régimes alimentaires que je propose ont pour objectif de réguler et de réduire les taux d'œstrogènes plutôt que de les stimuler. Cela est notamment important si vous décidez de passer à la FIV par la suite, car pendant les traitements de FIV les taux d'œstrogènes augmentent considérablement jusqu'à environ 15 000 pmol/L (4 000 pg/mL), ce qui peut contribuer au développement de cancers dits œstrogène-dépendants (cancer du sein, de l'utérus et des ovaires) [3].

Il y a des aliments qui sont bons pour le sang, le yin et le jing pendant la première partie de votre cycle menstruel, avant l'ovulation, et des aliments qui peuvent améliorer la progestérone et qui sont bons pour le yang pendant la deuxième partie de votre cycle après l'ovulation. En consommant des aliments qui altèrent non seulement le yin et le yang, mais également les œstrogènes et la progestérone, vous pouvez optimiser les effets de votre alimentation pour vos hormones et votre fertilité. Pour la fertilité masculine, il est préférable de réduire les taux d'œstrogènes, car ils peuvent affecter les taux de testostérone et la qualité des spermatozoïdes.

Si vous avez froid, ajoutez des épices telles que le paprika ou du gingembre dans vos plats pour vous réchauffer. Cependant, si vous avez des brûlures d'estomac (reflux acide), enlevez ces épices, car les brûlures d'estomac indiquent qu'elles sont trop chaudes pour votre estomac.

Les protéines doivent provenir d'herbes plutôt que des viandes, car une surconsommation de viande est associée à de l'infertilité, notamment chez les hommes. Les hommes doivent remplacer la viande rouge par du poisson et des algues, comme la spiruline et la chlorella. Les femmes doivent éviter les algues, car elles peuvent affecter l'implantation. Si vous devez manger de la viande rouge, celle-ci doit être biologique et fraîche, et ne doit pas être congelée et pas plus d'une fois par semaine. Les légumes doivent être biologiques si possible. Les agrumes contiennent de l'hespérétine, de l'apigénine, des sucres et des glucides simples, qui affectent les taux de progestérone et l'implantation. Il est donc préférable de ne pas boire de jus d'agrumes.

Évitez de prendre des anti-inflammatoires non stéroïdiens (AINS), comme du diclofénac, du naproxène et de l'étoricoxib, car ils peuvent tous les trois réduire les taux de progestérone [223]. Pour les couples qui essayent d'avoir un autre enfant, les femmes doivent prendre des compléments en oméga-3 (sauf l'huile de foie de morue). Pour les personnes qui présentent de faibles taux d'AMH, il est possible de prendre quotidiennement du pollen d'abeille, de la gelée royale, du myo-inositol, de coenzyme Q10 et de la DHEA (voir le chapitre sept), car ils peuvent améliorer la qualité de l'ovule. Les personnes qui se sentent fatiguées peuvent prendre du maca ou du ginseng. Toutes les femmes et tous les hommes devraient prendre des compléments alimentaires pour la grossesse de bonne qualité (voir le chapitre douze).

Le régime alimentaire pour les femmes

Préovulation : à partir du premier jour de votre cycle menstruel

Ce régime alimentaire débute dès le premier jour de vos saignements menstruels, jusqu'à l'ovulation. Il est conçu pour réguler les taux d'œstrogènes et stimuler les niveaux d'énergie, de yin, de jing, d'oméga-3 et de sang, en améliorant donc la qualité de l'ovule et l'ovulation. Il est défini sous la forme d'un menu pour que vous puissiez choisir différentes options pour les petits-déjeuners, déjeuners ou dîners avec des encas et des boissons spécifiques, ainsi que des compléments.

Choix des boissons

- Les amateurs de café qui ont besoin d'un remontant le matin peuvent prendre une tasse de décaféiné, mais n'oubliez pas que le décaféiné contient toujours de la caféine. Si vous le pouvez, évitez le café, car il réduit la capacité de votre organisme à absorber le calcium et provoque un déséquilibre des taux de SHBG. Essayez plutôt de prendre des boissons de ginseng ou de maca.

- Les amateurs de thé doivent également être prudents, car de nombreux thés contiennent de la caféine et du tanin, qui affectent l'absorption de calcium et de fer. Les différents thés ont différents effets. Le thé noir (anglais) a des propriétés chauffantes et, comme le café, il contient de l'acide chlorogénique, ce qui peut altérer les niveaux de dihydrotestostérone (DHT) et la qualité des spermatozoïdes. Il est possible de prendre une tasse de thé noir décaféiné le matin. Si vous avez trop chaud ou que vous avez des brûlures d'estomac, ne buvez pas de thé noir. Buvez plutôt du thé (décaféiné) vert, à la menthe ou à la menthe poivrée qui vous rafraîchira.

- La boisson chaude idéale qui aide l'estomac et est favorable pour la santé est de l'eau chaude avec de la menthe poivrée ou du gingembre. Si vous avez des brûlures d'estomac, éliminez le gingembre. Les autres boissons que vous pouvez consommer sont le thé rooibos (thé rouge), les infusions, de l'eau chaude avec du citron ou et un chocolat chaud avec ou sans gingembre.

- Parmi les boissons froides, on retrouve de l'eau, de l'eau avec une tranche de citron ou d'orange ou du jus de betterave. Aucune de ces boissons froides ne doit être réfrigérée ni contenir des glaçons, servez-les uniquement à température ambiante.

- Essayez de boire beaucoup d'eau. Elle ne devrait pas être réfrigérée, servez-là à température ambiante ou chaude. L'idéal est de 2 litres d'eau par jour. Ne remplissez pas les bouteilles d'eau en plastique. Utilisez plutôt une bouteille neuve en plastique, ou une tasse en verre ou en porcelaine. (Voir « Connaître vos plastiques » à la page 162 pour plus d'informations à ce sujet.)

Compléments
- Des compléments alimentaires pour la grossesse de bonne qualité.
- Fer : 20 mg (même s'il en contient déjà dans les compléments pour la grossesse).
- Gelée royale ou pollen d'abeille.

Choix d'encas

- Pommes, abricots, cerises, dattes, figues, raisins.
- Amandes, noix de cajou, graines de sésame, graines de tournesol, noix.
- Œufs durs.
- Barres à l'avoine.
- Sushis (poisson) avec wasabi.

Choix pour le petit-déjeuner

- Œufs (brouillés, pochés ou durs) avec du saumon ou de l'avocat écrasé avec du citron et de l'huile d›olive ou une pincée de paprika si vous avez froid.
- Céréales sans blé avec du lait d'amande ou du riz. Essayez d'éviter le lait de vache, car il est trop lourd pour le système digestif, ce qui peut affaiblir l'organisme, et il contient également des œstrogènes. Évitez complètement le lait de soja.
- Œufs pochés avec des asperges.
- Avoine avec des noix et des graines et du lait d'amande ou de riz.
- Omelette avec des épinards et/ou des pommes de terre.
- Saumon avec du persil, des œufs pochés et des asperges.
- Salade de hareng et d'œufs.

Choix pour le déjeuner

- Pomme de terre au four avec de la sardine, du maquereau ou des œufs.
- Patate douce avec les garnitures parmi les choix ci-dessus.
- Les soupes sont idéales pendant les saisons froides : soupe de poulet, poisson ou betterave, tomate et lentilles.
- Sushis (poisson) avec des algues et du wasabi.
- Salade avec mélange de légumineux (haricot rouge, haricot noir et haricot azuki).

- Poulet avec asperges cuites à la vapeur et petites pommes de terre.
- Salade de sardines avec tomate, ail, pois chiches et feta et du jus de citron.

Choix pour le dîner

- Moules avec du lait de coco et de la citronnelle.
- Saumon avec du varech cuit à la vapeur et du riz complet.
- Linguines (pâtes sans blé) aux palourdes avec des amandes.
- Truite farcie avec du citron et du persil accompagnée de petites pommes de terre et de haricots verts.
- Lentilles cuites avec des aubergines ou en lasagne.
- Cabillaud avec du chou frisé cuit à la vapeur et du riz complet.
- Bar avec gingembre et oignons nouveaux.
- Steak avec salade d'épinard, de noix et de feta et frites de patate douce.
- Agneau avec abricots et un gratin de courges.

Post-ovulation : de l'ovulation jusqu'à la fin de votre cycle

Ce régime alimentaire débute lorsque vous ovulez jusqu'à la fin de votre cycle menstruel. Il est conçu pour stimuler les taux de progestérone et les niveaux de yang, améliorant ainsi l'implantation et la grossesse.

Choix des boissons

- Les amateurs de café qui ont besoin d'un remontant le matin peuvent prendre une tasse de décaféiné. Si vous le pouvez, évitez autrement le café et préférez plutôt une boisson au ginseng ou au maca.
- L'idéal est un thé à la camomille. Il est également possible de prendre une ou deux tasses de thé noir (anglais) ou vert (décaféiné). Si vous avez trop chaud ou que vous avez des brûlures d'estomac, ne buvez pas de thé noir. Prenez plutôt du thé vert décaféiné. Pas de thé à la menthe poivrée pour l'instant, car il

bloque la progestérone. Les autres boissons que vous pouvez consommer sont le thé rooibos (thé rouge), le thé à la menthe poivrée, de l'eau chaude avec du gingembre ou du ginseng, des infusions et un chocolat chaud avec gingembre. Les boissons chaudes idéales qui aident l'estomac et sont favorables pour la santé sont de l'eau chaude avec du gingembre. Si vous avez des brûlures d'estomac, éliminez le gingembre.

- Les boissons froides comprennent de l'eau ou du jus de betterave. Les boissons froides ne doivent pas être réfrigérées ni contenir des glaçons, servez-les uniquement à température ambiante. Pas de citron, d'orange, de raisin ou de mandarine après votre ovulation, car ils contiennent de l'hespérétine qui peuvent bloquer la progestérone.

- Essayez de boire beaucoup d'eau, à température ambiante ou tiède. L'idéal est de 2 litres par jour.

Compléments

- Des compléments alimentaires pour la grossesse de bonne qualité.
- Fer : 20 mg (même s'il en contient déjà dans les compléments pour la grossesse).
- Gelée royale ou pollen d'abeille.

Choix d'encas

- Bâtonnets de céleri.
- Cerises, dattes et framboises.
- Châtaignes, pistaches, graines de tournesol, graines de sésame et noix.

Choix pour le petit-déjeuner

- Œufs (brouillés, pochés ou durs) avec du saumon ou de l'avocat écrasé avec de l'huile d›olive et une pincée de paprika.
- Céréales sans blé avec du lait d'amande ou du riz ; essayez d'éviter

le lait de vache. Évitez complètement le lait de soja.

- Soja avec des noix, des graines et des graines de lin.
- Pain à l'épeautre avec confiture de framboise.
- Œufs mollets avec des anchois et du persil.

Choix pour le déjeuner

- Salade de crevettes avec tabasco ou poivre de Cayenne et persil.
- Quinoa avec saumon ou abricots et pistaches.
- Pâtes (sans blé) avec anchois, piment rouge broyé et achillée millefeuille ou estragon.
- Soupe de patate douce.
- Patate douce cuite avec épinards et pois chiches.
- Soupe de courge butternut.

Choix pour le dîner

- Pâtes de sarrasin (soba) avec lait de coco (sans soja), graines de sésame, concombre et gingembre.
- Crevettes avec tomates, ail et riz complet.
- Anchois avec agneau et romarin.
- Agneau avec patate douce et curry.
- Saumon avec graines de moutarde et salade de lentilles.
- Spaghetti avec huile d'olive, et sauce au basilic et à l'origan.
- Moules avec lait de coco, clous de girofle, citronnelle et coriandre.

Le régime alimentaire pour les hommes

Le régime alimentaire pour les hommes est conçu pour une meilleure qualité du sperme avec des aliments qui améliorent la testostérone, augmentent les antioxydants et équilibrent les niveaux de yang.

La plupart des hommes aiment la viande rouge. Cependant, la

viande rouge peut perturber la fertilité masculine. Il est donc préférable de réduire la consommation de viande rouge. Je recommande une portion de viande rouge et deux portions de viande blanche par semaine. Ces deux types de viande doivent être biologiques et ne pas être congelés. Les recherches ont démontré que remplacer la viande par du poisson permettait d'améliorer le nombre de spermatozoïdes et leur morphologie [195]. Le poisson blanc (comme le cabillaud, l'aiglefin, le bar, le lieu, le colin, le merlu, le merlan, la plie, la sole, le saint-pierre, le flétan, la limande et le turbot) améliore la morphologie des spermatozoïdes, tandis que les poissons foncés (comme les sardines, le hareng, les anchois, le saumon et la truite) améliorent le nombre de spermatozoïdes. Consommer deux portions de poisson par semaine au lieu de deux portions de viande rouge par semaine a été associé à une augmentation de 60 % du nombre total de spermatozoïdes [195]. Il existe également d'autres sources de protéines qui sont meilleures que la viande, et sans les effets secondaires, par exemple les algues (spiruline et chlorella, voir le chapitre douze).

Choix des boissons

- Une tasse de café décaféiné ou de thé décaféiné. Désolé les gars, mais la caféine est mauvaise pour l'ADN des spermatozoïdes !

- Thé à la menthe, à la menthe poivrée, à la camomille, aux chrysanthèmes (ju hua), aux pissenlits, aux fleurs de sureau ou thé vert (décaféiné). Si vous avez des brûlures d'estomac, éliminez le gingembre. Parmi les autres boissons chaudes possibles, on retrouve le thé rooibos (thé rouge), les infusions et de l'eau chaude avec une tranche de citron.

- Les boissons froides comprennent de l'eau et du jus de betterave. Les boissons froides ne doivent pas être réfrigérées ni contenir des glaçons, servez-les uniquement à température ambiante.

- Buvez beaucoup d'eau, non réfrigérée, mais à température ambiante ou tiède. L'idéal est de 2 litres par jour.

Compléments

- Coenzyme q10 (600 mg).
- Acides gras essentiels (oméga-3) (14 g).
- L-arginine (15 g).
- Lycopène (5 à 10 mg).
- Sélénium (200 mcg).
- Spiruline ou chlorella (5 g).
- Vitamine C (1 g) [136].
- Vitamine E (100 à 400 mg) [224] [225].
- Zinc (66 mg) [137].

Choix d'encas

- Pommes, bleuets, canneberges, figues, raisin, melon, poires, ananas, prunes et pastèque.
- Amandes, pistaches, graines de courge, graines de tournesol, noix.
- Bâtonnets de céleri.
- Boissons et barres protéinées.

Choix pour le petit-déjeuner

- Œufs (brouillés, pochés ou durs) avec du saumon ou de l'avocat écrasé avec du citron ou de l'huile d'olive.
- Pilchard avec des œufs, des tomates concassées et du persil.
- Sardines avec des œufs et du persil.
- Céréales sans blé avec du lait d'amande ou du riz. Pas de lait de vache, car il contient des œstrogènes.
- Œufs pochés avec des asperges.
- Avoine avec des noix et des graines.
- Raisin.
- Mélange de fruits (voir « Choix d'encas » ci-dessus) avec un yaourt nature.

Choix pour le déjeuner

- Salade de crevettes avec tabasco ou poivre de Cayenne et persil.
- Quinoa avec saumon ou abricots et pistaches.
- Poulet grillé avec une salade d'épinards et de haricots rouges.
- Pomme de terre au four avec thon et maïs doux.
- Sushis (poisson) avec algues.
- Pâtes (sans blé) avec anchois, piment rouge broyé et achillée millefeuille ou estragon.
- Salade de hareng et d'œufs.
- Poulet avec asperges cuites à la vapeur et petites pommes de terre.

Choix pour le dîner

- Crevettes avec tomates, ail et riz.
- Anchois avec agneau et romarin.
- Truite farcie avec du citron et du persil accompagnée de petites pommes de terre et de haricots verts.
- Palourdes avec linguines (pâtes sans blé) et amandes.
- Salade de poulpe avec pomme de terre et haricots verts.
- Truite arc-en-ciel avec citron, aneth et thym.
- Agneau avec burger au cumin, épinards cuits à la vapeur et chips de panais.
- Pâtes (sans blé) à l'ail avec des anchois, des câpres et des poivrons rouges.
- Saumon avec graines de moutarde et salade de lentilles.
- Moules avec lait de coco, clous de girofle, citronnelle et coriandre (sans piment).
- Steak avec salade d'épinard, de noix et de fêta et frites de patate douce.
- Anchois avec agneau et romarin.

Optimiser la liste de votre alimentation ☑

- ☐ Évitez de boire des boissons dans des contenants en plastique.
- ☐ Évitez les aliments dans les plastiques.
- ☐ Évitez les aliments congelés.
- ☐ Évitez les sandwichs, les salades et les glaces réfrigérés.
- ☐ Les hommes et les femmes doivent prendre des compléments alimentaires pour la grossesse de bonne qualité.
- ☐ Éliminez ou réduisez la caféine.
- ☐ Éliminez les sucres raffinés.
- ☐ Ne mangez pas sur le pouce ou pendant que vous travaillez.
- ☐ N'utilisez pas de micro-ondes.
- ☐ Ne buvez pas plus de deux verres de vin rouge (125 ml/1,4 unité par verre) par semaine.
- ☐ Buvez 2 litres d'eau par jour.
- ☐ Mangez des aliments fraîchement préparés.
- ☐ Mangez uniquement lorsque vous avez faim.
- ☐ Les hommes doivent éliminer le piment.
- ☐ Les hommes doivent remplacer la viande rouge par des algues et du poisson.
- ☐ Les femmes doivent éviter de prendre des compléments à base d'algues.

Chapitre douze

Compléments

Il existe de nombreux compléments qui peuvent améliorer la fertilité masculine et féminine. J'ai réalisé mes propres recherches approfondies sur les bénéfices pour la fertilité des différents compléments et je les ai listés ci-dessous. La dose journalière est l'apport journalier total, qui comprend les sources provenant des aliments et des compléments. Vérifiez attentivement les dosages, car les doses varient fortement entre les différents compléments.

La plupart des compléments prénataux contiendront les vitamines et les minéraux listés ci-dessous, mais pas forcément dans les mêmes quantités. Les personnes avec différents types d'infertilité auront des besoins différents en vitamines et minéraux, et à des doses différentes. En cas de doutes, consultez un nutritionniste spécialisé en fertilité.

Doses

Un milligramme (mg) correspond à un millième de 1 gramme, tandis qu'un microgramme (mcg) correspond à un millionième de 1 gramme. Donc, 1 g est égal à 1 000 mg ou 1 000 000 mcg, tandis que 1 mg est égal à 1 000 mcg.

Le gattilier est également appelé l'arbre au poivre ou encore agneau chaste, en référence à sa capacité à réduire le désir sexuel et à favoriser la chasteté chez les femmes [226]. Il peut aider à réduire le SPM et à réguler le cycle menstruel [226] [227] [228] [229]. Ses bénéfices sont les plus importants lorsqu'une femme a des cycles menstruels irréguliers (oligoménorrhée) [230]. Je recommande une dose journalière de 10 à 15 gouttes à partir d'une teinture (préparation pharmacologique).

L'acide alpha-lipoïque (AAL) est également connu sous le nom d'acide thioctique. Il est présent dans l'organisme en petites quantités où il réagit avec les vitamines du groupe B pour accélérer les réactions métaboliques nécessaires pour la production d'énergie. Il s'agit d'un antioxydant puissant qui stimule les autres antioxydants comme les vitamines C et E. Je recommande une dose journalière de 50 à 100 mg.

Le pollen d'abeille est une source riche en protéines, en acides gras essentiels et en vitamine B_{12} et fait partie des aliments naturels les plus nourrissants pour les personnes [231]. En médecine chinoise, il est utilisé pour améliorer les niveaux de jing, de yin et de sang. Je recommande une dose journalière de 2 à 5 g.

Le bêta-carotène est converti en vitamine A uniquement lorsque l'organisme en a besoin [191]. Il s'agit d'un antioxydant qui peut aider à éviter les dommages provoqués par les radicaux libres [224] [232]. N'en prenez pas si vous souffrez d'hyperthyroïdie (thyroïde hypoactive), car les taux seront déjà élevés [233]. Le bêta-carotène peut être retrouvé dans les abricots, les patates douces, les brocolis, les courges, les carottes, les mangues et les pêches. Je recommande une dose journalière de 3 à 6 mg. Les hommes doivent réduire leur consommation de ce produit dans leur alimentation, car il peut réduire les taux de testostérone, ce qui peut altérer la production de spermatozoïdes [219].

La biotine est essentielle pour la synthèse et le métabolisme du glucose, des acides gras, des acides aminés et des hormones du stress. Puisque la biotine est capable d'améliorer le métabolisme du glucose en stimulant la libération d'insuline, elle peut être bénéfique pour les femmes qui souffrent d'un syndrome des ovaires polykystiques

(SOPK), et qui sont souvent résistantes à l'insuline. La biotine est retrouvée dans la viande, les poissons gras, les céréales complètes, le riz, les noix, le chou-fleur et le jaune d'œuf. Je recommande une dose journalière de 1 mg (1 000 mcg).

La broméline est retrouvée dans la tige des ananas. Elle a des propriétés anti-inflammatoires et il a été démontré qu'il s'agit d'un traitement utile pour les problèmes d'infertilité inflammatoire comme l'endométriose [234] [235]. Cependant, elle agit en réduisant les taux de prostaglandines E2, qui sont nécessaires pour l'ovulation et l'implantation [168] [236]. Les prostaglandins E2 sont necessaire pour la bonne implantation de l'embryon dans la paroi utérine [354] [355]. Je ne recommande donc pas de prendre des compléments de broméline ou de manger des tiges d'ananas, sauf si vous souffrez d'endométriose, auquel cas je recommande une dose journalière de 500 à 1 000 mg.

Le calcium est important pour nos os. Environ 99 % du calcium que nous consommons est contenu dans nos os et nos dents [231]. Le calcium est également nécessaire pour activer l'ovule au moment de la fécondation [200]. Il joue un rôle important dans la coagulation du sang et la production d'énergie. Le calcium est absorbé dans l'intestin grêle, qui dépend de la vitamine D. Le calcium est retrouvé dans les produits laitiers, les œufs, les brocolis, le saumon en conserve, les noix et les graines. Je conseille de ne pas utiliser les produits laitiers comme source de calcium, car les produits laitiers peuvent affaiblir le système digestif, ce qui affaiblit l'organisme et la fertilité. Il y a plus de calcium observable dans les légumes, comme les brocolis, que dans le lait [231]. La caféine altère l'absorption du calcium. Pendant la grossesse, environ 50 % des réserves de calcium de la mère sont prises par le bébé, c'est pourquoi vous devez en stocker préalablement et ne pas boire de café. Je recommande une dose journalière de 1 000 mg.

La chlorella, également appelée algue bleue (chlorellaceae), est similaire à la spiruline. Elle aide à tonifier l'essence (jing) et est idéale pour la qualité des spermatozoïdes. Elle contient de la vitamine B, C et E ainsi que du zinc et du fer. Comme elle peut stimuler le système immunitaire (cellules TH1), comme la spiruline, elle peut affecter l'implantation de l'embryon dans la paroi utérine [237]. C'est pourquoi je recommande uniquement aux hommes de prendre ce complément. Je recommande une dose journalière de 5 g.

La choline est essentielle pour le développement de la mémoire de votre bébé dans sa vie future. Elle devient insuffisante pendant la grossesse et l'allaitement. Les jaunes d'œufs et les légumes-feuilles verts sont une bonne source de choline. Je recommande une dose journalière de 450mg.

On considère qu'une carence en **chrome** est fréquente et est lié à une intolérance au glucose, à une prise de poids, une dépression, de l'infertilité et un nombre inférieur de spermatozoïdes [238]. Le chrome est retrouvé dans les jaunes d'œufs, la viande rouge, le fromage, les fruits, les céréales complètes, le miel, les légumes, le poivre noir et le thym. Je recommande une dose journalière de 100 mcg.

L'huile de foie de morue contient d'importantes quantités d'oméga3 et de vitamines A. Cependant, puisqu'il est difficile de déterminer les concentrations de la vitamine A contenue dans l'huile de foie de morue, il est facile de faire un surdosage, ce qui peut conduire à des déformations congénitales [239]. Je recommande donc aux femmes d'éviter les compléments d'huile de foie de morue lorsqu'elles essayent de concevoir, et de prendre plutôt du bêta-carotène. Les hommes peuvent continuer de prendre des compléments d'huile de foie de morue lorsqu'ils essayent de concevoir. Je recommande une dose journalière de 1 000 mg.

La coenzyme Q10 est une substance similaire aux vitamines qui traite l'oxygène dans les cellules et génère des molécules riches en énergie. Elle est essentielle pour la fertilité masculine lorsque l'homme souffre d'une mauvaise mobilité des spermatozoïdes [224] [240]. Les taux de la coenzyme Q10 diminuent à partir de 30 ans. Les médicaments comme les statines peuvent également réduire les taux de la coenzyme Q10 dans l'organisme [332] [333] [334]. Les femmes qui prennent de la coenzyme Q10 présentent une amélioration de la qualité de l'ovule [241]. Il a été démontré qu'elle permet d'améliorer le compte des follicules antraux (CFA) lorsqu'elle est prise avec de la DHEA à une dose journalière de 600 mg et de DHEA à 25 mg [32]. La coenzyme Q10 est retrouvée dans la viande, poisson, les œufs, les céréales complètes, les noix, et les légumes verts. Je recommande une dose journalière de 600 mg.

Le cuivre est un oligoélément essentiel qui s'avère être en quantité insuffisante chez la plupart des personnes. Il favorise le transport de l'oxygène et du fer ainsi que la décomposition des cellules adipeuses en énergie [132]. Une carence en cuivre peut provoquer une anémie, une prise de poids et des problèmes de fertilité [132] [195]. Le cuivre est retrouvé dans les noix, les céréales complètes, les pruneaux, les avocats, les artichauts, les radis, l'ail, les champignons et les légumes verts. Je recommande une dose journalière de 1 à 2 mg.

Le dong quai (dang gui-*radix angelica sinensis*) est une plante qui est beaucoup utilisée en médecine chinoise pour tonifier le sang, réguler le cycle menstruel d'une femme et soulager les douleurs menstruelles [240]. Il contient des phytœstrogènes, c'est pourquoi il doit être utilisé avec précaution lorsqu'il est pris en automédication, notamment pour les femmes végétariennes et véganes. Le dong quai est une racine et est divisé en trois sections : la tête a des effets anticoagulants, la partie centrale est un tonifiant, tandis que la tige est utilisée pour faire circuler une stase de sang. Je vous recommande de consulter un herboriste chinois si vous envisagez de prendre cette plante, car il est difficile de savoir quelle partie de la racine est vendue dans les magasins d'aliments de produits naturels et de déterminer quelle partie serait bénéfique pour votre fertilité.

La DHA (acide docosahexaénoïque) est un acide gras essentiel oméga-3. La DHA apparaît comme essentielle pour le développement et la croissance cérébrale, et peut finalement nuire aux capacités d'apprentissage [241]. Environ 50 % du cerveau du bébé est formé pendant la période fœtale, tandis que les 50 % restants sont formés pendant la première année après la naissance. Il est donc important de maintenir de bons taux de DHA avant la conception. Il a été démontré que la DHA améliore la qualité du sperme en réduisant les effets nocifs causés par les radicaux libres [242]. Les véganes ont tendance à souffrir de carences en DHA [243]. La consommation d'huile végétale polyinsaturée (oméga-6) peut empêcher la formation de DHA. Les bonnes sources d'oméga-3 sont les poissons gras, les noix et les graines de lin. Je recommande une dose journalière de 500 mg ou une dose journalière de 14 g (1 cuillère à soupe) de graines de lin par jour pour les végétariens et les véganes.

La DHEA (déhydroépiandrostérone) est une hormone naturelle qui existe chez les hommes et les femmes et qui augmente les hormones masculines et féminines. Elle diminue avec l'âge. Les recherches ont démontré qu'elle peut améliorer la qualité de l'ovule, et réduire les anomalies chromosomiques [31] [33] [34] [244]. La dose quotidienne se situe entre 25 et 75 mg par jour. Ne prenez pas de DHEA à des doses supérieures à 75 à 100 mg par jour. Manger du réglisse peut augmenter les effets de la DHEA dans l'organisme [245]. N'en prenez pas si vous avez des antécédents familiaux de cancer, de troubles thyroïdiens, d'autisme, ou si vous avez des taux de testostérone élevés. Je vous recommande d'en parler avec votre médecin spécialiste en fertilité et de faire une analyse pour mesurer vos taux de testostérone avant de prendre ce complément. Comme il s'agit d'une hormone, elle peut provoquer des cycles menstruels irréguliers et des kystes qui peuvent se rompre au milieu du cycle, provoquant ainsi des saignements inexpliqués. Si cela se produit, arrêtez toute utilisation.

L'acide folique (vitamine B$_9$) est bien connu pour ses bénéfices pour la fertilité et représente le seul complément recommandé par la médecine occidentale, et pourtant, seules 26 à 28 % des femmes en prennent lorsqu'elles sont enceintes [246] [247]. Il ne permet pas uniquement d'éviter une forme d'anémie, mais évite également des malformations congénitales, telles que la spina bifida, lorsqu'il est pris pendant les premières semaines de la grossesse. Des recherches récentes ont découvert que les mères qui n'ont pas suffisamment d'acide folique dans leur organisme au moment de la conception ont un risque plus élevé que leur bébé développe un syndrome autistique [248], tandis que d'autres recherches indiquent qu'une prise continue d'acide folique pendant la grossesse réduit les troubles de développement du langage chez l'enfant [249]. L'acide folique est retrouvé dans les légumes-feuilles verts et les céréales complètes. Je recommande une dose journalière de 400 mcg (4 mg).

Le ginseng *(panax ginseng)* est une racine de plante qui stimule les niveaux d'énergie, similaire au maca [250]. Il est fortement utilisé en Asie de l'Est pour stimuler les niveaux de qi ainsi que le système digestif, ce qui aide ainsi l'organisme à produire plus de sang et à absorber les nutriments essentiels [240]. Des recherches ont démontré que le ginseng peut réguler les taux de leptine et normaliser le fonctionnement de l'hypothalamus [204] [251] [252], régulant ainsi les hormones de fertilité. Il a été démontré au cours des recherches que le ginseng régule les cytokines et augmente les taux de TH2, ce qui protège l'implantation de l'embryon dans la muqueuse de l'utérus [335] [336]. Je recommande une dose journalière de 1 à 3 mg.

Thé vert. Les thés vert, blanc et noir viennent tous du même arbuste : camellia sinensis. Le thé noir est fermenté en thé vert. Les antioxydants présents dans les extraits de thé vert sont 100 fois plus puissants que la vitamine C et 25 fois plus puissants que la vitamine E. Il peut aider à réduire un surpoids, la pression sanguine et la viscosité du sang, améliorant ainsi la fertilité [231]. Cependant, le thé vert contient de la caféine, ce qui peut augmenter les taux de SHBG, ce qui réduit les taux de testostérone circulante nécessaires pour le développement de l'ovule et des spermatozoïdes [346]. Le thé vert peut altérer l'absorption du calcium. Il contient également du tanin, qui peut altérer l'absorption du fer. Je conseille de limiter la consommation de thé à quelques tasses par jour, et si possible décaféiné.

L'épimède est utilisé en médecine chinoise par les herbes sous le nom de « yin yang huo » *(herba epimedii)*. Il est traditionnellement utilisé en médecine chinoise pour améliorer la libido et la fertilité masculines et féminines [240]. Les recherches ont démontré que l'épimède peut rétablir les taux de testostérone et d'hormones thyroïdiennes à la normale [253]. Je recommande une dose journalière de 1 000 mg.

L'iode est un oligoélément essentiel qui est fondamental pour la production des deux hormones thyroïdiennes, la thyroxine (T_4) et la triiodothyronine (T_3) [231]. Une carence en iode peut provoquer une hypoactivité de la thyroïde et entraîner un état pathologique chez les nouveau-nés, appelé crétinisme [231]. En association avec le fer, elle permet de remplacer les pertes de sang qui ont lieu pendant les menstruations. Les végétariens et les véganes ont tendance à souffrir de carences en iode [197]. L'iode est retrouvé dans le poisson, dans les algues et dans le sel de mer non raffiné. La plupart des sels sont raffinés et presque l'ensemble de leurs 60 oligoéléments ont été extraits et remplacés par de l'iode. Essayez d'utiliser du sel naturel qui n'a pas été raffiné ni modifié. Je recommande une dose journalière de 150 mcg.

Le fer est un minéral essentiel, nécessaire pour la production d'hémoglobine, qui est un globule rouge présent dans le sang pour transporter l'oxygène et le dioxyde de carbone dans l'organisme. Les végétariens, les véganes, ainsi que les femmes en période de menstruation ou qui sont enceintes ont tendance à présenter une carence en fer [105]. Les besoins en fer sont deux fois plus importants pendant la grossesse, car le nombre de globules rouges et d'hémoglobines chez la mère augmente de 30 %. Le fer, ainsi que la vitamine B_{12} et l'acide folique, est nécessaire pour augmenter les niveaux de sang. Pour absorber le fer, les taux de cuivre, de vitamines B et de vitamines C doivent être suffisants. La caféine réduit l'absorption du fer [191]. Lors de la prise de compléments en fer, les selles peuvent être plus foncées, ce qui est tout à fait normal. En cas de constipation, essayez de prendre des compléments en fer indiqué comme « doux ». Le fer est retrouvé dans la viande rouge, les sardines, les germes de blé, le pain complet, le jaune d'œuf, les légumes verts et les fruits secs. Je recommande une dose journalière de 18mg, qui doit être augmentée à 27 mg en cas de grossesse. Si votre analyse de sang montre une carence en fer (ferritin < 30 ug/litre), je recommande une dose journalière de 100 mg.

La l-arginine est un acide aminé qui peut aider à améliorer la fertilité chez les femmes et la santé des spermatozoïdes chez les hommes [254]. La l-arginine forme la base du monoxyde d'azote. Le monoxyde d'azote est retrouvé dans les spermatozoïdes et est nécessaire pour une bonne mobilité [255]. Le liquide séminal contient environ 25 % de l-arginine. Elle favorise également la circulation du sang jusqu'au pénis, ce qui améliore ainsi la fonction érectile [231]. Les recherches ont démontré qu'elle améliore l'implantation et le pourcentage de grossesse [256]. La l-arginine est retrouvée dans les noix, les graines, les légumineuses, les oignons, le raisin, le riz, le jaune d'œuf et la viande rouge. N'en prenez pas si vous avez un SOPK ou du diabète. Je recommande une dose journalière de 15 g.

Le lycopène est un puissant antioxydant, plus puissant que le bêta-carotène. Il a été démontré qu'il augmente le nombre de spermatozoïdes, leur mobilité et leur morphologie, et réduit les lésions de l'ADN [257] [258]. Il est retrouvé dans les tomates, la pastèque, le pamplemousse rose et d'autres fruits rouges. Il est mieux absorbé lorsqu'il est réchauffé : les tomates cuisinées libèrent cinq fois plus que les tomates crues. Ajouter de l'huile d'olive permet de tripler l'absorption du lycopène [231]. Je recommande une dose journalière de 5 à 10 mg [224] [257].

Le maca (*lepidium meyenii*) est souvent appelé le « ginseng péruvien ». Il augmente les niveaux d'énergie et l'endurance et est utilisé comme aphrodisiaque [231]. Les recherches ont démontré qu'il est bénéfique pour la libido, les performances sexuelles, le nombre de spermatozoïdes et la mobilité chez les hommes, tandis que chez les femmes il peut augmenter les taux de l'hormone lutéotrope (LH), lorsqu'il est pris à des doses élevées (50 à 100 g par jour) [259]. Dans les Andes d'Amérique du Sud, la dose traditionnelle de maca est comprise entre 50 à 100 g par jour. Je recommande une dose journalière de 10g pour une meilleure énergie et 50 g par jour en cas d'infertilité masculine ou pour les femmes avec de faibles taux de LH.

Le magnésium est le quatrième minéral le plus fréquemment retrouvé dans l'organisme, mais les carences sont cependant fréquentes. Il est nécessaire pour le fonctionnement de plus de 300 enzymes. Une carence en magnésium peut conduire à la mort cellulaire. Parmi ses utilisations, il est capable de réguler l'interaction des hormones de fertilité avec leurs récepteurs [260]. Le chocolat noir (70 % de cacao solide) contient des taux élevés de magnésium. Le magnésium est également retrouvé dans les haricots, les noix, les céréales complètes, les fruits de mer et les légumes-feuilles vert foncé. Je recommande une dose journalière de 375 mg.

Le manganèse est un minéral essentiel qui a plusieurs rôles, y compris la production des hormones de fertilité et la coagulation du sang [231]. En médecine chinoise, une carence est liée aux insuffisances du groupe sanguin, notamment une mauvaise mémoire, des ongles et des cheveux en mauvais état et une infertilité. Le manganèse est retrouvé dans le thé noir (anglais), les céréales complètes, les noix, les graines, les fruits, les œufs, le lait et les légumes-feuilles verts. Je recommande une dose journalière de 2 mg.

La mélatonine est un antioxydant produit par la glande pinéale. Elle réduit les concentrations des radicaux libres, ce qui peut altérer l'ovule et la qualité des spermatozoïdes [113]. On considère également qu'elle régule la libération de l'hormone de fertilité par l'hypothalamus [110]. La production de mélatonine diminue avec l'âge [113]. Elle est principalement produite la nuit lorsque nous dormons, c'est pourquoi dormir suffisamment (7 à 8 heures) peut aider à maintenir de bons niveaux. La mélatonine est retrouvée dans les aliments comme les tomates [191]. Dans l'organisme, on retrouve des concentrations élevées dans les organes reproductifs féminins. Les médicaments comme l'aspirine et les anti-inflammatoires non stéroïdiens (AINS) peuvent réduire de 75 % la production de mélatonine par la glande pinéale [170] [191]. Je recommande une dose journalière de 3 mg pour les femmes de plus de 39 ans, qui prennent de l'aspirine ou qui dorment mal, je recommande une dose journalière de 5 mg.

Le myo-inositol est une vitamine B complexe qui est utile pour améliorer la maturation de l'ovule chez les femmes avec des ovules de mauvaise qualité ou un SOPK [261] [262] [263] [264]. Le myo-inositol peut être utilisé comme alternative à la Metformine pour le traitement du SOPK, qui est souvent prescrite par les médecins dans le traitement du SOPK, alors qu'elle n'est pas enregistrée pour cette utilisation, qu'elle a des effets secondaires et que, selon les experts en fertilité, elle n'est pas efficace [36] [265]. Le myo-inositol est retrouvé dans la viande et les herbes, mais je recommande de n'utiliser que les sources provenant d'herbes. Il est retrouvé dans les fruits, les haricots, les céréales et les noix. Les légumes et les fruits frais contiennent plus de myo-inositol que les produits congelés, en conserve ou sans sel. Je recommande une dose journalière de 250 à 500 mg.

Des recherches ont démontré que **la passiflore (*passiflora incarnata*)** améliore la libido masculine, augmente le nombre de spermatozoïdes et la fertilisation [69]. Elle contient de l'apigénine, qui peut augmenter les taux de testostérone. Je recommande une dose journalière de 100 mg.

La pyrroloquinoléine quinone (PQQ) est une substance similaire aux vitamines et est un puissant antioxydant. Des recherches préliminaires réalisées chez les animaux ont démontré qu'elle peut augmenter la fertilité et la croissance de la progéniture [266]. Je recommande une dose journalière de 300 mcg.

La gelée royale, également appelée « le lait d'abeille », est l'alimentation exclusive de la reine des abeilles et des bébés des abeilles. C'est une source puissante d'énergie, riche en vitamines B_5, A, C, D et E, ainsi qu'en acides aminés, en acides gras essentiels, en acétylcholine et en minéraux tels que le potassium, le calcium, le zinc, le fer et le manganèse [231]. En médecine chinoise, elle aide à améliorer les niveaux de jing, de yin et de sang, tout en renforçant les systèmes reproductifs chez les hommes et les femmes. Je recommande une dose journalière de 100 mg.

Le sélénium est considéré comme l'oligoélément le plus important dans notre alimentation. Il est important pour la fertilité masculine et féminine [224] [267]. Des concentrations faibles ont été associées à des fausses couches et la prééclampsie, tandis que chez les hommes cela représente une aide en cas de mauvaise mobilité des spermatozoïdes [231] [242]. Le sélénium est retrouvé dans les noix du Brésil, le poisson, la volaille, les viandes, les céréales complètes, les champignons, les oignons, l'ail, les brocolis et les choux. Du sélénium est éliminé à chaque fois qu'un homme éjacule. Je recommande une dose journalière de 200 mcg.

La spiruline est un super aliment et est connue comme l'algue bleu-vert (arthrospira platensis). Elle est pleine de protéines avec plus de 60 % pour 100 g. Elle contient des concentrations élevées de fer et de vitamine B_{12}, tous les acides aminés essentiels ainsi que les vitamines et les minéraux essentiels. Elle peut également aider à perdre du poids. Elle contient 180 % plus de calcium que le lait entier, 670 % plus de protéines que le tofu, 3 100 % plus de bêta-carotène que les carottes et 5 100 % plus de fer que les épinards. Cependant, les études suggèrent que prendre de la spiruline peut augmenter les cytokines TH1, qui peuvent altérer l'implantation de l'embryon dans la paroi utérine [268] [269].

Je recommande donc uniquement aux hommes de prendre ce complément, car il s'agit d'un important substitut pour la viande. Je recommande une dose journalière de 5 g sous forme de comprimés, car le goût n'est pas agréable dans sa forme naturelle en poudre.

Tribulus terrestris est une plante qui se développe en Méditerranée et dans les régions désertiques subtropicales dans le monde, notamment en Inde et au Myanmar. Elle est utilisée en Ayurveda pour la virilité masculine [191]. Des recherches ont démontré qu'elle peut augmenter les taux de testostérone et de dihydrotestostérone qui peuvent améliorer le nombre de spermatozoïdes et leur mobilité [221]. Je recommande une dose journalière de 250mg.

Le curcuma contient un antioxydant anti-inflammatoire appelée la curcumine qui augmente le fonctionnement hépatique [231]. Grâce à ses propriétés anti-inflammatoires, il est particulièrement utile chez les femmes souffrant d'endométriose [270] [271] [272] [273]. Le curcuma peut être associé à la broméline pour améliorer l'absorption et augmenter le traitement de l'endométriose [231]. Le curcuma est yang par nature et peut aider à déplacer une stase du sang, ce qui est une cause fréquente d'endométriose. Si vous souffrez d'endométriose, je recommande une dose journalière de 1 000 mg.

L'ubiquinol (ubiquinone) est la forme activée de la coenzyme Q10. C'est un puissant antioxydant qui réduit le stress oxydatif, ce qui améliore ainsi le cycle menstruel et augmente les taux de l'hormone folliculostimulante (FSH) et de LH [274]. Je recommande une dose journalière de 200 à 300 mg.

La vitamine A est importante pour le maintien de la santé sexuelle et la fertilité. Cependant, il est important de ne pas dépasser la dose journalière lorsque vous êtes enceinte, notamment pendant les sept premières semaines [231]. Prendre des quantités supérieures aux doses recommandées peut augmenter le risque de malformations congénitales. Les aliments qui contiennent des concentrations élevées de vitamine A comprennent les huiles de poisson (huile de foie de morue), le foie, les pâtés et les aliments enrichis comme les céréales et la farine. Je recommande une dose journalière de 800 mcg. Vous pouvez plutôt prendre du bêta-carotène, car il peut être converti en vitamine A lorsque l'organisme en a besoin, ce qui réduit ainsi les risques de surdose.

La vitamine B$_1$ (thiamine) est nécessaire pour la production de l'énergie et des globules rouges. L'organisme peut la stocker seulement pendant un mois. Elle est présente dans de nombreux aliments, mais la préparation des aliments réduit considérablement les taux de vitamine B$_1$ (par exemple, la viande qui a été congelée perd 50 % des vitamines B$_1$) [231]. La vitamine B$_1$ peut-être retrouvé dans les céréales complètes, l'avoine, la viande, les fruits de mer et les noix. La vitamine est détruite en buvant de grandes quantités de thé ou de café. Je recommande une dose journalière de 1,5 à 2 mg.

La vitamine B$_{12}$ (cobalamine) peut être stockée dans le foie pendant plusieurs années, cependant, les végétariens et plus particulièrement les véganes, ont tendance à présenter des carences [231]. Elle est nécessaire en association avec l'acide folique lors de la production d'un nouveau matériel génétique pendant la division cellulaire, ce qui permet d'éviter des malformations congénitales comme la spina-bifida [231]. Elle est également bénéfique pour les hommes pour lesquels le nombre de spermatozoïdes est faible. La vitamine B$_{12}$ peut-être retrouvée dans les poissons gras, comme les sardines, ainsi que dans la viande rouge, les poissons blancs, les œufs et les produits laitiers. Je recommande une dose journalière de 3 à 5 mcg.

La vitamine B$_2$ (riboflavine) est importante pour la production d'énergie et le métabolisme des protéines, des graisses et des glucides. Elle est nécessaire pour convertir la B$_6$ dans sa forme active et constitue une aide en cas de SPM [231]. La vitamine B$_2$ peut-être retrouvée dans les céréales complètes, les produits laitiers, les légumes-feuilles verts et les haricots. Il s'agit de la vitamine qui colore les urines en jaune clair [231]. Je recommande une dose journalière de 1,6 mg.

La vitamine B₃ (nacine) est importante pour la production d'énergie et l'utilisation de l'oxygène dans les cellules. La vitamine B_3 peut-être retrouvée dans les céréales complètes, les noix, les viandes, la volaille, les poissons gras, les œufs, les produits laitiers et les fruits secs. Je recommande une dose journalière de 15 à 20 mg.

La vitamine B₅ (acide pantothénique) est importante pour la production d'énergie et les hormones des glandes surrénales dans les moments de stress. La vitamine B_5 peut-être retrouvée dans les céréales complètes, les haricots, les œufs, les noix, les légumes-feuilles verts, les viandes et la gelée royale. Je recommande une dose journalière de 6 mg.

La vitamine B₆ (pyridoxine) est essentielle pour l'action de plus de 60 enzymes et constitue une aide en cas de SPM [231]. La vitamine B_6 peut-être retrouvée dans les céréales complètes, la viande, les poissons gras, les bananes, les noix, les légumes-feuilles verts, les avocats et les jaunes d'œufs. Je recommande une dose journalière de 2 mg.

La vitamine C (acide ascorbique) ne peut pas être stockée dans l'organisme, c'est pourquoi il est nécessaire d'assurer des apports réguliers. Elle est nécessaire pour plus de 300 réactions métaboliques et est fondamentale pour la reproduction [231]. Elle favorise l'absorption du fer. Elle est importante pour protéger la santé des spermatozoïdes en arrêtant leur agrégation ainsi que pour protéger l'ADN des spermatozoïdes [275]. Les recherches ont démontré que des apports quotidiens en vitamine C peuvent augmenter la qualité du sperme [224]. Puisque la vitamine C est un puissant antioxydant, elle réduit les effets nocifs des radicaux libres sur les ovules et les spermatozoïdes et est bénéfique pour l'implantation. La vitamine C est retrouvée dans la plupart des fruits et légumes, notamment les légumes-feuilles verts. Je recommande une dose journalière de 1 g [136].

La vitamine D est retrouvée sous différentes formes (1, 2, 3, 4 et 5). Certaines vitamines D_3 sont produites à partir de soleil lorsque l'indice UV est supérieur à 3, et lorsque vous n'utilisez pas de crème solaire [231] [276]. À cause des risques de cancer de la peau causé par une exposition excessive au soleil, il est recommandé d'exposer la peau au soleil pendant 10 à 15 minutes avant d'appliquer la crème solaire. La plupart des personnes qui vivent dans des pays où le ciel est couvert, comme en Angleterre, en Irlande et en Nouvelle-Zélande, ainsi que sur les côtes Est des États-Unis, présenteront des concentrations inférieures en vitamine D. Même les crèmes solaires à faible protection, par exemple avec un indice 8, réduisent de 95 % la production de vitamine D [231] [276]. La vitamine D régule absorption du zinc, du calcium et du fer et les faibles concentrations sont associées à de l'anémie. La vitamine D est retrouvée dans les sardines, le hareng, le saumon, les œufs et le beurre. Les recherches ont démontré que les femmes qui présentent des concentrations inférieures en vitamine D ont une fertilité plus faible [192]. Une dose quotidienne de 15 mcg de vitamine D_3 (cholécalciférol) pendant la période estivale, et de 20 mcg pendant les mois hivernaux.

La vitamine E est un antioxydant qui protège les spermatozoïdes et les ovules contre les effets nocifs des radicaux libres, et qui est important pour la production des anticorps. La vitamine E est bonne pour les hommes avec une mauvaise mobilité des spermatozoïdes et une mauvaise fécondation de l'ovule [136]. La vitamine peut être retrouvée dans l'huile de germe de blé, les œufs, les épinards, les haricots verts, les choux de Bruxelles, les noix, les noix de pécan, les avocats et le beurre. Je recommande une dose journalière de 12 à 15 g pour les femmes et de 100 à 400 mg pour les hommes avec une mauvaise mobilité des spermatozoïdes [225].

La vitamine K est retrouvée sous différentes formes : 1, 2 et 3. Quatre-vingt-dix % de nos apports quotidiens sont réalisés sous la forme de la vitamine K1 [231]. Elle est essentielle pour la coagulation normale du sang. Une carence peut provoquer des règles abondantes et peut facilement causer des hématomes. La vitamine K peut être retrouvée dans le chou-fleur, les brocolis, les légumes-feuilles vert foncé, les jaunes d'œufs, le carthame, le varech, les yaourts, le colza, les huiles d'olive, les tomates, la viande rouge et les pommes de terre. Je recommande une dose journalière de 100 mcg.

Le zinc est un minéral important pour la fertilité masculine et féminine, car il joue un rôle crucial pour la sensibilité des tissus corporels aux hormones de fertilité circulantes. Il est essentiel pour la maturité sexuelle. Chez les femmes, des carences en zinc peuvent causer des taux irréguliers en FSH et en LH [277]. Une carence en zinc peut causer de faible taux de testostérone et un retard de puberté masculine [278]. Chaque éjaculation de sperme contient environ 110 mg de zinc, c'est pourquoi une perte excessive de spermatozoïdes ou une mauvaise alimentation peuvent provoquer une carence en zinc. Le zinc est important pour la santé des spermatozoïdes, car il permet de maintenir l'ADN dans la tête des spermatozoïdes, tout en permettant d'assurer que les spermatozoïdes ne deviennent pas trop excités et libèrent l'enzyme acrosome (qui brise la paroi de l'ovule, ce qui permet aux spermatozoïdes de pénétrer dans l'ovule et de le féconder) avant la libération de l'ovule chez la femme [279]. Pendant la fécondation, le zinc est libéré, ce qui provoque littéralement des « étincelles de zinc » : un éclair lumineux au moment de la conception [280]. Le zinc peut être retrouvé dans la viande rouge, les graines de courge, les céréales complètes, les grains de moutarde, les œufs et le fromage. Je recommande une dose journalière de 15 mg pour les femmes et de 66 mg pour les hommes avec un faible nombre de spermatozoïdes [137].

Cinquième partie
Aide à la conception naturelle

L'utilisation de thérapies alternatives aux traitements en matière de fertilité est de plus en plus importante, car les personnes cherchent des solutions et des moyens pour leurs problèmes de fertilité. Un nombre croissant de recherches appuie l'utilisation de l'acupuncture pour le traitement de l'infertilité masculine et féminine (voir page 234–235).

Pendant combien de temps est-ce que je dois essayer de manière naturelle ?

La durée pendant laquelle vous voulez essayer de manière naturelle est un choix personnel, mais qui doit être réfléchi de manière critique. Savoir à quel moment vous êtes à votre meilleur état physique, mental et émotionnel, ainsi que l'optimisation de votre mode de vie et de votre alimentation, tout en ayant essayé pendant assez longtemps de manière naturelle, sont des éléments importants pour déterminer à quel moment vous devez changer de méthode. Beaucoup de personnes ont tendance à essayer la FIV sans que leur corps soit prêt pour qu'une conception naturelle puisse d'abord avoir lieu.

Si vous sentez que vous avez essayé pendant suffisamment longtemps, par exemple pendant plus d'une année après avoir suivi les recommandations de ce livre, vous pouvez essayer une autre méthode, par exemple les techniques assistance à la procréation, comme le

Clomid (voir chapitre quinze). Avant de passer au Clomid, assurez-vous que vous avez d'abord essayé l'acupuncture et les herbes médicinales chinoises pendant au moins trois à quatre mois [125].

Chapitre treize

Acupuncture Jusqu'au bout !

L'acupuncture est l'une des alternatives les plus fréquentes aux traitements pour l'infertilité. L'acupuncture n'aide pas seulement les gens à se détendre ; elle équilibre l'hypothalamus, ce qui améliore ainsi les hormones de fertilité de l'hypophyse et régule également la circulation d'énergie et de sang dans l'organisme, participant ainsi à la normalisation des hormones de fertilité contenues dans le sang. Tout cela participe à la régulation du cycle menstruel. C'est le cycle menstruel qui représente l'aspect le plus important du traitement en matière de fertilité en médecine chinoise. Environ 95 % des femmes observent des symptômes prémenstruels [281], comme de la transpiration la nuit, des crampes abdominales, de la douleur, des seins sensibles, des douleurs en bas du dos et un syndrome prémenstruel (SPM/TPM), qui sont considérés comme normaux, mais qui ne le sont pas. En médecine chinoise, tous ces symptômes sont anormaux et donnent un aperçu des déséquilibres internes qu'une femme peut présenter.

Les recherches ont démontré que suivre un traitement hebdomadaire d'acupuncture pendant neuf semaines permet de diviser par deux le délai de conception [282]. Le traitement permet d'améliorer votre santé et votre fertilité, ainsi que celle de votre bébé, car sa fertilité est déterminée en partie par votre santé au moment de la conception.

Cela est important, car la deuxième génération des femmes nées de mères qui suivaient un traitement pour la fertilité présente une infertilité prématurée héritée (IPH), un syndrome pour lequel leur fertilité est réduite de quelques années, ce qui implique qu'elles éprouvent des difficultés à avoir un enfant à un âge plus jeune que leur mère. Cela peut avoir des répercussions sur les futures générations.

Histoire de l'acupuncture

L'acupuncture est souvent considérée comme une forme étrange de thérapie provenant de l'Asie de l'Est où se trouvent les bouddhistes. Cela est très loin de la réalité ! La découverte d'Ötzi, l'homme de glace tatoué qui a été retrouvé congelé en 1991 dans les Alpes italiennes, prouverait que l'acupuncture était présente en Europe il y a 5 000 ans [283]. L'acupuncture n'appartient donc pas nécessairement à l'Asie de l'Est. Ce que l'on sait, c'est que son utilisation a été énormément documentée en Asie de l'Est pendant plus de 2 000 ans et qu'elle a une longue histoire fructueuse. Lorsqu'une personne pense à l'acupuncture, elle a tendance à penser à la Chine. Cependant, l'acupuncture est pratiquée dans toute l'Asie de l'Est, notamment au Japon, en Corée et au Vietnam. Elle n'est donc pas la propriété exclusive des Chinois, bien qu'ils aient majoritairement influencé son développement.

L'origine de l'acupuncture provient probablement des massages pendant l'Antiquité (acupression et les frottements), pendant lesquels les personnes massaient un point du corps et se rendaient compte que cela aidait une autre partie du corps qui les gênait. Les populations de l'Asie de l'Est ont ensuite ajouté leur exceptionnelle compréhension et conscience de la nature à ces points pour nous offrir l'acupuncture telle que nous la connaissons aujourd'hui.

La technologie utilisée pour produire les aiguilles d'acupuncture, ou plutôt les pointes, a évolué au cours des siècles, de la pierre aux aiguilles épaisses, jusqu'aux pointes ultrafines que nous utilisons aujourd'hui [284]. Elles sont tout aussi fines qu'un cheveu humain et vous pouvez insérer 25 pointes d'acupuncture dans une seule seringue. Dans les pays occidentaux, ces pointes ultrafines sont utilisées une seule fois, puis jetées dans un récipient spécifique (boîte de sécurité pour objets tranchants) qui est incinéré pour des raisons sanitaires et de sécurité.

La réussite d'un pays est fortement influencée par les médicaments qu'il utilise. Son taux de naissance, son taux de mortalité, l'état de santé général et la durée de vie de la population sont tous largement dépendants du système de santé pratiqué dans le pays. La population chinoise réussit dans tous ces aspects de la vie, grâce à leur conscience culturelle de la nature, à leur alimentation, à leur mode de vie et aux médicaments qu'ils utilisent. Il n'est donc pas étonnant que les Chinois aient la plus grande population au monde et qu'ils aient dû mettre en place des mesures de contrôle des naissances pour limiter la population. C'est en grande partie grâce à la médecine chinoise.

Est-ce que l'acupuncture est sûre ?

Une étude réalisée à grande échelle et publiée en 2009 a indiqué, après avoir analysé 229 230 traitements, que l'acupuncture est sans risque[285]. Cependant, dans la plupart des pays occidentaux, les médecins, les kinésithérapeutes, les ostéopathes, les chiropraticiens et les infirmières peuvent légalement réaliser de « l'acupuncture » après une courte formation. Il n'est pas possible d'apprendre 2 000 années de médecine en quelques semaines. Cela peut avoir des effets sur la sécurité et l'efficacité du traitement d'acupuncture. C'est pourquoi je recommande de suivre un traitement d'acupuncture uniquement auprès d'un acupuncteur correctement formé.

Comment fonctionne l'acupuncture ?

L'acupuncture est composée de points corporels à partir desquels l'énergie peut être influencée. Ces points sont reliés entre eux pour former les canaux (méridiens). Ces canaux ressemblent à une carte de métro, avec de nombreuses lignes qui s'entrecroisent. Les stations de métro sont comme les points d'acupuncture. Chaque point est associé à une propriété pour la santé. Le fait d'insérer une aiguille dans un point d'acupuncture indique à l'organisme de débuter une réponse de guérison.

Généralement, l'acupuncture est excellente pour contribuer à la régulation de la circulation de l'énergie et du sang dans l'organisme. Lorsque ces deux aspects importants de l'organisme sont régulés, l'organisme est capable de se guérir lui-même et de revenir à un état d'équilibre, appelé « homéostasie » en médecine occidentale. Pendant une session d'acupuncture, le patient entrera souvent dans un état profond de relaxation durant lequel il est capable d'éliminer toutes ses inquiétudes et tout son stress, ce qui permet à l'organisme de guérir par lui-même.

Il existe actuellement deux théories sur le fonctionnement de l'acupuncture et la composition des points et canaux d'acupuncture. Selon la pensée médicale occidentale, il est estimé que l'acupuncture fonctionne selon le système nerveux, d'où sa capacité à soulager la douleur. Cependant, cette théorie n'est pas reconnue par la communauté des acupuncteurs, ni en Asie de l'Est, car l'acupuncture est capable de faire beaucoup plus que de soulager la douleur. Il existe une meilleure théorie qui provient de Corée, où les chercheurs pensent avoir localisé anatomiquement les canaux dans le corps [286]. Ils pensent avoir observé les véritables canaux dans le système lymphatique (immunitaire) [115]. D'autres recherches réalisées en Belgique ont également trouvé les mêmes structures [287]. Des recherches supplémentaires réalisées sur les voies des radicaux libres (dérivés réactifs de l'oxygène) ont découvert que la réaction en chaîne des radicaux libres se déplace le long des mêmes voies que celles du système immunitaire, comme les canaux d'acupuncture [114].

Est-ce que cela fait mal ?

Certaines personnes n'aiment pas l'idée des aiguilles et ont peur d'avoir mal avec l'acupuncture. Cette peur des aiguilles vient normalement de mauvais souvenirs après une prise de sang ou un vaccin. Recevoir un traitement d'acupuncture est différent d'une prise de sang, car l'aiguille d'acupuncture est beaucoup plus fine et n'est pas insérée dans une veine mais dans un muscle.

Certaines personnes ressentiront plus les aiguilles d'acupuncture que d'autres. Cela est souvent causé par un manque d'énergie. Plus la personne est faible, plus elle sera sensible et plus elle sentira l'aiguille entrer dans la peau, ce qui provoque une courte sensation de piqûre. Lorsque l'aiguille atteint le point d'acupuncture, les sensations ressenties par la personne ne ressemblent à aucune de celles que vous avez déjà ressenties, et peuvent être :

- une douleur sourde pulsative
- une sensation de tiraillement
- une sensation de picotement
- une sensation électrique qui circule dans le corps

Les bénéfices de l'acupuncture, démontrés par les recherches, pour la fertilité

À l'inverse de nombreuses thérapies alternatives, il y a eu de nombreuses études récemment réalisées sur l'utilisation de l'acupuncture et qui ont confirmé ses effets bénéfiques sur la fertilité masculine et féminine. Les études des recherches ont démontré que l'acupuncture permet de :

- améliorer les effets du citrate de clomifène [62]
- améliorer l'implantation en augmentant la réceptibilité de l'utérus [62] [288]
- améliorer la réserve ovarienne [289]
- améliorer la sensibilité à l'insuline [290]
- améliorer la mobilité, la morphologie et la qualité des spermatozoïdes [291] [292] [293] [294] [295] [296]
- augmenter le compte des follicules antraux [51]
- augmenter la circulation sanguine jusqu'à l'utérus [7] [297] [298] [299]

- réduire l'anxiété, le stress et la dépression [6] [300] [301]
- réduire l'insomnie et augmenter les taux de mélatonine [337]
- réduire les taux d'hormone folliculostimulante (FSH) [27] [289]
- réduire les contractions utérines [302] [303]
- réduire le poids [131]
- réduire les taux d'AMH [27]
- réduire les facteurs immunitaires, c'est-à-dire la TH1/TH2, les cellules NK et les cytokines [64] [304] [305] [306] [307] [308]
- réguler les taux de l'hormone lutéotrope (LH) [309]
- réguler les taux d'œstrogènes [62] [310]
- réguler le cycle menstruel [7] [8] [44]
- réguler le cortisol, hormone du stress [146]
- stimuler l'ovulation [8] [311]

Que vais-je ressentir après l'acupuncture ?

L'effet le plus remarqué par les personnes après un traitement d'acupuncture est le fort sentiment de calme et de détente. Mais ce n'est pas tout. Certaines personnes disent qu'elles ont un peu la tête qui tourne en se levant de la table, ce qui est normal. Certains dorment même pendant le traitement d'acupuncture, ce qui leur permet de faire une sieste et de restaurer leurs niveaux d'énergie. Selon moi, plus une personne se détend sur la table, plus l'acupuncture fonctionne. Après l'acupuncture, il n'est généralement pas dangereux de conduire ni de retourner au travail ou de faire du sport. La plupart des personnes apprécient recevoir le traitement d'acupuncture après le travail car elles se sentent souvent trop détendues pour vouloir retourner au bureau !

À quel moment de mon cycle dois-je avoir de l'acupuncture ?

Il est bénéfique de recevoir un traitement d'acupuncture pendant la plupart des moments de votre cycle menstruel. Personnellement, je ne pense pas qu'il est nécessaire d'avoir de l'acupuncture lorsque vous saignez abondamment au début de votre cycle menstruel car vos taux de FSH sont toujours faibles et que vous pouvez être plus sensible lors de l'insertion des aiguilles. Autour du 4e ou 5e jour de votre cycle, lorsque les taux de FSH commencent à augmenter, un traitement d'acupuncture peut favoriser la croissance et la maturation du follicule. Après l'ovulation, l'acupuncture peut aider l'implantation pendant les 5 à 7 jours suivants. Pendant la dernière semaine du cycle menstruel, l'acupuncture peut aider pour l'anxiété et le stress émotionnel causé par l'attente de savoir si vous êtes enceinte.

Combien de fois dois-je faire de l'acupuncture ?

L'acupuncture est une dose comme tout autre traitement médical. Son effet dure pendant 3 à 4 jours et elle doit ensuite être répétée. L'idée est de faire de l'acupuncture deux fois par semaine. À cause de contraintes financières, certaines personnes choisiront de suivre un traitement d'acupuncture par semaine. Faire de l'acupuncture moins d'une fois par semaine n'est pas conseillé, car ses effets seront minimes.

Pendant combien de temps est-ce que je dois faire de l'acupuncture ?

Si vous tombez enceinte naturellement, vous devriez continuer l'acupuncture pendant au moins 12 semaines. Cependant, certaines femmes souhaitent poursuivre l'acupuncture pour les aider à gérer l'anxiété et s'assurer que la grossesse se déroule en douceur, ce qui est bon pour la mère et le bébé car tout problème peut être géré avant qu'il ne se développe plus. L'idéal est de poursuivre l'acupuncture sur toute la grossesse.

Si vous avez de faibles concentrations d'hormone anti-Müllérienne ou que vous avez plus de 40 ans, je vous recommande d'avoir un traitement d'acupuncture pendant toute votre grossesse. Vous serez souvent plus faible et la grossesse sera plus précieuse, c'est pourquoi tous les efforts possibles doivent être mis en place pour maintenir la grossesse.

Chapitre quatorze

Herbes médicinales chinoises

Les herbes médicinales chinoises sont souvent négligées dans les traitements pour la fertilité. Cela est dû au fait que la plupart des personnes ne connaissent pas leurs bénéfices. De plus, la plupart des acupuncteurs ne propose par les herbes car ils ne pratiquent pas la médecine par les herbes (qui est étrangère aux Chinois). L'utilisation des herbes dans le traitement contre la fertilité peut être bénéfique aussi bien pour la fertilité masculine que féminine. Cela peut parfois être un facteur déterminant pour qu'un couple parvienne à avoir un bébé. Je sais que mon avis est subjectif, mais je recommande les herbes à la plupart de mes patients. Moi-même j'en prends tous les jours, tout comme ma partenaire qui était enceinte lorsque j'ai commencé à écrire ce livre.

Histoire des herbes chinoises

Les herbes sont utilisées dans le monde entier pour traiter différents problèmes de santé, notamment en Europe, en Amérique, en Afrique et en Asie, depuis des milliers d'années. Dans les pays occidentaux, le mot « médecine » signifiait auparavant médecine par les herbes. C'est uniquement depuis 125 ans, depuis que l'aspirine a été extraite de l'écorce du saule [312], que les médicaments sont devenus de plus en plus populaires et que l'utilisation des herbes l'est de moins en moins.

Les médicaments sont souvent la synthèse des ingrédients actifs des herbes. Un quart de tous les médicaments sont issus des herbes [313]. L'ingrédient actif est ensuite breveté et son potentiel est augmenté un certain nombre de fois afin de le rendre rapidement et fortement efficace. Cependant, comme il ne s'agit que d'une partie de la plante d'origine, cela ne fait plus partie de la Nature et que *nous* faisons toujours partie de la Nature, cela provoque donc des effets secondaires. Si l'on utilisait plutôt les herbes d'origine, il faudrait plus de temps pour que les actions soient efficaces, mais les effets secondaires seraient rares. La médecine par les herbes est réellement la médecine traditionnelle du monde et l'utilisation des médicaments est une nouvelle alternative.

Comment les herbes peuvent-elles aider la fertilité ?

On sait rarement que, en Chine, la population opte d'abord pour les herbes avant d'essayer l'acupuncture. Cela est dû au fait que les herbes plus puissantes et peuvent régler beaucoup plus rapidement un problème de fidélité. Dans les pays occidentaux, c'est l'inverse, car on parle plus souvent de l'acupuncture, c'est pourquoi elle a tendance à être plus populaire que les herbes. En termes de fertilité, il est mieux d'avoir les deux, essayez donc de trouver un praticien qui pratique aussi bien l'acupuncture et la médecine par les herbes chinoises.

Une étude réalisée en 2011 a indiqué que la gestion de l'infertilité féminine par la médecine par les herbes chinoises pouvait multiplier par deux le pourcentage de grossesse sur une durée de quatre mois par rapport aux traitements médicamenteux pour la fertilité, donnés par la médecine occidentale, et par rapport à la FIV [125]. Ils ont découvert que l'évaluation de la qualité du cycle mensuel, complète lors du diagnostic traditionnel en médecine chinoise, semblait fondamental pour la réussite du traitement de l'infertilité féminine. D'autres recherches ont démontré que les formules d'herbes chinoises, telles que Bu Shen Tiao Chong Tang, ont le même effet sur les ovaires que les médicaments pour la FIV [314]. Il a été démontré qu'une autre formule de herbes chinoises, Bu Shen Sheng Jiang Pian, pouvait réguler les taux de l'hormone folliculostimulante (FSH), de la prolactine, la testostérone et de la corticostérone, améliorant ainsi la fertilité masculine [315], tandis qu'une recherche réalisée au Japon a indiqué qu'une autre formule chinoise, Bu Zhong Yi Qi Tang, permettait de réduire de 50 % les problèmes de mobilité des spermatozoïdes [316]. Les herbes médicinales chinoises aident également en cas d'infertilité masculine causée par des problèmes circulatoires, dans les varicocèles (élargissement des veines dans le sac de peau qui tient les testicules) [317] [318]. Il a été découvert qu'une autre formule d'herbes chinoises, Wen Jing Tang, permet de réguler les taux de l'hormone lutéotrope (LH) [319], tandis que Xiao Yao Wan peut améliorer le pourcentage de grossesse chez les femmes qui présentent une infertilité tubaire [320]. Des herbes ont également été individuellement testées dans des études, par exemple, il a été découvert que Shan Zhu Yu (*cornus officinalis*) permet d'augmenter la mobilité des spermatozoïdes [321].

La consommation d'herbes médicinales est-elle sans danger ?

Lorsque les herbes sont prescrites par un herboriste qualifié, elles sont sans aucun danger, elles sont même plus sûres que les médicaments. Cependant, les herbes médicinales chinoises ont tendance à recevoir une très mauvaise presse. Nous entendons souvent des récits négatifs concernant par exemple des espèces menacées ou des stéroïdes retrouvés dans les herbes médicinales chinoises. Puisqu'en Chine la médecine a été unifiée dans les années 50 [322], les médicaments occidentaux et les herbes médicinales chinoises ont été utilisés conjointement, c'est pourquoi un seul comprimé contiendra deux types de médicaments (des agents pharmaceutiques et des herbes) pour le rendre plus efficace. Malheureusement, certains de ces comprimés ont été transportés dans les pays occidentaux, où la médecine n'est pas unifiée, ce qui a entraîné des problèmes et une mauvaise presse.

L'utilisation des herbes médicinales chinoises dans les pays occidentaux est désormais strictement contrôlée et la qualité de toutes les herbes importées est surveillée. Très rarement, dans les actualités, on entend parler de personnes souffrant d'insuffisance rénale ou même de décès après avoir consommé des herbes. Ce type d'histoire fait les grands titres, alors qu'on n'entend pas parler des 237 millions d'erreurs médicales qui ont lieu chaque année en Angleterre [323]. Environ 62 000 personnes sont admises à l'hôpital chaque année en Angleterre suite à des réactions secondaires de médicaments [324] et les erreurs médicales représentent la troisième cause de mortalité aux États-Unis [325].

Les effets secondaires des herbes ne sont pas fréquents. Les décès provoqués par la consommation d'herbes sont très rares. Cependant, de mauvaises herbes dans les mauvaises mains (qui ne sont pas formées ni diplômés pour préparer des herbes) peuvent potentiellement provoquer des problèmes. Consultez toujours un herboriste dûment qualifié.

Que vais-je ressentir après avoir pris des herbes ?

Lorsque les personnes viennent dans ma clinique pour un traitement de fertilité, ils parlent également d'autres problèmes qu'ils peuvent avoir, par exemple qu'ils ont froid ou qu'ils ont des vertiges, ou qu'ils dorment mal ou ont des lourdeurs digestives. Après avoir discuté de leur situation, ils réalisent souvent que tous leurs problèmes sont reliés les uns aux autres, et tout cela a ensuite beaucoup de sens. Lorsque les personnes commencent à prendre des herbes, elles réalisent souvent que les autres symptômes, comme avoir froid, avoir des vertiges ou être fatigué, ont disparu, et qu'ils se sentent donc mieux. Cela est dû au fait que la médecine chinoise voit la personne comme un ensemble et non comme plusieurs segments que différents médecins spécialistes doivent traiter. Ce cloisonnement de la médecine occidentale signifie souvent qu'une spécialité n'est pas consciente de l'autre spécialité et de leur relation l'une à l'autre, malheureusement au détriment de la santé du patient.

Comment prendre les herbes ?

Traditionnellement, les herbes arrivent à leur état brut, par exemple des morceaux de racine, des écorces, des graines ou des fleurs que vous devez cuire dans l'eau puis égoutter et boire. Ce processus nécessite plusieurs heures, peut sentir mauvais dans votre cuisine et laisser des sédiments au fond de votre tasse, ce qui peut provoquer des haut-le-cœur lorsque vous buvez. C'est aujourd'hui beaucoup plus facile. Les herbes arrivent sous la forme de poudre pour que vous n'ayez pas besoin de passer des heures à les cuire. Vous devez juste ajouter de l'eau chaude et du miel, attendre que cela refroidisse, puis boire. Elles n'ont souvent pas bon goût, d'où le miel. Certains de mes patients préfèrent les avoir sous forme de comprimés, qui n'ont aucun goût du tout. Les herbes sont généralement prises deux fois par jour, le matin et le soir, ce qui permet d'étaler les effets bénéfiques des herbes sur toute la journée.

Doses

Il existe deux doses en médecine par les herbes chinoises : les herbes/poudres brutes et les petits comprimés noirs. Les petits comprimés noirs sont des formules standards en vente libre, à une très faible dose. Vous pouvez les acheter en ligne ou dans les magasins d'aliments de produits naturels ; ils sont cependant illégaux en Europe. Je ne recommande pas de les utiliser car ils sont trop faibles, prennent du temps avant de fonctionner et ne peuvent pas être adaptés aux besoins spécifiques d'une personne. Ils attirent de nombreuses personnes car ils ne sont pas chers. Je ne recommande pas de faire des autodiagnostics ou de l'automédication avec les herbes médicinales chinoises. Prescrire une formule efficace et adaptée est une forme d'art qui nécessite plusieurs années d'étude et de pratique. Si vous voulez prendre des herbes médicinales chinoises, achetez-les uniquement auprès d'un herboriste qualifié et après une consultation.

Pendant combien de temps dois-je prendre des herbes ?

Vous pouvez prendre des herbes médicinales chinoises avant de tomber enceinte et pendant la grossesse. Elles peuvent être prises en toute sécurité, elles aideront la croissance du fœtus et permettront de vous assurer de bons niveaux d'énergie et de sang, nécessaires pour l'allaitement. Prendre des herbes médicinales chinoises permettront également de réduire tout effet secondaire que la grossesse pourrait apporter sur votre organisme, par exemple une dépression (baby blues), de l'anxiété et de la fatigue physique.

Chapitre quinze

Conception naturelle assistée

Si vous êtes sur un parcours de fertilité depuis longtemps et que vous perdez patience, vous pouvez prendre des médicaments pour aider à provoquer la conception. Ces médicaments sont puissants et peuvent être efficaces, mais ils apportent également des effets secondaires pour la mère et le bébé. Cela est causé par le fait que, lorsque vous forcez votre organisme à faire quelque chose pour lequel il n'est pas naturellement prêt, cela produit un embryon en moins bonne santé. En être conscient vous permettra de décider en toute connaissance de cause si vous souhaitez utiliser ces médicaments ou non.

Clomid (clomifène or clomiphène)

Le Clomid a été développé dans les années 50 et est fréquemment par les médecins pour provoquer l'ovulation. Il est pris au début du cycle menstruel vers le 2e jour à une dose de 50 mg par jour pendant cinq jours [265]. Lorsqu'une deuxième cure est prescrite, la dose peut être augmentée à 100 mg. Une cure de trois cycles est considérée comme une cure de traitement. Il est enregistré pour une utilisation sur six mois. Il n'est pas recommandé de prendre Clomid pendant plus de six mois [265].

Clomid fonctionne en bloquant le retour d'œstradiol de l'hypophyse, ce qui arrête normalement la production de l'hormone folliculostimulante (FSH), pour que l'hypophyse continue de sécréter de la FSH pour stimuler fortement la production des follicules par les ovaires. Ce mécanisme peut contourner les taux de leptine ce qui, dans des circonstances normales, donner le « feu vert » à l'hypothalamus pour faire augmenter la production de FSH par l'hypophyse. Cela force le corps à produire des follicules alors qu'il ne l'aurait pas fait naturellement car il n'est pas assez fort, d'où les effets secondaires associés à l'utilisation de Clomid.

En médecine chinoise, le Clomid est chaud par nature, ce qui améliore la circulation de sang jusqu'aux follicules. Il convient aux femmes qui ont froid (une insuffisance de yang) mais qui ne transpirent pas la nuit. Lorsque la femme a chaud ou qu'elle ressent rarement le froid et qu'elle transpire parfois la nuit, alors le Clomid est trop chaud et peut endommager le yin ; comme avec une cuisson lente, cela brûlera et endommagera les fluides du corps, conduisant, par exemple, à une réduction de la glaire cervicale. Cela peut véritablement empirer la fertilité d'une femme. Il a été également démontré qu'il réduit le développement des glandes dans la paroi utérine, ce qui perturbe donc l'implantation [326]. Pour atténuer cet effet secondaire, il est possible d'utiliser l'acupuncture, la recherche ayant démontré qu'elle stimule l'épaississement de la paroi utérine (développement glandulaire utérin) ce qui améliore ainsi l'implantation [62] et la qualité de l'ovule [327].

Les effets du Clomid, pour la mère et l'enfant, comprennent :

- distension abdominale
- une croissance anormale de tissus dans le corps (néoplasmes)
- anxiété
- malformations congénitales
- caillots sanguins dans le cerveau (thrombose cérébrale)
- sensibilité des seins
- cataracte
- réduction de l'écoulement de la bile (cholestatique)
- dépression
- désorientation

- étourdissements et vertiges
- fatigue
- perte de cheveux
- maux de tête
- Taux élevés de triglycérides (hypertriglycéridémie)
- bouffées de chaleur
- inflammation du nerf optique dans l'œil qui provoque de la douleur et une mauvaise vision (névrite optique)
- insomnie
- jaunisse
- cycles menstruels irréguliers
- changements d'humeur
- nausée et vomissements
- troubles du système nerveux
- troubles ovariens et des trompes de Fallope
- palpitations
- pancréatite
- empêche le développement de lait maternel
- psychose
- rythme cardiaque élevée (tachycardie)
- pertes de connaissance
- réactions cutanées
- trouble du langage
- accident vasculaire cérébral
- gonflement de la première couche de peau et de tissus (angiœdème)
- perte de conscience temporaire causée par une mauvaise circulation du sang jusqu'au cerveau (syncope)
- sensation de picotements, de piqûre, de froid, de brûlure ou d'engourdissement sur la peau (paresthésie)
- troubles utérins
- vertiges [265] [328]

Si vous avez l'intention de suivre ce parcours et d'utiliser le Clomid, je vous recommande toujours de vous préparer à l'aide des informations contenues dans ce livre pendant trois à quatre mois avant. Cela aidera à augmenter le taux de réussite du Clomid et réduira probablement certains des effets secondaires.

Insémination intra-utérine (IUI)

L'IUI est l'injection de spermatozoïdes dans l'utérus de la femme par le col de l'utérus. Elle est généralement non douloureuse et peut être réalisée en ambulatoire. L'IUI est parfois associée à de faibles doses de médicaments pour induire l'ovulation, comme le Clomid, pour augmenter le taux de réussite. Selon mon expérience, les femmes de plus de 40 ans ne devraient pas essayer d'IUI car il y a peu de chances de réussite et que cela fera surtout perdre du temps précieux et de l'argent.

Dans une étude mesurant l'efficacité de l'acupuncture et des herbes médicinales chinoises en association avec le traitement de l'infertilité par IUI, les résultats indiquaient une augmentation considérable de la fertilité avec l'acupuncture et les herbes médicinales chinoises, lorsqu'ils sont réalisés conjointement. Sur les 29 femmes du groupe d'acupuncture et des herbes médicinales chinoises, 41,4 % d'entre elles ont eu un bébé en bonne santé. Dans le groupe de contrôles, seul 26,9 % des femmes ont accouché. La grande différence entre les taux de réussite est d'autant plus surprenante lorsque l'âge moyen de la femme est pris en compte. L'âge moyen des femmes dans le groupe d'acupuncture et des herbes médicinales était de 39,4, tandis qu'il était de 37,1 dans le groupe de contrôle [329]. Normalement, plus la mère est âgée et plus le taux de grossesse et de naissance est faible.

Conclusion

J'espère que les informations que vous avez trouvées dans ce livre vous sont utiles. Les informations sont fondées sur les anciennes théories de la médecine chinoise, ainsi que sur des études scientifiques récentes et sur mon expérience clinique de traitement avec des milliers de couples souffrants d'infertilité.

En réalisant de nombreux petits changements dans votre alimentation et votre mode de vie, comme indiqué dans ce livre, et avec une meilleure connaissance du fonctionnement de votre corps, vous pouvez reprendre le contrôle de votre fertilité et augmenter les chances de tomber enceinte, d'avoir votre bébé et d'être parent.

Plus vous prendrez d'informations de ce livre et plus vous les utiliserez, meilleures seront vos chances d'avoir un bébé. Bien évidemment, il faut être deux pour danser le tango, il est donc important que votre partenaire suive également ces conseils et réalise des changements positifs dans son alimentation et son mode de vie.

Même si vous êtes nés pour être parents et que vous avez des millions d'années d'évolution derrière vous, certaines personnes ont juste besoin d'un peu d'aide, quelques changements ici et là peuvent suffire pour permettre à votre corps de se rééquilibrer, pour que tout se synchronise et permette à la fertilité naturelle de se mettre en place.

Rappelez-vous que vous n'êtes pas seule à éprouver des difficultés à avoir un bébé ! De plus en plus de couples sont dans la même situation et il existe de nombreuses aides disponibles si vous en avez besoin.

Liste pour la fertilité ☑

- ☐ Évitez les plastiques, les substances chimiques et certains médicaments

- ☐ Soyez consciente des causes de l'infertilité et de la manière dont ils altèrent votre fertilité

- ☐ Buvez 2 litres d'eau par jour.

- ☐ Ne buvez pas plus de deux verres de vin rouge (125 ml/1,4 unité par verre) par semaine.

- ☐ Mangez des aliments frais et biologiques.

- ☐ Mangez les plats issus de mes régimes alimentaires pour les hommes et les femmes.

- ☐ Faites du sport (cardio) trois fois par semaine.

- ☐ Faites des tests pour évaluer votre fertilité. L'auto-diagnostic peut également vous aider à être plus consciente de vous-même et de votre fertilité.

- ☐ Consultez régulièrement un psychologue pour gérer les émotions bloquées.

- ☐ Écoutez votre corps pour savoir où vous en êtes dans votre cycle menstruel. Connaissez les signes et les symptômes de l'ovulation qui vous sont spécifiques. Il est important de déterminer à quel moment avoir des relations sexuelles.

- ☐ Minimisez votre exposition aux gadgets, aux réseaux sociaux et aux actualités négatives.

- ☐ Pratiquez le yoga, la pleine conscience ou la méditation.
- ☐ Rappelez-vous de vous amuser et de profiter de ce que vous avez déjà.
- ☐ Recherchez un acupuncteur spécialisé en fertilité qui pratique également la médecine par les herbes.
- ☐ Couchez-vous tôt (avant 22 h) et ne travaillez pas de nuit.
- ☐ Prenez différents compléments, comme indiqué dans le chapitre douze.
- ☐ Comprenez le fonctionnement de vos hormones et des composants de votre fertilité.
- ☐ Portez des vêtements qui favorisent la circulation sanguine.

Dictionnaire de la fertilité

Acrosome: un enzyme retrouvé dans la tête d'un spermatozoïde et qui est utilisé pour rompre la paroi extérieure d'un ovule, ce qui permet à un spermatozoïde de pénétrer dans l'ovule.

Acupuncture: insertion de fines aiguilles dans les points d'acupuncture le long des canaux du corps pour favoriser une bonne santé et une bonne fertilité.

Adénomyose: maladie qui provoque l'infiltration de la muqueuse de l'utérus dans la paroi musculaire de l'utérus.

Aménorrhée: absence de règles.

Analyse du système immunitaire: mesure des cytokines et des lymphocytes NK pour déterminer si une femme présente une réponse immunitaire hyperactive, ce qui pourrait empêcher l'embryon de s'implanter dans la paroi utérine.

Androgènes: sont composées de la testostérone, de l'androstènedione et de la SHBG.

Anovulation: absence d'ovulation.

Antioxydants: molécules qui arrêtent une réaction en chaîne causant la création de radicaux libres.

Azoospermie: absence de spermatozoïdes dans le sperme de l'homme.

Blastocyste: embryon fécondé de 5 à 6 jours. Un blastocyste est différent de la morula car il s'est formé dans une boule creuse avec une cavité interne.

Capacité antioxydante totale (CAT): utilisée pour mesure le niveau de stress oxydatif dans le sperme.

Cellules de Leydig: retrouvées dans les testicules des hommes, elles produisent la testostérone.

Chaleur excessive: similaire au fait d'avoir trop chaud par nature, comme au cœur de l'été lorsqu'il fait trop chaud et que nous sommes mal à l'aise, agités et que nous avons soif.

Chlamydia: maladie sexuellement transmissible qui peut causer des infections dans le bassin (maladie inflammatoire pelvienne), ce qui peut altérer les trompes de Fallope et causer des grossesses extra-utérines, des douleurs chroniques et de l'infertilité.

Cinq éléments: les cinq phases de transformation des matières : feu, terre, métal, eau et bois.

Clomid: également appelé citrate de clomiphène, il s'agit un médicament utilisé pour essayer de provoquer l'ovulation.

CMV: cytomégalovirus, un virus de l'herpès, qui peut provoquer des malformations congénitales.

Compte des follicules antraux (CFA): mesure des follicules précédents (ovules potentiels).

Corpus luteum: formation du sac du follicule rompu (ovule), qui libère de la progestérone.

Corticolibérine (CRH): affecte les taux de la cortisone, l'hormone du stress.

Crétinisme: retard mental et physique causé par une hyperthyroïdie provoquée par une carence en iode chez la mère enceinte.

Cytokines: protéines produites par le système immunitaire qui perturbent le fonctionnement des cellules immunitaires, ce qui peut altérer l'implantation et le développement de l'embryon fécondé.

DC: dilatation et curetage pour retirer un embryon de l'utérus.

Déhydroépiandrostérone (DHEA): stéroïde naturel qui peut améliorer la qualité de l'ovule.

Dérivés réactifs de l'oxygène (ROS): produit dérivé du métabolisme de l'oxygène.

Dysménorrhée: douleurs pendant les saignements menstruels.

E2: œstradiol.

Éclosion: les enzymes relâchés par le blastocyste creusent un trou dans la paroi de l'utérus pour favoriser l'implantation.

ELISA: abréviation de l'anglais « enzyme linked immunosorbent assay », technique de dosage d'immunoabsorption par enzyme liée, utilisée pour doser les anticorps par rapport à certaines infections, par exemple l'hépatite C.

Embryon: ovule fécondé.

Endomètre/endométrial: la muqueuse de la paroi de l'utérus.

Endométriose: lorsque la muqueuse de l'utérus commence à se développer à d'autres endroits, comme au niveau des ovaires et des trompes de Fallope.

Endométrite: infection de l'utérus.

Facteur inhibiteur de leucémie (LIF): essentiel pour l'implantation, il est produit par la cytokine IL-4. L'acupuncture permet d'augmenter sa concentration.

Fibromes: tumeurs non cancéreuses, composées de tissus

musculaires et fibreux qui se développent à l'intérieur ou autour de l'utérus, de différentes tailles.

Follicule: sac dans lequel un ovule se développe avant l'ovulation.

Froid excessif: similaire au fait d'avoir trop froid par nature, comme pendant l'hiver, lorsque les éléments se déplacent plus lentement.

Gamètes: cellules reproductives de l'homme et de la femme, c'est-à-dire les spermatozoïdes et les ovules.

Globuline liant les hormones sexuelles (SHBG): protéine porteuse qui se lie à la testostérone et la rend inactive.

Gonorrhée: maladie sexuellement transmissible qui peut causer des infections dans le bassin (maladie inflammatoire pelvienne), ce qui peut altérer les trompes de Fallope et causer des grossesses extra-utérines, des douleurs chroniques et de l'infertilité.

Herbes médicinales chinoises: différents types d'herbes mélangées ensemble pour former une décoction thérapeutique pour guérir la personne.

Hormone adrénocorticotrope (ACTH): hormone produite par l'hypophyse qui influence la production des hormones par les surrénales.

Hormone anti-Müllérienne (AMH): mesure de la réserve d'ovules.

Hormone de libération des gonadotrophines hypophysaires (GnRH): libérée par l'hypothalamus, qui provoque la libération de la FSH et de la LH par l'hypophyse.

Hormone de libération des gonadotrophines hypophysaires (hCG): libérée par l'embryon implanté, qui est utilisée par les tests de grossesse pour détecter une grossesse.

Hormone folliculostimulante (FSH): libérée par l'hypophyse qui stimule la production des follicules (ovules) par les ovaires.

Hormone lutéotrope (LH): libérée par l'hypophyse et déclenche l'ovulation.

Humidité: similaire au brouillard et à l'humidité naturelle dans les bois et les forêts.

Hyperprolactinémie: taux de prolactine supérieurs à la normale.

Hypophyse: glande qui sécrète la FSH, la LH, la prolactine et l'ocytocine.

Hypothalamus: zone du cerveau qui sécrète la GnRH.

Hystérosalpingographie: radiographie de l'utérus et des trompes de Fallope d'une femme qui utilise une forme spécifique de radiographie appelée fluoroscopie avec un produit de contraste.

Hystéroscopie: examen de l'utérus à l'aide d'un petit télescope.

Hystérosonosalpingographie par solution mousseuse: échographie interne qui utilise une solution de contraste d'eau stérile et un gel inerte stérile.

Indice de masse corporelle (IMC): une équation mathématique (votre poids en kilogrammes divisé par votre taille en mètres carrés) qui tente de mesurer les graisses corporelles d'une personne.

Infertilité: incapacité à concevoir après 12 mois de relations sexuelles régulières non protégées.

Inhibine: hormone libérée par l'ovule mature qui arrête la libération de FSH.

IPH: infertilité prématurée héritée.

Jing: également appelé « essence » ; forme plus concentrée de yin qui est logée dans les reins. On le retrouve dans le sperme des hommes et dans les ovules des femmes.

Kyste dermoïde: une petite collection de tissus corporels, comme au niveau cheveux, des dents, du sang, des os, de la graisse, des yeux, etc.

Kyste: poche de tissu en forme de sac qui contient du liquide, de l'air ou d'autres substances.

Kystes chocolat: kystes remplis de sang.

Laparoscopie: examen de la région pelvienne à l'aide d'un petit télescope.

Laparotomie: large incision réalisée sur la paroi abdominale pour accéder à la cavité abdominale.

L'asthénospermie (asthénozoospermie): mobilité réduite des spermatozoïdes.

Lipides: composants organiques constitués de graisses et d'huile.

Lymphocytes NK: cellules NK (Naturel Killer, tueur naturel) qui font partie du système immunitaire.

Médecine chinoise: système de médecine qui utilise les observations de la nature pour rester en bonne santé. Elle intègre l'acupuncture, la médecine par les herbes, la moxibustion, les ventouses, le gua sha et le tui na pour corriger des problèmes de santé.

Ménorragie: saignement abondant au début du cycle menstruel.

Morula: embryon fécondé de 3 à 4 jours avec un nombre identique de cellules.

Moxa: également appelée moxibustion, est l'utilisation de la thérapie par la chaleur sur des points d'acupuncture spécifiques.

Muqueuse utérine: muqueuse de l'utérus.

Nanogramme (ng): unité de substance égale à un milliardième d'un gramme.

Obstruction des trompes de Fallope: trompes de Fallope obstruées.

Œdème: rétention de liquides dans des zones du corps.

Œstradiol: hormone la plus abondante et dominante du groupe des œstrogènes.

Œstrogènes: groupe d'hormones sécrétées par le follicule en développement.

Oligoménorrhée: cycle menstruel très irrégulier avec une fréquence de 35 jours à six mois.

Oligospermie (oligozoospermie): faible concentration de spermatozoïdes.

Oocyte: ovule qui n'a pas été fécondé.

Ovaires polykystiques (OPK): multiples kystes sur l'ovaire sans augmentation des taux de testostérone ou de LH, comme cela est le cas pour le SOPK.

Ovaires: organes féminins de reproduction contenant les follicules.

Ovulation: libération de l'ovule par le sac folliculaire.

P4: progestérone.

Perméabilité des trompes: ouvre les trompes de Fallope.

Phytœstrogènes: œstrogènes naturels retrouvés dans les herbes.

Picomole (pmolg): unité de substance égale à un millième de milliardième (10^{-12}) d'une mole.

Placenta: organe qui relie le fœtus en développement à la paroi de l'utérus.

Points d'acupuncture: points spécifiques du corps où les aiguilles ou les moxas d'acupuncture sont appliqués pour susciter une réponse de guérison.

Produits avancés de la glycation (AGE): issus du sucre, les AGE altèrent l'implantation en rendant la muqueuse utérine hostile.

Progestérone: hormone stéroïdienne libérée par le corpus luteum, qui maintient la muqueuse de l'utérus.

Progestines: un groupe d'hormones stéroïdiennes libérées par le corpus luteum. La principale progestine est la progestérone.

Prolactine: stimule le développement des seins et la lactation.

Qi: énergie. Le Qi provient de l'alimentation, du sommeil, des tonifiants et du qi gong.

Radicaux libres: molécule non chargée dans une cellule.

Rapport taille/hanches: mesure plus précise que l'IMC de la masse graisseuse. Divisez la mesure de votre taille par la mesure de vos hanches.

Sang: identique en médecine occidentale et chinoise.

Spermatozoïde: gamète masculin.

Stagnation du qi dans le foie: stagnation d'énergie dans l'organe du foie.

Stase de sang: altération de la circulation normale du sang.

Syndrome d'Asherman: tissus de cicatrisation dans l'utérus qui empêchent la régénération de la muqueuse de l'utérus.

Syndrome de Mittelschmerz: douleurs liées à l'ovulation, avec saignements.

Syndrome des ovaires polykystiques (SOPK): multiples kystes sur l'ovaire avec des taux de LH et de testostérone supérieurs à la normale.

Syndrome du follicule lutéinisé non rompu: lorsque l'ovule n'est pas libéré par le sac folliculaire après un pic de LH.

Syndrome prémenstruel (SPM): état durant lequel une femme est tendue, irritable, agressive, déprimée et ressent une perte de contrôle avant le début de son cycle menstruel. Également appelée « tension prémenstruelle » (TPM).

Température corporelle basale (TCB): mesure de votre température corporelle à la même heure tous les matins pour déterminer l'ovulation.

Tératospermie (tératozoospermie): réduction de la morphologie des spermatozoïdes.

Testostérone: principale hormone androgène masculine.

TG: test de grossesse urinaire.

TH1: empêche la grossesse lorsque les taux sont supérieurs à TH2.

TH2: empêche la grossesse lorsque les taux sont supérieurs à TH1.

Toxoplasmose: parasite qui peut provoquer de l'infertilité.

TRH: hormone de libération de la thyréostimuline.

Trompes de Fallope: tubes qui relient les ovaires à l'utérus.

TSH: thyréostimuline.

Varicocèles: importantes varices situées dans des zones telles que le scrotum d'un homme et qui peuvent provoquer l'infertilité masculine.

Virus Zika: provoque des malformations congénitales.

Yang: type d'énergie qui est reliée au masculin, au soleil, à l'activité, au midi, à la chaleur, à l'été, aux spermatozoïdes, etc.

Yin: type d'énergie qui est reliée au féminin, à la lune, au passif, à minuit, au froid, à l'hiver, à l'ovule, etc.

Zone pellucide: couche externe d'un embryon.

Zygote: ovule fraîchement fécondé.

Références

1.   *Obesity associated advanced glycation end products within the human uterine cavity adversely impact endometrial function and embryo implantation competence.* **Antoniotti, Gabriella , et al.,** s.l. : Human Reproduction, 2018.

2.   *Psychological evaluation and support in a program of in vitro fertilization and embryo transfer.* **Freeman, EW, et al.,** 1, s.l. : Fertility and Sterility, 1985, Fertility & Sterility, Vol. 43, pp. 48-53.

3.   *In vitro fertilization and breast cancer: is there cause for concern?* **Stewart, Louise, et al.,** 2, s.l. : Fertility and Sterility, 2012, Vol. 98.

4.   **Magowan, Brian, Owen, Philip and Thomson, Andrew.** *Clinic Obstretics & Gynaecology.* Edinburgh : Elsevier, 2014.

5.   *Relationship between hair and salivary cortisol and pregnancy in women undergoing IVF.* **Massey, Adam, et al.,** s.l. : Psychoneuroendocrinology, 2016, Vol. 74.

6.   *Influence of Acupuncture on HPA Axis in a Rat Model of Chronic Stress-induced Depression.* **Sun, Dong-wei, Wang, Long and Sun, Zhong-ren.** 4, s.l. : Journal of Acupuncture and Tuina Science, 2007, Vol. 5.

7.   *Role of acupuncture in the treatment of female infertility.* **Chang, Raymond, Chung, Pak and Rosenwaks, Zev .** 6, s.l. : Fertility and Sterility, 2002, Vol. 78.

8. *Acupuncture normalizes dysfunction of hypothalamic-pituitary-ovarian axis.* **Chen, Bo-Ying.** 2, s.l. : Acupuncture & Electro-Therapeutics Research, 1997, Vol. 22.

9. *Age-specific FSH levels as a tool for appropriate patient counselling in assisted reproduction.* **Weghofer, Andrea , et al.,** 9, s.l. : Human Reproduction, 2005, Vol. 20.

10. *Age-Specific Levels for Basal Follicle Stimulating Hormone Assessment of Ovarian Function.* **Barad, David, Weghofer, Andrea and Gleicher, Norbert.** 6, s.l. : Obstetrics & Gynecology, 2007, Vol. 109.

11. *Gestational stress, placental norepinephrine transporter and offspring fertility.* **Piquer, Beatriz , Fonseca, Jose and Lara , Hernán.** 2, s.l. : Reproduction, 2017, Vol. 153.

12. *Rotating Shift Work and Menstrual Cycle Characteristics.* **Lawson, Christina, et al.,** 2011, Epidemiology, pp. 305-312.

13. **Beckmann, Charles, et al.,** *Obstretics and Gynecology.* Philadelphia : Wolters Kluwer, 2010.

14. *Evidence for GnRH Regulation by Leptin: Leptin Administration Prevents Reduced Pulsatile LH Secretion during Fasting.* **Nagatan, Shoji, et al.,** s.l. : Neuroendocrinology, 1998, Vol. 67.

15. *Microbial Reconstitution Reverses Maternal Diet-Induced Social and Synaptic Deficits in Offspring.* **Buffington, S A, et al.,** 7, s.l. : Cell, 2016, Vol. 165.

16. *The Fat-Induced Satiety Factor Oleoylethanolamide Suppresses Feeding through Central Release of Oxytocin.* **Gaetani, Silvana, et al.,** 24, s.l. : The Journal of Neuroscience, 2010, Vol. 30.

17. *Peripheral oxytocin treatment ameliorates obesity by reducing food intake and visceral fat mass.* **Maejima, Yuko and Iwasaki, Yusaku .** 12, s.l. : Aging, 2011, Vol. 3.

18. *The antinociceptive effect of non-noxious sensory stimulation is mediated partly through oxytocinergic mechanisms.* **Uvnäs-Moberg, K, et al.,** 2, s.l. : Acta Physiol Scand, 1993, Vol. 149.

19. *Stress and outcome success in IVF: the role of self-reports and endocrine variables.* **Smeenk, J, et al.,** 4, s.l. : Human Reproduction, 2005, Vol. 20.

20. *Ferrous Sulfate Reduces Thyroxine Efficacy in Patients with Hypothyroidism.* **Campbell, Norman, et al.,** 12, s.l. : Ann Intern Med, 1992, Vol. 117.

21. *Effect of Calcium Carbonate on the Absorption of Levothyroxine.* **Singh, Nalini , Singh, Pramil and Hershman, Jerome.** 21, s.l. : JAMA, 2000, Vol. 283.

22. *Testing and interpreting measures of ovarian reserve: a committee opinion.* **Practice Committee of the American Society for Reproductive Medicine.** 3, s.l. : Fertility and Sterility, 2015, Vol. 103.

23. *Anti-Müllerian hormone exhibits a great variation in infertile women with different ovarian reserve patterns.* **Gorkem, Umit , et al.,** s.l. : Aust N Z J Obstet Gynaecol, 2017.

24. *Age-specific serum anti-Müllerian hormone values for 17,120 women presenting to fertility centers within the United States.* **Seifer, David, Baker, Valerie and Leader, Benjamin.** 2, s.l. : Fertility and Sterility, 2011, Vol. 95.

25. *Antimüllerian hormone in relation to tobacco and marijuana use and sources of indoor heating/cooking.* **White, Alexandra, et al.,** 3, s.l. : Fertility and Sterility, 2016, Vol. 106.

26. *Serum anti-Müllerian hormone and ovarian morphology assessed by magnetic resonance imaging in response to acupuncture and exercise in women with polycystic ovary syndrome: secondary analyses of a randomized controlled trial.* **Leonhardt, H, et al.,** 3, s.l. : Acta Obstet Gynecol Scand, 2015, Vol. 94.

27. *Efficacy of electroacupuncture in regulating the imbalance of AMH and FSH to improve follicle development and hyperandrogenism in PCOS rats.* **Shi, Yin, et al.,** s.l. : Biomedicine & Pharmacotherapy, 2019, Vol. 113.

28. *T-cell subsets (Th1 versus Th2).* **Romagnani, Sergio .** 1, s.l. : Ann Allergy Asthma Immunol, 2000, Vol. 85.

29. *The immune response during the luteal phase of the ovarian cycle: a Th2-type response?* **Faas, Marijke, et al.,** 5, s.l. : Fertility and Sterility, 2000, Vol. 74.

30. **Martini, Frederic.** *Fundamentals of Anatomy and Physiology.* Fourth. Upper

Saddle River : Prentice Hall Inc, 1998.

31. *Addition of dehydroepiandrosterone (DHEA) for poor-responder patients before and during IVF treatment improves the pregnancy rate: a randomized prospective study.* **Wiser, A, et al.,** s.l. : Human Reproduction, 2010.

32. *The use of coenzyme Q10 and DHEA during COH and IVF cycles in patients with decreased ovarian reserve (DOR).* **Gat, I, et al.,** 3, s.l. : Fertility and Sterility, 2015, Vol. 104.

33. *Update on the use of dehydroepiandrosterone supplementation among women with diminished ovarian function.* **Barad , David , Brill, Hyama and Gleicher, Norbert.** s.l. : J Assist Reprod Genet, 2007, Vol. 24.

34. *Effect of dehydroepiandrosterone on oocyte and embryo yields, embryo grade and cell number in IVF.* **Barad, David and Gleicher, Norbert.** 11, s.l. : Human Reproduction, 2006, Vol. 21.

35. *Control of GnRH neuronal activity by metabolic factors: the role of leptin and insulin.* **Gamba, Marcella and Pralong, Francois.** s.l. : Molecular and Cellular Endocrinology, 2006.

36. **Balen, Adam.** *Infertility in Practice.* Fourth Edition. Boca Raton : CRC Press, 2014.

37. *Low-Frequency Electro-Acupuncture and Physical Exercise Improve Metabolic Disturbances and Modulate Gene Expression in Adipose Tissue in Rats with Dihydrotestosterone-Induced Polycystic Ovary Syndrome.* **Mannerås, Louise, et al.,** 7, s.l. : Endocrinology, 2008, Vol. 149.

38. *Artificial Sweetener Use and One-Year Weight Change among Women.* **Stellman, Steven and Lawrence, Garfinkel.** s.l. : Preventive Medicine, 1986, Vol. 15.

39. **Tortora, Gerard and Derrickson, Bryan.** *Principles of Anatomy and Physiology.* Hoboken : John Wiley & Sons, 2014.

40. *Human female meiosis: what makes a good egg go bad?* **Hunt, P and Hassold, T.** 2, s.l. : Trends Genet, 2008, Vol. 24.

41. *Evidence for decreasing quality of semen during past 50 years.* **Carlsen, E, et al.,** s.l. : BMJ, 1992, Vol. 305.

42. **Kleeman, Julie and Yu, Harry.** *Oxford Chinese Dictionary.* Oxford : Oxford University Press, 2010.

43. **Maciocia, Giovanni.** *Obstetrics and Gynecology.* Edinburgh : Churchill Livingstone, 2011.

44. *Auricular acupuncture in the treatment of female infertility.* **Gerhard, I and Postneek, F.** s.l. : Gynecol. Endocrinol, 1992, Vol. 6.

45. *Energy intakes are higher during the luteal phase of ovulatory menstrual cycles.* **Barr, S, Janelle, K and Prior, J.** 1, s.l. : The American Journal of Clinical Nutrition, 1995, Vol. 61.

46. *'My fertility app made me too stressed to conceive'.* **Bearne, Suzanne .** s.l. : BBC, 6 April 2017.

47. **WHO.** *WHO laboratory manual for the examination and processing of human semen - Fifth edition.* Geneva : WHO, 2010.

48. *Temporal trends in sperm count: a systematic review and meta-regression analysis.* **Levine, H, et al.,** 6, s.l. : Hum Reprod Update, 2017, Vol. 23.

49. *Annual Patterns of Human Sperm Production and Semen Quality.* **Mortimer, D, et al.,** 1, s.l. : Archives of Andrology, 1983, Vol. 10.

50. *Clinical study on combined acupuncture with chinese medicine for infertility due to hydrosalpinx.* **Mi, Xiao-ying and Lin, Hong-bo.** 2, s.l. : Journal of Acupuncture and Tuina Science, 2012, Vol. 10.

51. *Effects of transcutaneous electrical acupoint stimulation on ovarian reserve of patients with diminished ovarian reserve in in vitro fertilization and embryo transfer cycles.* **Zheng, Y, et al.,** 12, s.l. : J Obstet Gynaecol Res, 2015, Vol. 41.

52. *Occupational factors and markers of ovarian reserve and response among women at a fertility centre.* **Mínguez-Alarcón, Lidia , et al.,** s.l. : BMJ, 2017, BMJ, pp. 1-6.

53. *Work schedule and physical factors in relation to fecundity in nurses.* **Gaskins, Audrey, et al.,** 2015, BMJ, pp. 1-7.

54. *Work schedule and physically demanding work in relation to menstrual function: the Nurses' Health Study 3.* **Lawson, C, et al.,** 2015, Scand J Work Environ

Health, pp. 194-203.

55. *Thromboprophylaxis improves the live birth rate in women with consecutive recurrent miscarriages and hereditary thrombophilia.* **Carp, H, Dolitzky, M and Inbal, A.** s.l. : Journal of Thrombosis and Haemostasis, 2003, Vol. 1.

56. *Interferon lambda protects the female reproductive tract against Zika virus infection.* **Caine, Elizabeth, et al.,** s.l. : Nature Communications, 2019, Vol. 10.

57. **Centres for Disease Control and Prevention.** *Zika Basics and How To Protect Yourself.* s.l. : U.S. Department of Health and Human Services, 2018.

58. **Centers for Disease Control and Prevention.** *Counseling Travelers on Zika Virus Risks.* Washington : U.S. Department of Health & Human Services, 2019.

59. *Genetic Considerations in Recurrent Pregnancy Loss.* **Hyde, Kassie and Schust, Danny.** 3, s.l. : Cold Spring Harb Perspect Med, 2015, Vol. 5.

60. *Prevalence of chromosomal abnormalities in couples with recurrent miscarriage.* **Elghezal, Hatem , et al.,** 3, s.l. : Fertility and Sterility, 2007, Vol. 88.

61. *Why natural killer cells are not enough: a further understanding of killer immunoglobulin-like receptor and human leukocyte antigen.* **Alecsandru, D and García-Velasco, J.** 6, s.l. : Fertility and Sterility, 2017, Vol. 107.

62. *Acupuncture on the Endometrial Morphology, the Serum Estradiol and Progesterone Levels, and the Expression of Endometrial Leukaemia-inhibitor Factor and Osteopontin in Rats.* **Fu, Houju, et al.,** s.l. : Evidence-Based Complementary and Alternative Medicine, 2011.

63. *Psychological Stress and the Human Immune System: A Meta-Analytic Study of 30 Years of Inquiry.* **Segerstrom , Suzanne and Miller, Gregory.** 4, s.l. : Psychological Bulletin, 2004, Vol. 130.

64. *Acupuncture and immune modulation.* **Kim, S and Bae, H.** s.l. : Autonomic Neuroscience, 2010, Vol. 157.

65. *Observation of a Flowing Duct in the Abdominal Wal lby Using Nano particles.* **Jang, H, et al.,** 3, s.l. : PLoS ONE, 2016, Vol. 11.

66. *The association between smoking and female infertility as influenced by cause of the infertility.* **Phipps, W, et al.,** 3, s.l. : Fertility and Sterility, 1987, Vol. 48.

67. *Smoking and reproduction.* **Stillman, R, Rosenberg, M and Sachs, B.** 4, s.l. : Fertility and Sterility, 1986, Vol. 46.

68. *Smoking Reduces Fecundity: A European Multicenter Study on Infertility and Subfecundity.* **Bolumar, F, Olsen, J and Boldsen, J.** 6, s.l. : American Journal of Epidemiology, 1996, Vol. 143.

69. *Prevention of chronic alcohol and nicotine-induced azospermia, sterility and decreased libido, by a novel tri-substituted benzoflavone moiety from Passiflora incarnata Linneaus in healthy male rats.* **Dhawan, Kamaldeep and Sharma, Anupam** . s.l. : Life Sciences, 2002, Vol. 71.

70. *The Insults of Illicit Drug Use on Male Fertility.* **Fronczak, C, Kim, E and Barqawi, A.** 4, s.l. : Journal of Andrology, 2012, Vol. 33.

71. *Chronic exposure to MDMA (ecstasy) increases DNA damage in sperm and alters testes histopathology in male rats.* **Barenys, M, et al.,** 1, s.l. : Toxicol Lett, 2000, Vol. 191.

72. *MDMA (ecstasy) delays pubertal development and alters sperm quality after developmental exposure in the rat.* **Barenys, M, et al.,** 2, s.l. : Toxicol Lett, 2010, Vol. 197.

73. *Exposure to cannabis alters the genetic profile of sperm.* **Murphy, Susan, et al.,** s.l. : Epigenetics, 2018.

74. *Environmental estrogen-like endocrine disrupting chemicals and breast cancer.* **Morgan, Marisa , et al.,** s.l. : Molecular and Cellular Endocrinology, 2017, Vol. 457.

75. *The effects of environmental hormones on reproduction.* **Danzo, B.** s.l. : CMLS, Cell. Mol. Life Sci, 1998, Vol. 54.

76. *Human infertility: are endocrine disruptors to blame?* **Marques-Pinto, A and Carvalho, D.** 3, s.l. : Endocr Connect, 2013, Vol. 2.

77. **Agency for Toxic Substances and Disease Registry (ATSDR).** *Toxicological Profile for DDT, DDE, DDD.* Atlanta : U.S. Department of Health and

Human Services, Public Health Service, 2002.

78. *Science linking environmental contaminant exposures with fertility and reproductive health impacts in the adult female.* **Mendola, Pauline , Messer, Lynne and Rappazzo, Kristen .** 2, s.l. : Fertility and Sterility, 2008, Vol. 89.

79. *Occurrence of pharmaceuticals and hormones in drinking water treated from surface waters.* **Vulliet, Emmanuelle , Cren-Olivé, Cécile and Grenier-Loustalot, Marie-Florence .** 1, s.l. : Environ Chem Lett, 2011, Vol. 9.

80. *Miscarriages associated with drinking water disinfection byproducts, study says.* **Betts, Kellyn.** s.l. : Environmental Science & Technology, 1998.

81. *Time To Pregnancy In Relation To Total Trihalomethane Levels In Tap Water.* **Mendola, P, et al.,** Vancouver : Presented at 14th Annual Meeting of International Society for Environmental Epidemiology, 2002.

82. *Environmental oestrogens, cosmetics and breast cancer.* **Darbre, P D.** 1, s.l. : Best Practice & Research Clinical Endocrinology & Metabolism, 2006, Vol. 20.

83. *Urinary and air phthalate concentrations and self-reported use of personal care products among minority pregnant women in New York city.* **Just, A, et al.,** s.l. : Journal of Exposure Science and Environmental Epidemiology, 2010, Vol. 20.

84. *Phthalate exposure among pregnant women in Jerusalem, Israel: results of a pilot study.* **Berman, T, et al.,** s.l. : Environment International, 2009, Vol. 35.

85. *Determination of bisphenol A concentrations in human biological fluids reveals significant early prenatal exposure.* **Ikezuki, Yumiko , et al.,** 11, s.l. : Human Reproduction, 2002, Vol. 17.

86. *Hormones and testis development and the possible adverse effects of environmental chemicals.* **Sharpe, Richard.** s.l. : Toxicology Letters, 2001, Vol. 120.

87. *Role of environmental estrogens in the deterioration of male factor fertility.* **Rozati, Roya , et al.,** 6, s.l. : Fertility and Sterility, 2002, Vol. 78.

88. *Urinary paracetamol and time-to-pregnancy.* **Smarr, Melissa, et al.,** s.l. : Human Reproduction, 2016.

89. *Intrauterine Exposure to Paracetamol and Aniline Impairs Female Reproductive*

Development by Reducing Follicle Reserves and Fertility. **Holm, Jacob, et al.,** 1, s.l. : Toxicological Sciences, 2016, Vol. 150.

90. *Paracetamol, aspirin and indomethacin display endocrine disrupting properties in the adult human testis in vitro.* **Albert, O, et al.,** 7, s.l. : Human Reproduction, 2013, Vol. 28.

91. *Paracetamol-associated luteinized unruptured follicle syndrome: effect on intrafollicular blood flow.* **Bourne, T, et al.,** s.l. : Ultrasound in Obstetrics and Gynecology, 1991.

92. *Polybrominated Diphenyl Ethers in Human Serum and Sperm Quality.* **Akutsu, K, et al.,** s.l. : Bull Environ Contam Toxicol, 2008, Vol. 80.

93. *House Dust Concentrations of Organophosphate Flame Retardants in Relation to Hormone Levels and Semen Quality Parameters.* **Meeker, John and Stapleton, Heather.** 3, s.l. : Environmental Health Perspectives, 2010, Vol. 118.

94. *In utero reproductive study in rats exposed to nonylphenol.* **Hossaini, Alireza , et al.,** s.l. : Reproductive Toxicology, 2001, Vol. 15.

95. *Emerging endocrine disrupters: perfluoroalkylated substances.* **Jensen, Allan and Leffers, Henrik .** s.l. : International Journal of Andrology, 2008, Vol. 31.

96. *Do Perfluoroalkyl Compounds Impair Human Semen Quality?* **Joensen, Ulla, et al.,** 6, s.l. : Environ Health Perspect, 2009, Vol. 117.

97. **National Collaborating Centre for Environmental Health.** *Potential human health effects of perfluorinated chemicals (PFCs).* British Columbia : British Columbia Centre for Disease Control, 2010.

98. *Is There a Critical Period for the Developmental Neurotoxicity of Low-Level Tobacco Smoke Exposure?* **Slotkin, Theodore, et al.,** s.l. : ToxSci Advance Access, 2016.

99. **BBC.** *Women's fertility delayed by pill.* London : BBC, 2004.

100. *Environmental chemical exposures and autism spectrum disorders: a review of the epidemiological evidence.* **Kalkbrenner, A, Schmidt, R and Penlesky, A.** 10, s.l. : Curr Probl Pediatr Adolesc Health Care, 2014, Vol. 44.

101. *Leptin and Pubertal Development.* **Mann, David and Plant, Tony.** 2, s.l. :

Seminars in Reproductive Medicine, 2002, Vol. 20.

102. *Leptin and reproduction: a review.* **Moschos, Stergios , Chan, Jean and Mantzoros, Christos.** 3, s.l. : Fertility and Sterility, 2002, Vol. 77.

103. *Leptin in Reproduction.* **Caprio, Massimiliano , et al.,** 2, s.l. : Trends in Endocrinology & Metabolism, 2001, Vol. 12.

104. *The Distribution and Mechanism of Action of Ghrelin in the CNS Demonstrates a Novel Hypothalamic Circuit Regulating Energy Homeostasis.* **Cowley, Michael, et al.,** s.l. : Neuron, 2003, Vol. 37.

105. *Iron-Deficiency Anemia.* **Camaschella, Clara .** s.l. : The New England Journal of Medicine, 2015, Vol. 372.

106. *Weight loss results in significant improvement in pregnancy and ovulation rates in anovulatory obese women.* **Clark, A, et al.,** 10, s.l. : Human Reproduction, 1995, Vol. 10.

107. *Physical activity is negatively associated with antral follicle count.* **Bedrick, Bronwyn, et al.,** 3, s.l. : Fertility and Sterility, 2017, Vol. 107.

108. *International Committee for Monitoring Assisted Reproductive Technologies world report: Assisted Reproductive Technology 2008, 2009 and 2010.* **Dyer, S, et al.,** 2016, Human Reproduction.

109. *Air pollution combustion emissions: Characterization of causative agents and mechanisms associated with cancer, reproductive, and cardiovascular effects.* **Lewtas, Joellen .** 1-3, s.l. : Mutation Research/Reviews in Mutation Research, 2007, Vol. 636.

110. *The melatonin rhythm: both a clock and a calendar.* **Reiter, R.** 8, s.l. : Experientia, 1993, Vol. 49.

111. *Reactive oxygen species and oocyte aging: Role of superoxide, hydrogen peroxide, and hypochlorous acid.* **Goud, Anuradha, et al.,** 7, s.l. : Free Radical Biology and Medicine, 2008, Vol. 44.

112. *Antioxidant intake is associated with semen quality in healthy men.* **Eskenazi, B, et al.,** 4, s.l. : Human Reproduction, 2005, Vol. 20.

113. *Melatonin levels in follicular fluid as markers for IVF outcomes and predicting*

ovarian reserve. **Tong, Jing , et al.,** 4, s.l. : Reproduction, 2017, Vol. 153.

114. *Revealing acupuncture meridian-like system by reactive oxygen species visualization.* **Guo, Jingke, et al.,** 6, s.l. : Bioscience Hypotheses, 2009, Vol. 2.

115. *Bonghan Circulatory System as an Extension of Acupuncture Meridians.* **Soh, Kwang-Sup .** 2, s.l. : J Acupunct Meridian Stud, 2009, Vol. 2.

116. *Influence of Shift Work on Early Reproductive Outcomes.* **Stocker, Linden, et al.,** 1, s.l. : Obstetrics & Gynecology, 2014, Vol. 124.

117. **Rochat De La Vallee, Elisabeth.** *A Study of Qi.* London : Monkey Press, 2013.

118. **Zhen, Li Shi.** *Pulse Diagnosis.* Brookline : Paradigm Pblications, 1985.

119. *Iron deficiency: new insights into diagnosis and treatment.* **Camaschella, Clara .** 13, s.l. : Hematology, 2015, Vol. 8.

120. *Risk-Based Questionnaires Fail to Detect Adolescent Iron Deficiency and Anemia.* **Sekhar, D, et al.,** s.l. : J Pediatr, 2017, Vol. 187.

121. **Cawley, Laurence .** *Fertility towns: Is there ever 'something in the water'?* London : BBC News, 2015.

122. **Maciocia, Giovanni.** *The Foundations of Chinee Medicine.* Edinburgh : Churchill Livingstone, 2005.

123. *Interactions between the Hypothalamic-Pituitary-Adrenal Axis and the Female Reproductive System: Clinical Implications.* **Chrousos, George, Torpy, David and Gold, Philip.** 3, s.l. : Annals of Internal Medicine, 1998, Vol. 129.

124. *Maternal sympathetic stress impairs follicular development and puberty of the offspring.* **Barra, R, et al.,** 2, s.l. : Reproduction, 2014, Vol. 148.

125. *Efficacy of Traditional Chinese Herbal Medicine in the management of female infertility: a systematic review.* **Ried, K and Stuart, K.** 6, s.l. : Complement Ther Med, 2011, Vol. 19.

126. *Occupational factors and markers of ovarian reserve and response among women at a fertility centre.* **Mínguez-Alarcón, Lidia , et al.,** s.l. : Occup Environ Med, 2017.

127. *The more, the better? the impact of sleep on IVF outcomes.* **Park, I, et al.,** 3, s.l. : Fertility and Sterility, 2013, Vol. 100.

128. *Is Sedentary Lifestyle Associated With Testicular Function? ACross-Sectional Study of 1,210 Men.* **Priskorn, Lærke, et al.,** 2016, American Journal of Epidemiology, pp. 284-294.

129. *Auricular Acupuncture in the Treatment of Cocaine/Crack Abuse: A Review of the Efficacy, the Use of the National Acupuncture Detoxification Association Protocol, and the Selection of Sham Points.* **D'Alberto, Attilio.** 6, s.l. : The Journal of Alternative and Complementary Medicine, 2004, Vol. 10.

130. *Understanding Cocaine Addiction According to Chinese Medicine Theory.* **D'Alberto, Attilio.** 1, s.l. : EJOM, 2015, Vol. 8.

131. *Changes in Serum Leptin and Beta Endorphin Levels with Weight Loss by Electroacupuncture and Diet Restriction in Obesity Treatment.* **Cabıoğlu , Mehmet Tuğrul and Ergene , Neyhan .** 1, s.l. : The American Journal of Chinese Medicine, 2006, Vol. 34.

132. *Copper regulates cyclic-AMP-dependent lipolysis.* **Krishnamoorthy, Lakshmi , et al.,** s.l. : Nature Chemical Biology, 2016, Vol. 12.

133. *The Histochemistry of Complex Carbohydrates in the Ovarian Follicles of Adult Mice.* **Tadano, Y and Yamada, K.** s.l. : Histochemistry, 1978, Vol. 57.

134. *Human FSH isoforms: carbohydrate complexity as determinant of in-vitro bioactivity.* **Creus, Silvina , et al.,** s.l. : Molecular and Cellular Endocrinology, 2001, Vol. 174.

135. *Acupuncture for Chronic Pain: Update of an Individual Patient Data Meta-Analysis.* **Vickers, Andrew, et al.,** 5, s.l. : The Journal of Pain, 2017, Vol. 19.

136. *Reduction of the incidence of sperm DNA fragmentation by oral antioxidant treatment.* **Greco, E, et al.,** 3, s.l. : J Androl, 2005, Vol. 26.

137. *Effects of folic acid and zinc sulfate on male factor subfertility: a double-blind, randomized, placebo-controlled trial.* **Wong, Wai Yee, et al.,** 3, s.l. : Fertility and Sterility, 2002, Vol. 77.

138. *Effects of Parenteral Lipid Emulsions With Different Fatty Acid Composition on*

Immune Cell Functions In Vitro. **Granato, D.** 2000, Journal of Parenteral and Enteral Nutritio, pp. 113-8.

139. *The Effect of Acupuncture on Psychosocial Outcomes for Women Experiencing Infertility: A Pilot Randomized Controlled Trial.* **Smith, Caroline, et al.,** 10, s.l. : J Altern Complement Med, 2011, Vol. 17.

140. *Parental olfactory experience influences behavior and neural structure in subsequent generations.* **Dias, Brian and Ressler, Kerry.** 1, s.l. : Nature Neuroscience, 2014, Vol. 17.

141. *Coping and the ineffectiveness of coping influence the outcome of in vitro fertilization through stress responses.* **Demyttenaere, K, et al.,** 6, s.l. : Psychoneuroendocrinology, 1992, Vol. 17.

142. *Relationship between hair and salivary cortisol and pregnancy in women undergoing IVF.* **Massey, A, et al.,** s.l. : Psychoneuroendocrinology, 2016, Vol. 74.

143. *Psychological interactions with infertility among women.* **Cwikel, J, Gidron, Y and Sheiner, E.** s.l. : European Journal of Obstetrics & Gynecology and Reproductive Biology, 2004, Vol. 117.

144. *Preconception stress increases the risk of infertility: results from a couple-based prospective cohort study—the LIFE study.* **Lynch, C, et al.,** 5, s.l. : Human Reproduction, 2014, Vol. 29.

145. *Immunological changes and stress are associated with different implantation rates in patients undergoing in vitro fertilization–embryo transfer.* **Gallinelli, Andrea , et al.,** 1, s.l. : Fertility and Sterility, 2001, Vol. 76.

146. *Changes in serum cortisol and prolactin associated with acupuncture during controlled ovarian hyperstimulation in women undergoing in vitro fertilization-embryo transfer treatment.* **Magarelli, P, Cridennda, D and Cohen, M.** 6, s.l. : Fertility and Sterility, 2009, Vol. 92.

147. *Coping style and depress!on level influence outcome in in vitro fertilization.* **Demyttenaere, Koen , et al.,** 6, s.l. : Fertility and Sterility, 1998, Vol. 69.

148. *Consumer product exposures associated with urinary phthalate levels in pregnant women.* **Buckley, Jessie, et al.,** s.l. : Journal of Exposure Science and

Environmental Epidemiology, 2012, Vol. 22.

149. **WHO.** *Ambient air pollution: A global assessment of exposure and burden of disease.* Geneva : World Health Organisation, 2016.

150. *The biological effects of carbon monoxide on the pregnant woman, fetus, and newborn infant* . **Longo, Lawrence.** 1977, American Journal of Obstetrics and Gynecology, pp. 69-103.

151. *B vitamins attenuate the epigenetic effects of ambient fine particles in a pilot human intervention trial.* **Zhong, Jia, et al.,** 2017, Proceedings of the National Academy of Sciences, pp. 3503-3508.

152. *Placental Mitochondrial DNA Content and Particulate Air Pollution during in Utero Life.* **Janssen, Bram, et al.,** 2012, Environmental Health Perspectives, pp. 1346-1352.

153. *Chronic exposure to fine particulate matter emitted by traffic affects reproductive and fetal outcomes in mice.* **Veras, Mariana, et al.,** 5, s.l. : Environmental Research, 2009, Vol. 109.

154. *Cadmium toxicity: a possible cause of male infertility in Nigeria.* **Akinloye, Oluyemi, et al.,** s.l. : Society for Biology of Reproduction, 2006, Reproductive Biology, pp. 17-30.

155. *Cadmium Determination in Mexican-Produced Tobacco.* **Saldivar De R, Liliana, et al.,** 1991, Environmental Research, Vol. 55, pp. 91-96.

156. *Cadmium: Toxic effects on the reproductive system and the embryo.* **Thompson, Jennifer and Bannigan, John.** 2008, Reproductive Toxicology, pp. 304-315.

157. *Exposure to Lead and Male Fertility.* **Sallmen, Markku.** 3, s.l. : International Journal of Occupational Medicine and Environmental Health, 2001, Vol. 14.

158. *Impact of heavy metals on the female reproductive system.* **Rzymski, Piotr , et al.,** 2, s.l. : Annals of Agricultural and Environmental Medicine, 2015, Vol. 22.

159. *Hong Kong male subfertility links to mercury in human hair and fish.* **Dickman, M, Leung, C and Leong, M.** s.l. : The Science of the Total Environment, 1998, Vol. 214.

160. *Hong Kong male subfertility links to mercury in human hair and fish* **Dickman,**

M, Leung, C and Leong, M. 1998, The Science of the Total Environment , pp. 165-174.

161. *Low dose mercury toxicity and human health.* **Zahir, Farhana, et al.,** 2, s.l. : Environmental Toxicology and Pharmacology, 2005, Vol. 20.

162. *Effect of cell phone usage on semen analysis in men attending infertility clinic: an observational study.* **Agarwal, Ashok , et al.,** 2008, Fertility and Sterility, pp. 124–128.

163. *Effects of radiofrequency electromagnetic waves (RF-EMW) from cellular phones on human ejaculated semen: an in vitro pilot study.* **Agarwal, Ashok , et al.,** 2009, Fertility and Sterility, pp. 1318–1325.

164. *Alterations in TSH and Thyroid Hormones following Mobile Phone Use.* **Mortavazi, Seyed , et al.,** 4, s.l. : Oman Med J, 2009, Vol. 24.

165. *Use of laptop computers connected to internet through Wi-Fi decreases human sperm motility and increases sperm DNA fragmentation.* **Avendaño, Conrado , et al.,** 2012, Fertility and Sterility, pp. 39–45.

166. *Study on Microwave Absorbing of Tourmaline and Dravite/ZnO Complex Powders.* **Zhang, Xiaohui and Ma, Hongwen.** s.l. : Advanced Materials Research Vols, 2014.

167. *Paracetamol, Aspirin, and Indomethacin Induce Endocrine Disturbances in the Human Fetal Testis Capable of Interfering With Testicular Descent.* **Mazaud-Guittot, Séverine , et al.,** s.l. : J Clin Endocrinol Metab, 2013, Vol. 98.

168. *Prostaglandin E2 involvement in mammalian female fertility: ovulation, fertilization, embryo development and early implantation.* **Niringiyumukiza, Jean, Cai, Hongcai and Xiang, Wenpei .** 43, s.l. : Reproductive Biology and Endocrinology, 2018, Vol. 16.

169. *Effects of Some Non Steroidal Anti-Inflammatory Drugs on Ovulation in Women with Mild Musculoskeletal Pain.* **Salman, S, Sherif , B and Al-Zohyri, A.** s.l. : Annals of the Rheumatic Diseases, 2015, Vol. 74.

170. *Nonsteroidal Anti-Inflammatory Drugs Alter Body Temperature and Suppress Melatonin in Humans.* **Murphy, P, Myers, B and Badia, P.** 1, s.l. : Physiology & Behavior, 1996, Vol. 59.

171. *Non-pharmacological treatments for pain relief: TENS and acupuncture.* **Coutaux, Anne .** 6, s.l. : Joint Bone Spine, 2017, Vol. 84.

172. *Maternal Use of Selective Serotonin Reuptake Inhibitors and Risk of Congenital Malformations.* **Wogelius, Pia , et al.,** 2006, Epidemiology, pp. 701-4.

173. *Antidepressant Use During Pregnancy and the Risk of Autism Spectrum Disorder in Children.* **Boukhris, Takoua, et al.,** 2015, JAMA Pediatrics, pp. E1-8.

174. *Antidepressant use during pregnancy and the risk of major congenital malformations in a cohort of depressed pregnant women: an updated analysis of the Quebec Pregnancy Cohort.* **Bérard, Anick , Zhao, Jin-Ping and Sheehy, Odile .** 2017, BMJ, pp. 1-13.

175. *Association of Selective Serotonin Reuptake Inhibitor Exposure During Pregnancy With Speech, Scholastic, and Motor Disorders in Offspring.* **Brown, Alan, et al.,** 2016, JAMA Psychiatry, pp. E1-8.

176. *Are Selective Serotonin Reuptake Inhibitors Cardiac Teratogens? Echocardiographic Screening of Newborns with Persistent Heart Murmur.* **Merlob, Paul , et al.,** 2009, Birth Defects Research, pp. 837– 841.

177. *First Trimester Exposure to Paroxetine and Risk of Cardiac Malformations in Infants: The Importance of Dosage.* **Bérard, Anick, et al.,** 2007, Birth Defects Research, pp. 18-27.

178. *First-Trimester Use of Paroxetine and Congenital Heart Defects: A Population-Based Case-Control Study.* **Bakker, Marian, et al.,** 2010, Birth Defects Research, pp. 94-100.

179. *Major Congenital Malformations Following Prenatal Exposure to Serotonin Reuptake Inhibitors and Benzodiazepines Using Population-Based Health Data.* **Oberlander, Tim, et al.,** 2008, Birth Defects Research, pp. 68-76.

180. *Paroxetine and Congenital Malformations: Meta-Analysis and Consideration of Potential Confounding Factors.* **Bar-Oz, Benjamin , et al.,** 2007, Clinical Therapeutics, pp. 918-926.

181. *Selective Serotonin Reuptake Inhibitor (SSRI) Antidepressants in Pregnancy and Congenital Anomalies: Analysis of Linked Databases in Wales, Norway and Funen, Denmark.* **Jordan, Sue , et al.,** 2016, Plos One, pp. 1-26.

182. *Selective serotonin reuptake inhibitors and adverse pregnancy outcomes.* **Wen, Shi Wu, et al.**, 2006, American Journal of Obstetrics and Gynecology, pp. 961-966.

183. *Effect of Acupressure, Acupuncture and Moxibustion in Women With Pregnancy-Related Anxiety and Previous Depression: A Preliminary Study.* **Suzuki, Shunji and Tobe, Chiharu**. 6, s.l. : J Clin Med Res, 2017, Vol. 9.

184. *Malformation risks of antiepileptic drugs in pregnancy: a prospective study from the UK Epilepsy and Pregnancy Register.* **Morrow, J, et al.**, s.l. : J Neurol Neurosurg Psychiatry, 2006, Vol. 77.

185. *Treatment for epilepsy in pregnancy: neurodevelopmental outcomes in the child (Review).* **Bromley, R, et al.**, 10, s.l. : The Cochrane Library, 2014.

186. *Exposition in utero à l'acide valproïque et aux autres traitements de l'épilepsie et des troubles bipolaires et risque de malformations congénitales majeures (MCM) en France.* **Raguideau, F, et al.**, 2017, Synthèse.

187. *Prenatal Valproate Exposure and Risk of Autism Spectrum Disorders and Childhood Autism.* **Christensen, Jakob , et al.**, 16, s.l. : JAMA, 2013, Vol. 309.

188. **Pitchford, Paul.** *Healing with Whole Foods.* Third. Berkeley : North Atlantic Books, 2002.

189. *Lifestyle factors and reproductive health: taking control of your fertility.* **Sharma, Rakesh , et al.**, 66, s.l. : Reprod Biol Endocrinol, 2013, Vol. 11.

190. *Caffeinated Beverages And Decreased Fertility.* **Wilcox, Allen, Weinberg, Clarice and Baird, Donna**. s.l. : The Lancet, 1988, Vol. 332.

191. **Mindell, Earl and Mundis, Hester.** *Eael Mindell's New Vitamin Bible.* New York : Hachette Book Group, 2011.

192. *Association of vitamin D intake and serum levels with fertility: results from the Lifestyle and Fertility Study.* **Fung, June, et al.**, 2017, Fertility & Sterility.

193. *Opiate-like effects of sugar on gene expression in reward areas of the rat brain.* **Spangler, Rudolph , et al.**, 2, s.l. : Molecular Brain Research, 2004, Vol. 124.

194. *Relationship of omega-3 and omega-6 fatty acids with semen characteristics, and anti-oxidant status of seminal plasma: a comparison between fertile and infertile*

men. **Safarinejad, M, et al.,** 1, s.l. : Clin Nutr, 2010, Vol. 29.

195. *Processed Meat Intake Is Unfavorably and Fish Intake Favorably Associated with Semen Quality Indicators among Men Attending a Fertility Clinic.* **Afeiche, Myriam, et al.,** s.l. : The Journal of Nutrition, 2014, Vol. 144.

196. **Development Initiatives, 2017.** *Global Nutrition Report 2017.* Bristol : Global Nutrition Report, 2017.

197. **Brownstein, David.** *Iodine: Why You Need It, Why You Can't Live Without It.* West Bloomfield : Medical Alternative Press, 2014.

198. *Gender Differences in Coffee Consumption and Its Effects in Young People.* **Demura, Shinichi , et al.,** 7, s.l. : Food and Nutrition Sciences, 2013, Vol. 4.

199. *Coffee and caffeine intake and male infertility: a systematic review.* **Ricci, Elena , et al.,** 37, s.l. : Nutrition Journal, 2017, Vol. 16.

200. *Calcium Signals for Egg Activation in Mammals.* **Miyazaki, Shunichi and Ito, Masahiko .** s.l. : J Pharmacol Sci, 2006, Vol. 100.

201. *Does moderate alcohol consumption affect fertility? Follow up study among couples planning first pregnancy.* **Jensen, Tina, et al.,** s.l. : BMJ, 1998, Vol. 317.

202. *Habitual alcohol consumption associated with reduced semen quality and changes in reproductive hormones; a cross-sectional study among 1221 young Danish men.* **Jensen, Tina, et al.,** s.l. : BMJ Open, 2014, Vol. 4.

203. *Does alcohol have any effect on male reproductive function? A review of literature.* **La Vignera, Sandro , et al.,** 2, s.l. : Asian J Androl, 2013, Vol. 15.

204. *Comparison of the antiobesity effects of the protopanaxadiol- and protopanaxatriol-type saponins of red ginseng.* **Kim, Ji Hyun, et al.,** s.l. : Phytotherapy Research, 2009, Vol. 23.

205. *Ly6C^{hi} Monocytes Provide a Link between Antibiotic-Induced Changes in Gut Microbiota and Adult Hippocampal Neurogenesis.* **Möhle, Luisa , et al.,** 9, s.l. : Cell Reports, 2016, Vol. 15.

206. *Behavior of Some Solid Food Simulants in Contact with Several Plastics Used in Microwave Ovens.* **Nerín, Cristina and Acosta, Domingo .** 25, s.l. : J. Agric. Food Chem, 2002, Vol. 50.

207. *Microwave Heating Causes Rapid Degradation of Antioxidants in Polypropylene Packaging, Leading to Greatly Increased Specific Migration to Food Simulants As Shown by ESI-MS and GC-MS.* **Alin, Jonas and Hakkarainen, Minna**. 10, s.l. : J. Agric. Food Chem, 2011, Vol. 59.

208. *Hazards of microwave cooking: direct thermal damage to the pharynx and larynx.* **Ford, G and Horrocks, C.** s.l. : The Journal of Laryngology & Otology, 1994, Vol. 108.

209. *Thermal injury to the upper aerodigestive tract after microwave heating of food.* **Offer, G, Nanan, D and Marshall, J.** s.l. : Journal of Accident and Emergency Medicine, 1995, Vol. 12.

210. *The pros and cons of phytoestrogens.* **Patisaul, Heather and Jefferson, Wendy.** 4, s.l. : Frontiers in Neuroendocrinology, 2010, Vol. 31.

211. *A specific breeding problem of sheep on subterranean clover pastures in Western Australia.* **Bennetts, H, Uuderwood, E and Shier, F.** 1, s.l. : The Australian Veterinary Journal, 1946, Vol. 22.

212. *Estimated Asian adult soy protein and isoflavone intakes.* **Messina, M, Nagata, C and Wu, A.** 1, s.l. : Nutrition and Cancer, 2006, Vol. 55.

213. *International Committee for Monitoring Assisted Reproductive Technologies world report: Assisted Reproductive Technology 2008, 2009 and 2010.* **Dyer, S, et al.,** s.l. : Human Reproduction, 2016.

214. *Effects of soy protein and isoflavones on circulating hormone concentrations in pre- and post-menopausal women: a systematic review and meta-analysis.* **Hooper, L, et al.,** 4, s.l. : Human Reproduction Update, 2009, Vol. 15.

215. *Soy, phyto-oestrogens and male reproductive function: a review.* **Cederroth, Christopher, et al.,** s.l. : International Journal of Andrology, 2010, Vol. 33.

216. *Effect of polyphenols on production of steroid hormones from human adrenocortical NCI-H295R cells.* **Hasegawa, E, et al.,** 2, s.l. : Biol Pharm Bull, 2013, Vol. 36.

217. *The Flavonoid Apigenin Is a Progesterone Receptor Modulator with In Vivo Activity in the Uterus.* **Dean, Matthew, et al.,** s.l. : Hormones and Cancer, 2018.

218. *Apigenin: A Promising Molecule for Cancer Prevention.* **Shukla, Sanjeev and Gupta, Sanjay .** 6, s.l. : Pharm Res, 2010, Vol. 27.

219. *Modulation of Androgen and Progesterone Receptors by Phytochemicals in Breast Cancer Cell Lines.* **Rosenberg, Rachel, et al.,** s.l. : Biochemical and Biophysical Research Communications, 1998, Vol. 248.

220. *Dietary flavonoid sources in Australian adults.* **Somerset, S and Johannot, L.** 4, s.l. : Nutr Cancer, 2008, Vol. 60.

221. *Effect of oral administration of Tribulus terrestris extract on semen quality and body fat index of infertile men.* **Salgado, R, et al.,** s.l. : Andrologia, 2016.

222. *Effects of Apigenin on Steroidogenesis and Steroidogenic Acute Regulatory Gene Expression in Mouse Leydig Cells.* **Li, Wei, et al.,** 3, s.l. : The Journal of Nutritional Biochemistry, 2011, Vol. 22.

223. *Effects of Some Non Steroidal Anti-inflammatory Drugs on Ovulation in Women with Mild Musculoskeletal Pain (A Clinical Study).* **Sherif, B, Al-Zohyri, A and Shihab, S.** 4, s.l. : Journal of Pharmacy and Biological Sciences, 2014, Vol. 9.

224. *Prevention of Oxidative Stress Injury to Sperm.* **Agarwal, A, Prabakaran, S and Said, T.** 6, s.l. : Journal of Andrology, 2005, Vol. 26.

225. *Lipid Peroxidation and Human Sperm Motility: Protective Role of Vitamin E.* **Suleiman, S, et al.,** 5, s.l. : Journal of Andrology, 1996, Vol. 17.

226. *Vitex agnus castus A Systematic Review of Adverse Events.* **Daniele, Claudia , et al.,** 4, s.l. : Drug Safety, 2005, Vol. 28.

227. *Therapeutic Effect of Vitex Agnus Castus in Patients with Premenstrual Syndrome.* **Zamani, Mehrangiz , Neghab, Nosrat and Torabian, Saadat .** 2, s.l. : Acta Medica Iranica, 2012, Vol. 50.

228. *Treatment of premenstrual tension syndrome with Vitex agnus castus. Controlled, double-blind study versus pyridoxine.* **Lauritzen, C, et al.,** 3, s.l. : Phytomedicine, 1997, Vol. 4.

229. *Vitex agnus-castus Extracts for Female Reproductive Disorders: A Systematic Review of Clinical Trials.* **Diana van Die, M, et al.,** s.l. : Planta Med, 2013,

Vol. 79.

230. *Die Wirksamkeit des Komplexmittels Phyto-Hypophyson L bei weiblicher, hormonell bedingter Sterilitat.* **Bergmann, J, et al.,** s.l. : Forsch KomplementaÈrmed Klass Naturheilkd, 2007, Vol. 7.

231. **Brewer, Sarah.** *The Essential Guide to Vitamins, Minerals and Herbal Supplements.* London : Right Way, 2010.

232. *Role of reactive oxygen species in male infertility.* **Sharma, Rakesh and Agarwal, Ashok .** 6, s.l. : Urology, 1996, Vol. 48.

233. *Beta-carotene, vitamin A and carrier proteins in thyroid diseases.* **Aktuna, D, et al.,** s.l. : Acta Medica Austriaca, 1993, Vol. 20.

234. *The Combination of N-Acetyl Cysteine, Alpha-Lipoic Acid, and Bromelain Shows High Anti-Inflammatory Properties in Novel In Vivo and In Vitro Models of Endometriosis.* **Agostinis, C, et al.,** s.l. : Mediators of Inflammation, 2015.

235. *Properties and Therapeutic Application of Bromelain: A Review.* **Pavan, Rajendra, et al.,** s.l. : Biotechnology Research International, 2012.

236. *In vivo and in vitro Effects of Bromelain on PGE2 and SP Concentrations in the Inflammatory Exudate in Rats.* **Gaspani, Leda, et al.,** s.l. : Pharmacology, 2002, Vol. 65.

237. *Effect of Chlorella vulgaris on Immune-enhancement and Cytokine Production in vivo and in vitro.* **An, Hyo-Jin, et al.,** 5, s.l. : Food Science and Biotechnology, 2008, Vol. 17.

238. *Dietary chromium deficiency effect on sperm count and fertility in rats.* **Anderson, Richard and Polansky, Marilyn.** 1, s.l. : Biological Trace Element Research, 1981, Vol. 3.

239. *Maternal vitamin A supplementation in relation to selected birth defects.* **Werler, Martha, et al.,** s.l. : Teratology, 1990, Vol. 42.

240. *Polyunsaturated Fatty Acids in Male and Female Reproduction.* **Wathes, Claire , Abayasekara, Robert and Aitken, John .** s.l. : Bioology of Reproduction, 2007, Vol. 77.

241. *Coenzyme Q10 restores oocyte mitochondrial function and fertility during*

reproductive aging. **Ben-Meir, Assaf , et al.,** s.l. : Aging Cell, 2015, Vol. 14.

242. **Bensky, Dan , et al.,** *Materia Medica: Chinese Herbal Medicine.* Seattle : Eastland Press, 2004.

243. *The effects of combined conventional treatment, oral antioxidants and essential fatty acids on sperm biology in subfertile men.* **Comhaire, F, et al.,** 3, s.l. : Prostaglandins Leukot Essent Fatty Acids, 2000, Vol. 63.

244. *Long-chain n-3 PUFA: plant v. marine sources.* **Williams, Christine and Burdge, Graham .** s.l. : Proceedings of the Nutrition Society, 2006, Vol. 65.

245. *Dehydroepiandrosterone (DHEA) reduces embryo aneuploidy: direct evidence from preimplantation genetic screening (PGS).* **Gleicher, Norbert , Weghofer, Andrea and Barad, David.** s.l. : Reproductive Biology and Endocrinology, 2010, Vol. 8.

246. *Effects of isoliquiritigenin on ovarian antral follicle growth and steroidogenesis.* **Mahalingam, S, et al.,** s.l. : Reprod Toxicol, 2016.

247. **Viswanathan, M, Treiman, K and Doto, J.** *Folic Acid Supplementation: An Evidence Review for the U.S. Preventive Services Task Force.* s.l. : Agency for Healthcare Research and Quality (US), 2017.

248. *Preconceptional use of folic acid and knowledge about folic acid among low-income pregnant women in Korea.* **Kim, Jihyun , et al.,** 3, s.l. : Nutr Res Pract, 2017, Vol. 11.

249. *Association Between Maternal Use of Folic Acid Supplements and Risk of Autism Spectrum Disorders in Children.* **Suren, Pal, et al.,** 6, s.l. : JAMA, 2013, Vol. 309.

250. *Folic Acid Supplements in Pregnancy and Severe Language Delay in Children.* **Roth, Christine , et al.,** 14, s.l. : JAMA, 2011, Vol. 306.

251. **Fulder, Stephen.** *The Book of Ginseng.* Rochester : Healing Arts Press, 1980.

252. *Leptin Resistance and Obesity.* **Enriori, Pablo, et al.,** s.l. : Obseity, 2006, Vol. 14.

253. *Central Inflammation and Leptin Resistance Are Attenuated by Ginsenoside Rb1 Treatment in Obese Mice Fed a High-Fat Diet.* **Wu, Yizhen, et al.,** 3, s.l. :

PLOS ONE, 2014, Vol. 9.

254. *Traditional Asian folklore medicines in sexual health.* **Lim Huat Chye, Peter**. 3, s.l. : Indian Journal of Urology, 2006, Vol. 22.

255. *L-Arginine Stimulation of Human Sperm Motility in vitro.* **Keller, D and Polakoski, K.** 2, s.l. : Biology of Reproduction, 1975, Vol. 13.

256. *Nitric oxide synthase and nitrite production in human spermatozoa: evidence that endogenous nitric oxide is beneficial to sperm motility.* **Lewis, S, et al.,** 11, s.l. : Molecular Human Reproduction, 1996, Vol. 2.

257. *Adjuvant L-arginine treatment for in-vitro fertilization in poor responder patients.* **Battaglia, Cesare , et al.,** 7, s.l. : Human Reproduction, 1999, Vol. 14.

258. *Lycopene and male infertility.* **Durairajanayaga, Damayanthi , et al.,** s.l. : Asian Journal of Andrology, 2-14, Vol. 16.

259. *Lycopene therapy in idiopathic male infertility – a preliminary report.* **Gupta, N and Kumar, R.** s.l. : International Urology and Nephrology, 2002, Vol. 34.

260. *Lepidium meyenii (Maca) enhances the serum levels of luteinising hormone in female rats.* **Uchiyama, Fumiaki , et al.,** 2, s.l. : Journal of Ethnopharmacology, 2014, Vol. 151.

261. *The Functions of Corticosteroid-Binding Globulin and Sex Hormone-Binding Globulin: Recent Advances.* **Rosner, W.** 1, s.l. : Endocrine Reviews, 1990, Vol. 11.

262. *Randomized, double blind placebo-controlled trial: effects of Myo-inositol on ovarian function and metabolic factors in women with PCOS.* **Gerli, S, et al.,** s.l. : European Review for Medical and Pharmacological Sciences, 2007, Vol. 11.

263. *Effects of Myo-Inositol supplementation on oocyte's quality in PCOS patients: a double blind trial.* **Ciotta, L, et al.,** s.l. : European Review for Medical and Pharmacological Sciences, 2011, Vol. 15.

264. *Myo-inositol in patients with polycystic ovary syndrome: A novel method for ovulation induction.* **Papaleo, Enrico, et al.,** s.l. : Gynecological

Endocrinology, 2007, Vol. 23.

265. *Effects of myo-inositol in women with PCOS: a systematic review of randomized controlled trials, Gynecological Endocrinology.* **Unfer, V, et al.,** 7, s.l. : Gynecological Endocrinology, 2012, Vol. 28.

266. **Royal Pharmaceutical Society.** *British National Formulary - 76.* London : BNF, 2018.

267. *Dietary pyrroloquinoline quinone (PQQ) alters indicators of inflammation and mitochondrial-related metabolism in human subjects.* **Harris, Calliandra, et al.,** 12, s.l. : The Journal of Nutritional Biochemistry, 2013, Vol. 24.

268. *The autoimmune bases of infertility and pregnancy loss.* **Carp, Howard, Selmi, Carlo and Shoenfeld, Yehuda .** 2-3, s.l. : Journal of Autoimmunity, 2012, Vol. 38.

269. *Effect of Spirulina on the Secretion of Cytokines from Peripheral Blood Mononuclear Cells.* **Mao, T, Gershwin, M and Van de Water, J.** 3, s.l. : Journal of Medicinal Food, 2000, Vol. 3.

270. *Potential health benefits of spirulina microalgae.* **Capelli, Bob and Cysewski, Gerald.** 2, s.l. : Nutra Foods, 2010, Vol. 9.

271. *Inhibitory effect of curcumin on angiogenesis in ectopic endometrium of rats with experimental endometriosis.* **Zhang, Y, et al.,** 1, s.l. : Int J Mol Med, 2011, Vol. 27.

272. *Curcumin inhibits endometriosis endometrial cells by reducing estradiol production.* **Zhang, Y, et al.,** 5, s.l. : Iran J Reprod Med, 2013, Vol. 11.

273. *Novel dietary supplement association reduces symptoms in endometriosis patients.* **Signorile, P, Viceconte, R and Baldi, A.** 8, s.l. : J Cell Physiol, 2018, Vol. 233.

274. *Can Herbal Medicines Improve Cellular Immunity Patterns in Endometriosis?* **Harris, T and Vlass, A.** 2, s.l. : Medicinal & Aromatic Plants, 2015, Vol. 4.

275. *Effect of Ubiquinol on Serum Reproductive Hormones of Amenorrhic Patients.* **Thakur, A, et al.,** s.l. : Ind J Clin Biochem, 2015.

276. *Ascorbic acid protects against endogenous oxidative DNA damage in human sperm.*

Fraga, C, et al., s.l. : Proc. Nati. Acad. Sci., 1991, Vol. 88.

277. *Vitamin D in cutaneous carcinogenesis: Part I.* **Tang, Jean, et al.,** 5, s.l. : J Am
   Acad Dermatol, 2012, Vol. 67.

278. *Zinc, copper and selenium in reproduction.* **Bedwal, R and Bahuguna, A.** 7, s.l. :
   Experientia, 1994, Vol. 50.

279. *Effect of Zinc Administration on Plasma Testosterone, Dihydrotestosterone,
   and Sperm Count.* **Netter, A, Nahoul, K and Hartoma, R.** s.l. : Journal of
   Reproductive Systems, 1981, Vol. 7.

280. *Effect of zinc on human sperm motility and the acrosome reaction.* **Riffo, M,
   Leiva, S and Astudillo, J.** s.l. : International Journal of Andrology, 1992, Vol.
   15.

281. *The zinc spark is an inorganic signature of human egg activation.* **Duncan,
   Francesca, et al.,** s.l. : Nature, 2016.

282. **Impey, L and Child, T.** *Obstetrics & Gynaecology.* Chichester : John Wiley &
   Sons, 2012.

283. *Prior to Conception: The Role of an Acupuncture Protocol in Improving Women's
   Reproductive Functioning Assessed by a Pilot Pragmatic Randomised Controlled
   Trial.* **Cochrane, S, et al.,** s.l. : Evid Based Complement Alternat Med,
   2016.

284. *Complete mapping of the tattoos of the 5300-year-old Tyrolean Iceman.*
   Samadelli, Marco , et al., 5, s.l. : Journal of Cultural Heritage, 2015, Vol. 16.

285. **Cheng, Xinnong.** *Chinese Acupuncture and Moxibustion.* Beijing : Foreign
   Languages Press, 1999.

286. *Safety of Acupuncture: Results of a Prospective Observational Study with 229,230
   Patients and Introduction of a Medical Information and Consent Form.* **Witt,
   Claudia, et al.,** s.l. : Forsch Komplementmed, 2009, Vol. 16.

287. *The Primo Vascular System as a New Anatomical System.* **Stefanov, Miroslav , et
   al.,** 6, s.l. : Journal of Acupuncture and Meridian Studies, 2013, Vol. 6.

288. *Structure and Distribution of an Unrecognized Interstitium in Human Tissues.*
   Benias, Petros, et al., s.l. : Nature, 2018.

289. *Effect of Acupuncture on Endometrial Angiogenesis and Uterus Dendritic Cells in COH Rats during Peri-Implantation Period.* **Dong, Haoxu, et al.,** s.l. : Evidence-Based Complementary and Alternative Medicine, 2017.

290. *Electroacupuncture for reproductive hormone levels in patients with diminished ovarian reserve: a prospective observational study.* **Wang, Yang , et al.,** s.l. : Acupuncture in Medicine, 2016.

291. *Changes in Levels of Serum Insulin, C-Peptide and Glucose after Electroacupuncture and Diet Therapy in Obese Women.* **Cabıoglu , Mehmet and Ergene, Neyhan .** 3, s.l. : The American Journal of Chinese Medicine, 2006, Vol. 34.

292. *Effect of acupuncture on sperm parameters of males suffering from sub fertility related to low sperm quality.* **Siterman, S, et al.,** 1997, Arch Androl, pp. 155-61.

293. *Does acupuncture treatment affect sperm density in males with very low sperm count? A pilot study.* **Siterman, S, et al.,** s.l. : Andrologia, 2000, Vol. 32.

294. *Effects of acupuncture and moxa treatment in patients with semen abnormalities.* **Gurfinkel, Edson , et al.,** s.l. : Asian J Androl, 2003, Vol. 5.

295. *Point- and frequency-specific response of the testicular artery to abdominal electroacupuncture in humans.* **Cakmak, Y, et al.,** 5, s.l. : Fertility and Sterility, 2008, Vol. 90.

296. *Quantitative evaluation of spermatozoa ultrastructure after acupuncture treatment for idiopathic male infertility.* **Pei, J, et al.,** 1, s.l. : Fertility and Sterility, 2005, Vol. 84.

297. *Success of acupuncture treatment in patients with initially low sperm output is associated with a decrease in scrotal skin temperature.* **Siterman, Shimon , et al.,** s.l. : Asian Journal of Andrology, 2009.

298. *Effect of electro-acupuncture stimulation of different frequencies and intensities on ovarian blood flow in anaesthetized rats with steroid-induced polycystic ovaries.* **Stener-Victorin, Elisabet , et al.,** 16, s.l. : Reproductive Biology and Endocrinology, 2004, Vol. 2.

299. *Electroacupuncture reduces uterine artery blood flow impedance in infertile women.*

Ming, Ho, et al., 2, s.l. : Taiwan J Obstet Gynecol, 2009, Vol. 48.

300. *Ovarian blood flow responses to electroacupuncture stimulation depend on estrous cycle and on site and frequency of stimulation in anesthetized rats.* **Stener-Victorin, Elisabet , Fujisawa, Shigeko and Kurosawa, Mieko .** s.l. : J Appl Physiol, 2006, Vol. 101.

301. *Effects of Acupuncture on Anxiety Levels and Prefrontal Cortex Activity Measured by Near-Infrared Spectroscopy: A Pilot Study.* **Sakatani, K, et al.,** s.l. : Adv Exp Med Biol, 2016.

302. *The relationship between perceived stress, acupuncture, and pregnancy rates among IVF patients: a pilot study.* **Balk, J, et al.,** s.l. : Complementary Therapies in Clinical Practice, 2010.

303. *The effect of acupuncture on uterine contraction induced by oxytocin.* **Pak, S, et al.,** 1, s.l. : Am J Chin Med, 2000, Vol. 28.

304. *Effect of acupuncture treatment on uterine motility and cyclooxygenase-2 expression in pregnant rats.* **Kim, J, Shin, K and Na, C.** 4, s.l. : Gynecol Obstet Invest, 2000, Vol. 50.

305. *Enhancement of splenic interferon-gamma, interleukin-2, and NK cytotoxicity by S36 acupoint acupuncture in F344 rats.* **Yu, Y, et al.,** s.l. : Japanese Journal of Physiology, 1997, Vol. 47.

306. *Acupuncture Regulates Leukocyte Subpopulations in Human Peripheral Blood.* **Yamaguchi, Nobuo , et al.,** 4, s.l. : Evidence Based Complementary Alternative Medicine, 2007, Vol. 4.

307. *Anti-inflammatory actions of acupuncture.* **Zijlstra, Freek, et al.,** 2, s.l. : Mediators of Inflammation, 2003, Vol. 12.

308. *Antipyretic effects of acupuncture on the lipopolysaccharideinduced fever and expression of interleukin-6 and interleukin-1b mRNAs in the hypothalamus of rats.* **Son, Yang-Sun, et al.,** s.l. : Neuroscience Letters, 2002, Vol. 319.

309. *Electro-acupuncture at Acupoint ST36 Ameliorates Inflammation and Regulates Th1/Th2 Balance in Delayed-Type Hypersensitivity.* **Wang, Zhigang , et al.,** s.l. : Inflammation, 2016.

310. *Effect of Acupuncture on Infertility Due to Luteal Phase Defect.* **Yang , Hong-wei and Huang , Xue-yan .** 2, s.l. : J. Acupunct. Tuina. Sci, 2012, Vol. 10.

311. *Compounds of Natural Origin and Acupuncture for the Treatment of Diseases Caused by Estrogen Deficiency.* **Thakur, A, Mandal, S and Banerjee, S.** 3, s.l. : Journal of Acupuncture and Meridian Studies, 2016, Vol. 9.

312. *Clinical studies on the mechanism for acupuncture stimulation of ovulation.* **Mo, X, et al.,** 2, s.l. : J Tradit Chin Med, 1993, J Tradit Chin Med, Vol. 13, pp. 115-9.

313. *One hundred years of aspirin.* **Jack, David.** s.l. : The Lancet, 1997, Vol. 350.

314. **Wilson, Edward.** *The Diversity Of Life.* s.l. : The Belknap Press Of Harvard University Press, 1993.

315. *Effects of Bushen Tiaochong Recipe (补肾调冲方) Containing Serum on Ovarian Granulosa Cell Proliferation, Steroidogenesis and Associated Gene Expression in Rats.* **Xia, T, et al.,** s.l. : Chin J Integr Med, 2007, Vol. 3.

316. *Eighty-seven cases of male infertility treated by bushen shengjing pill in clinical observation and evaluation on its curative effect.* **Yue, G P, Chen, Q and Dai, N.** 8, s.l. : Chung Kuo Chung Hsi I Chieh Ho Tsa Chih, 1996, Vol. 16.

317. *Direct effects of Chinese herbal medicine "hachuekkito" on sperm movement.* **Yamanaka, M, et al.,** 1998, Nippon Hinyokika Gakkai Zasshi, pp. 641-6.

318. *Effects of guizhi-fuling-wan on male infertility with varicocele.* **Ishikawa, H, et al.,** s.l. : Am J Chin Med, 1996, Am J Chin Med, Vol. 24, pp. 327-31.

319. *Improvements in Scrotal Thermoregulation in Patients with Varicoceles Treated by Using Traditional Korean Medicine: Two Case Reports.* **Jo, J, Kim, H and Jerng, U.** s.l. : J Acupunct Meridian Stud, 2016.

320. *Wen-Jing-Tang, a Traditional Chinese Herbal Medicine Increases Luteinizing Hormone Release In Vitro.* **Miyake, Akira , et al.,** s.l. : The American Journal of Chinese Medicine, 1986, Vol. 14.

321. *Effect of soothing liver therapy on oocyte quality and growth differentiation factor-9 in patients undergoing in vitro fertilization and embry ot ransfer.* **Gao, Xing, et al.,** 5, s.l. : J Tradit Chin Med, 2013, Vol. 33.

322. *A substance isolated from Cornus officinalis enhances the motility of human sperm.* **Jeng, H, et al.,** 1997, Am J Chin Med, pp. 3-4.

323. *The Relationship between Traditional Chinese Medicine and Modern Medicine.* **Dong, Jingcheng.** s.l. : Evidence-Based Complementary and Alternative Medicine, 2013.

324. *Prevalance And Economic Burden Of Medication Errors In The NHS In England.* **Elliot, Rachel, et al.,** s.l. : Policy Research Unit in Economic Evaluation of Health & Care Interventions (EEPRU), 2018.

325. **Williams, Steven .** *Health and social care directorate.* s.l. : National Institute of Health and Care Excellence, 2015.

326. *Medical error—the third leading cause of death in the US.* **Makary, Martin and Daniel, Michael.** s.l. : BMJ, 2016.

327. *Uterine glandular area during the menstrual cycle and the effects of different in-vitro fertilization related hormonal treatments.* **Rogers, P, et al.,** 2, s.l. : Human Reproduction, 1996, Vol. 11.

328. *Polycystic Ovary Syndrome: Effect and Mechanisms of Acupuncture for Ovulation Induction.* **Johansson, Julia and Stener-Victorin, Elisabet.** s.l. : Evidence-Based Complementary and Alternative Medicine, 2013.

329. *Use of clomiphene citrate and birth defects, National Birth Defects Prevention Study, 1997–2005.* **Reefhuis, J, et al.,** 2, Atlanta : Human Reproduction, 2011, Vol. 26.

330. *Acupuncture and Chinese herbal treatment for women undergoing intrauterine insemination.* **Sela, Keren, et al.,** s.l. : European Journal of Integrative Medicine, 2011.

331. *Risk Assessment of Using Aluminum Foil in Food Preparation.* **Bassioni, Ghada. et al.** Int. J. Electrochem. Sci., 7 (2012) 4498 - 4509.

332. *Coenzyme Q10 and Statin-Induced Mitochondrial Dysfunction.* **Deichmann, Richard, et al.** The Ochsner Journal 10:16–21, 2010.

333. *Treatment of statin adverse effects with supplemental Coenzyme Q10 and statin drug discontinuation.* **Langsjoen, Peter, et al.** BioFactors 25 (2005) 147–152.

334. *Muscle Coenzyme Q10 Level in Statin-Related Myopathy.* **Lamperti, Costanza, et al.** Arch Neurol. 2005; 62: 1709-1712.

335. *Ginseng, the 'Immunity Boost': The Effects of Panax ginseng on Immune System.* **Kang, Soowon, et al.** J Ginseng Res Vol. 2012; 36, No. 4, 354-368.

336. *Ginsenoside Rg1 enhances CD4(+) T-cell activities and modulates Th1/Th2 differentiation.* **Lee, E, et al.** Int Immunopharmacol 2004; 4: 235-244.

337. *Acupuncture Increases Nocturnal Melatonin Secretion and Reduces Insomnia and Anxiety: A Preliminary Report.* **D, Warren Spence, et al.** J Neuropsychiatry Clin Neurosci 2004; 16, 1.

338. *Hormones in international meat production: biological,sociological and consumer issues.* **Galbraith, H.** Nutrition Research Reviews 2002, 15: 293–314.

339. *Phthalates: European regulation, chemistry, pharmacokinetic and related toxicity.* **Ventrice, P, et al.** Environmental toxicology and pharmacology 2013: 3, 6: 88–96.

340. *Autism genes are selectively targeted by environmental pollutants including pesticides, heavy metals, bisphenol A, phthalates and many others in food, cosmetics or household products.* **Carter, C, et al.** Neurochemistry International 2016; 101: 83-109.

341. *Increased Serum Phthalates (MEHP, DEHP) and Bisphenol A Concentrations in Children With Autism Spectrum Disorder: The Role of Endocrine Disruptors in Autism Etiopathogenesis.* **Kardas, F, et al.** Journal of Child Neurology 2015.

342. **Wiseman, Nigel.** *A Practical Dictionary of Chinese Medicine.* Brookline: Paradigm Publications, 1998.

343. *Effect of a vegetarian diet and dexamethasone on plasma prolactin, testosterone and dehydroepiandrosterone in men and women.* **Hill, P, et al.** Cancer Letters 1979; 7, No. 5, 273-282.

344. *Diet and Reproductive Hormones: A Study of Vegetarian and Nonvegetarian Postmenopausal Women.* **Armstrong, B, et al.** Journal of the National Cancer Institute 1981; 67; No. 4. 761–767.

345. *Effect of dietary components, including lignans and phytoestrogens, on*

enterohepatic circulation and liver metabolism of estrogens and on sex hormone binding globulin (SHBG). **Adlercreutz, H, et al.** Journal of Steroid Biochemistry 1987; 27, No. 4–6, 1135-1144.

346. *Association of coffee, green tea, and caffeine intakes with serum concentrations of estradiol and sex hormone–binding globulin in premenopausal Japanese women.* **Nagata, C, et al.** Nutrition and Cancer 1998; 30, No. 1, 21-24.

347. *Glyphosate Use Predicts Healthcare Utilization for ADHD in the Healthcare Cost and Utilization Project net (HCUPnet): A Two-Way Fixed-Effects Analysis.* **Fluegge, K, et al.** 2016: Pol. J. Environ. Stud. Vol. 25; No. 4, 1489-1503.

348. *Allergies, asthma, ADHD: Is it the food we eat?* **Peper, E.** 2015. Research Gate: https://www.researchgate.net/publication/277019795.

349. *Glyphosate's Suppression of Cytochrome P450 Enzymes and Amino Acid Biosynthesis by the Gut Microbiome: Pathways to Modern Diseases.* **Samsel A, et al.** 2013: Entropy 15: 1417-1463.

350. *The Possible Link between Autism and Glyphosate Acting as Glycine Mimetic - A Review of Evidence from the Literature with Analysis.* **Beecham, J, et al.** J Mol Genet Med 2015; 9; No. 4.

351. *Environmental factors in the development of autism spectrum disorders.* **Sealey, L, et al.** Environment International 2016; 88, 288–298.

352. *Aluminum and Glyphosate Can Synergistically Induce Pineal Gland Pathology: Connection to Gut Dysbiosis and Neurological Disease.* **Seneff, S, et al.** Agricultural Sciences 2015; 6, 42-70.

353. *A comparison of temporal trends in United States autism prevalence to trends in suspected environmental factors.* **Nevison, C.** Nevison Environmental Health 2014; 13, 73.

354. *Activation of the epithelial Na+ channel triggers prostaglandin E2 release and production required for embryo implantation.* **Ruan, Y, et al.** Nature Medicine 2012; 18, 1112–1117.

355. *Human cumulus granulosa cell gene expression: a predictor of fertilization and embryo selection in women undergoing IVF.* **McKenzie, L, et al.** Human Reproduction 2004; 19; No.12, 2869–2874.

Index

A

acide alpha-lipoïque (AAL) 211

acide docosahexaénoïque (DHA) 215

acide folique (vitamine B$_9$) **216**, 218, 223

acide perfluorooctanesulfonique (PFOS) 75

acide perfluorooctanoïque (PFOA) 75

acide polylactique (PLA) 163

acides gras essentiels (AGE) 93, 149, 181, **183**, 185. 207, 211

acupuncture Ch 13 ;
    bénéfices et effets 20,21, 22, 25, 29, 33, 35, 39, 53, 54, 56, 60, 79, 92, 134, 144, 149, 151, 153, 157, 171, **234-5**
    cycle menstruel et 39, **234-5**
    durée 235
    fonctionnement 234-5
    histoire, 231

sécurité 232

sensation **235**

adénomyose 113, 165

âge 22, 28, 36, 53, 56, 58, 63, **64**, 83, 86, 94, 167, 178, 215, 220, 231, 246

alcool 62, 63, 65-6, 117, 127, 128, 132, 141, 150, 184, 186, **190**

alimentation, Ch 10 ;
    idéale 178-80
    mauvaise 37, 64, **78-9**, 80, 99, 106, 108, 113, 116, 125, 144, 186, 226

aliments, groupes 181-7 ;
    hormones dans les 72-3

aliments qui affectent les taux d'œstrogènes 194-6 ;
    qui affectent les taux de progestérone 196
    qui affectent les taux de testostérone 196-7

voir aussi phytœstrogènes

aménorrhée 79, 101, 104, 106, 108, 113, 116

analgésiques 70, 146, 149, **170-1**, 173

analyse de sperme 50-1

anémie 65, 92, 97, **104-7**, 113, 188, 214, 216, 225 ;
voir aussi insuffisance en sang

aniline 73

anovulation 79, 104

antidépresseurs 171

antiépileptique 172

antioxydants **82-4**, 150, 181, 185, 205, 211, 216

anxiété 24, 31, 61, 62, 64, **84-5**, 101, 104, 106, 110, 111, 116, 126, 129, 137, 152, 153, 154, 157, 171, 178, 184, 235, 236, 242 ;
voir aussi réponse au stress

apigénine **196**, 197, 199, 220

autisme 24, 72, 164, 215

auto-diagnostic 60-2

B

bain ou douche 138-9

bêta-carotène 83, 196, **211**, 213, 221, 223

bilan de thrombophilie 57

biotine 211-2

bisphénol A (BPA) 72-3, **164**

bisphénol S (BPS) 73

bromeline **212**, 222

C

cadmium (Cd) 149, 150, **167-8**

caféine 149, 180, **189**, 200, 201, 203, 206, 209, 212, 216, 217, 218

caillot sanguin *voir* bilan de thrombophilie

calcium 26, 149, 168, 189, 200, 201, **212**, 217, 221, 225

canaux d'acupuncture 127, 130, 233

carburants fossiles 166, 167, 168

cellules de leydig 66, 76, 168, 169, 197

cellules NK **59-60**, 169, 235

chaussures 143

chlorella 150, 187, 199, 206, 207, **212-3**

chlorure de polyvinyle (PVC) 163

choline 213

chrome 213

chromosomique, analyse 38, 52, **58**

chromosomiques, anomalies 38, 45, 58, 63, 120, 121, 166, 215

climatisation 130, **165**, 173

Clomid 229, **243-5** ;
effets secondaires 244-5

coenzyme Q10 32, 121, 150, 172, 200, 207, **213-4**, 222

compléments Ch 12 ;
doses 210

compte des follicules antraux (CFA) 40,
56, 166, 214, 234 ;
examen 56

conception naturelle, 29, 36, 65, **228**,
243 ;
assistée, Ch 15 ;
médicaments **170-2**, 243-5

contraceptifs *voir* pilule contraceptive
orale implant contraceptif 78

corticostérone **31**, 239

cortisol 21, 31, 134, 155, 156, 235

cortisone **31-2**, 139, 157

cosmétiques, hormones dans les 71-2

coumestanes 194

courbe de température 45-6

cuivre 145, 214, 218

curcuma 115, 191, **222**

cycle menstruel 14, 22, 24, 25, 26, 27,
30, 33, 34, 36, 37, **38-45**, 47 (image),
52, 53, 55, 56, 60, 74, 97, 104, 111,
134, 135, 145, 151, 152, 153, 157,
165, 195, 198, 199

cycle ovarien 39

cycle utérin 39

D

dang gui *voir* dong quai

déhydroépiandrostérone (DHEA) 31,
32, 215

dichlorodiphényldichloroéthane
(DDD) 70

dichlorodiphényldichloroéthylène
(DDE) 70

dichlorodiphényltrichloroéthane
(DDT) 69-70

dictionnaire de la fertilité 250-8

dong quai 214

drogues, illégales 65, **67**, 121, 140-1,
172

dysménorrhée 101, 108, 114, 118, 122

E

eau 62, 112, 119, **191**, 209
contaminants dans l'eau 69, **70-1**, 73,
74, 75, 149, 162, 163, 164

échographie 45, 54, 55, 56

échographie doppler 56

éjaculation précoce 66, 116

emballages alimentaires, hormones dans
les 72

embryon 15, 21, 26, 27, 30, 31, 37, 41,
42, 43 (image), 58, 59, 60, 80, 84, 92,
94, 120, 138, 139, 141, 151, 156, 183,
184, 185, 192, 212, 213, 216, 221, 241

endomètre utérin 27, 37, 39

endométriose 69, 81, 106, 113, 114,
122, 147, 165, 212, 222

énergie 21, 23, 25, 32, 42, 45, 61, 64, 67,

79, 80, 81, 85, 92, **94-6**, 97, 98, 108, 110, 136, 137, 139, 140, 146 ; *voir aussi* qi 94-6

environnement, optimisation Ch 9

épimède 217

éthoxylates d'alkylphénol (APE) 74

examen des trompes de Fallope 53-5

examens pour la fertilité Ch 3

F

fausse-couche, 57, 58, 71, 138, 139, 142, 145, 168

fécondation **41-5**, 43 (image), 51, 66, 74, 83, 148, 171, 187, 189, 195, 212, 225, 226

fer 81, 98, 104, 105, 106, 141, 144, 146, 147, 158, 180, 181, 183, 186, 188, 189, 201, 213, 214, **217-8**, 221, 224, 225

fertilité, âge et 64 ;
amélioration, troisième partie
composants de Ch 2
défis 12
examens Ch 3
facteurs qui affectent Ch 4
fondamentaux de la première partie
médecine chinoise et troisième partie

flavonoïdes 194-5

flegme 124-6 ;
causes 125
examen 125
risques 125
symptômes 124-5
traitement 125-6

foie 31, **32-3**, 65, 75, 100, 105, 106, 110, 127, 153, 155, 158, 167, 182, 200

follicules (ovules) 22, 26, 27, 29, **36-7**, 40, 56, 142, 166, 187, 214, 234

froid 23, 94, 98, 112, 118, 123, **129-31**, 141, 142, 143, 146, 147, 165, 192, 199

frustration voir stress

G

gattilier 210-1

gelée royale 121, 150, 200, 201, **221**, 224

génétique 59, 64, **85-6**, 99, 120 ;
voir aussi anomalies chromosomiques

génistéine 194-5

ghréline 80

ginseng 60, 147, 151, 180, 183, 189, 192, 200, **216**, 219

glaire cervicale 27, 43, 44 (image), 65, 78, 92, 115, 116, 127, 191, 244

globuline liant les hormones sexuelles (SHBG) **32-3**, 34, 35, 37, 81, 189, 200, 216

glucides 23, 37, 148, 149, 179, 181, **187**, 199

glucocorticoïdes **31-2**, 102, 106, 156

glyphosate 70

graisses 24, 34, 74, 80, 145, 156, **181-2**, 184, 187

grossesse extra-utérine **42**, 66

H

herbes médicinales chinoises Ch 14 ;
comment les prendre 241
doses 241
durée 213
effets 238
fertilité 238
histoire 237-8
sécurité 239

hormones 20-35 ;
analyses hormonales 52
dans l'eau 70-1
dans les aliments 72-3
dans les cosmétiques 71-2
dans les emballages alimentaires 72-3
domestiques 73-4

hormone anti-Müllérienne (AMH) 26, **27-9**, 77, 120, 197, 198, 236 ;
examen 52

hormone de libération des gonadotrophines hypophysaires (GnRH) **21-2**, 40, 171, 196

hormone gonadotrophine chorionique (hCG) 26, **31**, 42

hormone folliculostimulante (FSH) 21, **22-3**, 25, 26, 27, 39, 40, 47 (image), 53, 78, 80, 90, 92, 98, 104, 130, 139, 141, 148, 187, 195, 222, 226, 235 ;

examen 52

hormone lutéotrope (LH) 21, **23-4**, 26, 34, 35, 39, 40, 41, 43, 78, 80, 92, 118, 144, 148, 195, 219, 222, 226, 235 ;
examen 52

hormone de libération de la thyréostimuline (TRH) 21, **22**

hormones de l'hypothalamus, **21**, 95

hormones hypophysaires 22

hormones thyroïdiennes (TSH) 22, **25-6**, 170 ;
examen 52

hormones ovariennes **26-30**, 47 (image)

huile de foie de morue 200

humidité 122-4 ;
causes 122-3
examen 122
risques 123
symptômes 122
traitement 124
voir aussi yin

hydrocarbures aromatiques polycycliques (HAP) 77

hypophyse 21, 22, 23, 24, 25, 26, 31, 35, 40, 78, 80, 148, 190, 230, 243 ;

hypothalamus **21**, 22, 23, 31, 40, 65, 80, 95, 106, 140, 148, 157, 196, 216, 220, 230, 244

hystérosalpingographie (HSG) 55

hystéroscopie 55

hystérosonosalpingographie de contraste (HyCoSy) 54

hytérosonosalpingographie par solution mousseuse (HyFoSy) 54

I

immunitaire, analyse du système 58

immunitaire, système 30, 37, 41, 46, 52, **58-60**, 94, 97, 106, 142, 151, 156, 169, 184, 213, 233, 235

implantation 21, 26, 27, 30, 31, 35, 37, 39, **41-3**, 46, 58, 60, 80, 83, 106, 114, 116, 141, 145, 156, 166, 167, 168, 184, 185, 192, 195, 196, 199, 203, 212, 213, 216, 218, 221, 224, 234 ; amélioration, 151

impuissance, hommes 66, 118

infections sexuellement transmissible (IST) 57

infertilité, causes, Ch 4

infertilité non expliquée 102, 106, 109, 111, 114, 117, 118, 119, 127

insémination intra-utérine (IUI) 246

insuline 25, **34-5**, 81, 183, 211, 212, 234

iode 189, **217**

ISRS *voir* antidépresseurs

IST *voir* infections sexuellement transmissibles

J

jeûner 80

jing **99**, 105, 136, 139, 141, 199, 200, 211, 212, 221

jing, insuffisance en 120-1 ; causes 120-1 examen 120 risques 121 symptômes 120 traitement 121

L

L-arginine 150, 207, **218**

laparoscopie et dosage colorimétrique 55

leptine 21, 22, 65, **80**, 95, 102, 106, 136, 137, 140, 142, 144, 148, 154, 156, 165, 177, 192, 216, 244

liganes 194, **195-6**

lycopène 150, 207, **218**

lymphocytes 30, **58-60**, 169

lymphocytes B 58

lymphocytes T 58

M

maca 200, 203, 216, **219**

magnésium 184, **219**

malformations congénitales 52, 57, 83, 121, 166, 167, 168, 171, 172, 216, 222, 223, 244 ; *voir également* anomalies chromosomiques

manganèse **219**, 221

médecine chinoise, diagnostic, Ch 6 ;
et fertilité, deuxième partie ;
fondamentaux de, Ch 5
jing 120-1
sang dans 104-7
qi 101-3
yin et yang 90-3

médecine traditionnelle chinoise
(MTC) *voir* médecine chinoise

médicaments, éviter 170-1

médicaments 59, 64, 70, 73, 106, 118,
120, 163, 170, 171, 172, 191, 214,
220, 232

mélatonine 57, 83, 137, 149, 169, 171,
219-20, 235

ménorragie 101, 113, 116, 126

métaux lourds 69, **167-9**

mercure (Hg) 117, 149, 150, **168-9**, 189

micro-ondes 75, 79, 102, 103, 164, 178,
193, 198, 209

mode de vie sédentaire 140

myo-inositol 121, 200, **220**

O

octaméthylcyclotétrasiloxane (D4) **72**,
161

ocytocine 20, **21-2**, 31

œstrogènes 21, 22, 23, 25, **26-7**, 29, 32,
33, 37, 39, 40, 69, 70, 71, 72, 76, 78,
79, 81, 90, 91, 92, 190, 194, 195, 198,
199, 200, 202, 207, 235 ;
aliments et 72-3, 194-5
artificiels 67-75
examen 52

œstrogènes naturels *voir*
phytœstrogènes

ondes électromagnétiques (OEM)
169-70

ovulation 23, 24, 26, 27, 30, 36, 38, 39,
40-3, 43 (image) 44, 45, 46, 53, 56,
60, 66, 73, 78, 79, 138, 142, 147, 150,
151, 153, 168, 171, 172, 187, 194,
199, 212, 235 ;
améliorer 148-9
examens 44
kits 41
symptômes de 46

ovule, améliorer la qualité de 148-9 ;
voir aussi follicules

P

pancréas **34**, 182

parabènes **71**, 161

particules fines (PM$_{2.5}$) 161, 166

passiflore 66, 196, **220**

pensées positives 158-9

pesticides 67, 68, 69-70, 73

phtalates **71-2**, 73, 161

phytœstrogènes 72, **194-6**, 214

pilule contraceptive orale 70, **77-8**

plastique 72, 79, 149, 160, **162**, 164, 173, 191, 193, 201, 209, 248 ; codes du plastique 162-3

plomb (Pb) 150, **168**

poids 24, 35, 64, 76, 77, 78, **79-81**, 82, 88, 124, 136, 144, 145, 172, 178, 213, 214, 221, 235

pollen d'abeille 121, 200, **211**

pollution atmosphérique 148, **165-7**, 173

polybromodiphényléthers (PBDE) 73

polychlorobiphényles (PCB) **74**, 161

polyéthylène basse densité (PEBD) 163

polyéthylène haute densité (HDPE) 162

polyéthylène téréphtalate (PETE or PET) 162

polypropylène (PP) 163

polystyrène 163

préparer votre corps 133, **134-6**; Ch 7

préparer votre esprit et vos émotions Ch 8

progestérone 21, 22, 24, 26, **30**, 31, 39, 41, 45, 47 (image), 69, 70, 78, 92, 196, 197, 198, 199, 200 ; examens 52-3 *voir aussi* progestines

progestines **30**, 39, 47 (image), 78

prolactine 22, **25** ;

examen 52

protéine 23, 30, 32, 37, 59, 80, 107, 146, 149, 151, 156, 180, 181, 183, **185-6**, 188, 199, 206, 211, 221, 223 ; boissons 187

pyrroloquinoléine quinone (PQQ) 220-1

Q

qi 92, **94-6**, 95 (image), 96 (image), 100, 101, 106, 108, 110, 129, 139, 158, 165, 177, 216 ; *voir aussi* énergie

qi, insuffisance en 101-3 ; causes 101-2 examen 101 risques 102 symptômes 101 traitement 102-3

qi, stagnation du 108-10 ; causes 108-9 examen 108 risques 109 symptômes 108 traitement 109-10

R

radicaux libres 64, 69, **82-4**, 150, 167, 169, 185, 211, 215, 219, 224, 225, 233 ; *voir aussi* antioxydants

régime, suivre un 198-209

régimes alimentaires Ch 11 ;

   femmes 200-5

   hommes 205-8

réponse au stress 31, 84, 155-7

rubéole, test de la 52

rythme de vie 140

S

sang 97-9 ; don de 144

sang, insuffisance en 104-7 ;

   causes 105-6

   examen 104-5

   risques 106

   symptômes 104

   traitement 107

sang, stase de 112-5 ;

   causes 113

   examen 113

   risques 113-4

   symptômes 113

   traitement 114-5

sélénium 83, 150, **221**

sexe, moment 43-5

sommeil 61, 62, 79, 82, 85, 98, 101, 106, **136-8**, 139

sport, 81, 96 (image), 101, 139, 143, 145, 155 ;

   excessif 136

soja 149, 194-195

spermatozoïdes **38**, 43, 44, 45, **50-2**, 53, 54, 68, 92, 99, 141, 158, 199, 206, 213 ;

   améliorer la qualité de 57, 65, 66, 67, 73, 74, 76, 78, 82, 83, 84, 98, 116, 120, 126, 136, 140, **150**, 166, 167, 168, 169, 170, 171, 172, 183, 185, 189, 190, 197, 201, 211, 213, 218, 219, 220, 221, 222, 223, 224, 225, 226, 234, 239

   compte 51,

   examens *voir* analyse de sperme

   mobilité **51**, 65, 74, 116, 126, 138, 168, 169, 170, 197, 213, 218, 219, 221, 222, 225, 234, 239

   morphologie 51, 53, 74, 99, 120, 168, 169, 206, 218, 234

   production 52, 138, 217

   transport 54, 147

   viscosité 116

spiruline 150, 187, 199, 206, 207, 212, 213, **221-2**

stagnation du qi dans le foie 110-2 ;

   causes 111

   examen 111

   risques 111

   symptômes 110-1

   traitement 111-2

stress 13, 14, 21, 25, 31, 32, 35, 37, 38, 41, 46, 51, 60, 62, 64, 65, 79, 81, 83, **84-5**, 101, 106, 111, 126, 127, 134, 138, 139, 142, 148, 149, 150, 151, 153, 154, 166, 184, 186, 211, 224, 233, 235 ;

oxydatif *voir* radicaux libres

réduire 155-7

substances chimiques 37, 38, **67-78**, 79, 148, 173, 193, 198, 248

réduire l'exposition aux 160-2

substances chimiques polyfluorées (PFC) 74-6

sucre 24, 34, 35, 37, 45, 79, 103, 106, 110, 122, 127, 145, 146, 179, 181, **182-3**, 184, 186, 187, 189, 199, 209 ;

envies 104, 105, 180, 182

implantation 151

surmenage 64, **82**, 106, 116, 118, 129

surpoids 34, 56, 64, **80-1**, 122, 140, 216 ;

voir aussi poids

surrénales **31-2**, 33, 224

syndrome des ovaires polykystiques (SOPK) 25, 29, 30, 34, 35, 53, 69, 81, 104, 113, 122, 129, 140, 183, 196, 212, 218, 220 ;

examen 51

syndrome du follicule vide 116, 120

syndrome prémenstruel (SPM) 108, 111, 230

T

tabagisme **66-7**, 76, 77, 184 ;

cannabis 67

tableaux de visualisation 157-8

température corporelle **45-6**, 115 ;

voir aussi courbe de température

testostérone 25, 32, **33-4**, 35, 37, 53, 66, 75, 76, 81, 90, 91, 92, 140, 168, 169, 170, 183, 188, 189, 190, 196, 197, 199, 205, 211, 215, 217, 220, 222, 226, 239 ;

examen 53

thé vert 216-7

thérapie alimentaire chinoise, Ch 10

toniques 177, 181, **192**

tribulus terrestris 197, **222**

trihalométhanes (TTHM) 71

trompes de Fallope 43 (image), 53, 57, 66, 245 ;

examen 53-5

obstruées 124

trouble thyroïdien 33

troubles du déficit de l'attention avec ou sans hyperactivité (TDAH) 70

U

ubiquinol 222

utérus 24, 26, 27, 30, 36, **37**, 38, 39, 40, 41, 42, 43, 44, 59, 60, 62, 78, 80, 88, 94, 101, 113, 125, 130, 135, 136, 138, 140, 141, 142, 143, 145, 147, 151, 156, 165, 183, 192, 195, 196, 199, 216, 234 ;

examens 53-5

morphologie 56

V

valproate de sodium 172

véganisme 188

végétarisme 188

vêtements 99, 102, 110, 115, 119, 123, 130, 131, 136, **141-2**, 150, 173, 249 ; substances chimiques dans 75

viande rouge 127, 128, 181, 185, **186-7**, 197, 199, 205, 206, 209, 213, 218, 223 ;

Vitamine B$_1$ (thiamine) 223

Vitamine B$_2$ 223-4

Vitamine B$_3$ 224

Vitamine B$_5$ (acide pantothénique) 224

Vitamine B$_6$ (pyridoxine) 224

Vitamine B$_{12}$ (thiamine) 186, 188, 211, 217, 221, **223**

Vitamine C (acide ascorbique) 224

Vitamine D 225

Vitamine E 225

Vitamine K 225-6

vitamines 222-6

Y

yang 42 (image), **90-2**, 93 (tableau), 94, 100, 102, 115 ;

yang, insuffisance en 118-9 ;
causes 118
examen 118

risques 118-9
symptômes 118
traitement 119

yang, excès de (chaleur) 126-8 ;
causes 127
examen 126
risques 127
symptômes 126
traitement 128

yin 42 (image), **90-2**, 93 (tableau), 99, 105, 109, 113, 122, 127, 136, 139, 156, 165, 177, 178, 183, 199, 200, 211, 221, 244 ;
stagnant, *voir* humidité

yin et yang **90-2**, 91 (image), 93 (tableau) ;
aliments 157
en fertilité 81

yin, insuffisance en 115-7 ;
causes 116
examen 116
risques 116-7
symptômes 115-6
traitement 117

yin, excès de (froid) 129-31 ;
causes 129-30
examen 129
risques 130
symptômes 129
traitement 130-1

Z

Zika, virus 57-8

zinc 150, 168, 169, 184, 186, 207, 213, 221, 225, **226**

zinc, étincelles de 226

Printed in Great
Britain
by Amazon